저자 나덕렬

성균관대학교 의과대학 명예교수 (2022년 3월~ 현재)
해피마인드 의원(강남구 학동로 309) 원장 (2022년 3월 ~현재)
뷰브레인 최고의료책임자 (CMO) (2022년 3월~ 현재)

서울대학교 의과대학 졸업 (1982년)
신경과 전문의 (1989년)
영등포시립병원 및 보라매병원 근무 (1989-1992)
캐나다 온타리오 대학교 신경과 연수 (1993년)
미국 플로리다대학교 병원 신경과 연수 (1994년)

삼성서울병원 신경과 전문의 (1994년 ~ 2022년)
성균관대학교 의과대학 교수 (1997년 ~ 2022년)
대한치매학회 회장 (2006년 ~ 2008년)
강남구치매지원센터장 (2009년 ~ 2019년)
삼성서울병원 뇌신경센터장 (2013년 ~ 2019년)

국제학술지 531편 발표 (2024년 5월 현재)
국내·외 60여건의 특허 출원과 등록
줄기세포를 이용한 치매치료제 개발을 위한 임상·비임상 연구 진행

함춘의학상 (2015년 3월)
보건복지부-치매극복유공자 표창 (2011년 9월)
대한의학회-바이엘임상의학상 (2013년 3월)
대한의학회-윤광열의학상 (2016년 3월)
대한신경과학회-송파학술상 (2019년 11월)
보건복지부-보건의료기술진흥 유공자 우수연구부분 국무총리상 (2020년 12월)

앞쪽형 인간-허원미디어 (2008년)
뇌미인-위즈덤하우스 (2012년)
뇌미인 트레이닝 365 1~3권-도서출판 뇌미인 (2015~18년)
임상가를 위한 인지신경학·신경심리학-도서출판 뇌미인 (2016년)
치매증례집-도서출판 뇌미인 (2016년)
뇌미인 트레이닝 4권 신문사설빈칸채우기-도서출판 뇌미인 (2022년)
뇌미인 트레이닝 베이직 1, 2권-도서출판 뇌미인 (2018년~22년)
뇌미인 트레이닝 억지한자 1, 2권-도서출판 뇌미인 (2023년)

아밀로이드 백신치료

치매예방90% 가능해지다

치매명의 '나덕렬' 교수의
아밀로이드 백신치료 790일

감사의 글

책을 발간하기에 앞서 무엇보다도 환자분들께 감사를 드립니다. 2022년 4월경 제가 아밀로이드 백신치료를 시작할 때만 해도 "뇌 속에 아밀로이드를 없애봤자 소용없다"라는 의견이 팽배하였고 여러 백신 중 아두카누맙 하나만 미국 승인을 받은 상황이었기 때문에, 백신을 맞는 것이 좋다는 저의 권고를 받아들이기가 힘든 상황이었습니다. 그럼에도 불구하고 끝까지 저를 믿고 따라와주시고, 제가 힘든 짐을 지고 앞서갈 때 저를 위로해주신 환자 그리고 보호자분들께 다시 한번 깊이 감사드립니다.

이 책을 발간하는 데 도와주신 분들도 헤아릴 수 없이 많습니다. 우선 해피마인드 의원 모든 직원들께 감사를 드립니다. 특히 백신 1반 담당 김신영 선생님, 백신 2반 담당 안서경 선생님께 감사드립니다. 이 두 분은 백신 부작용 모니터링을 위해 보호자들로부터 24시간 전화 당직을 서고 있습니다. 자료 수집에 도움을 주신 전민영, 윤지환 선생님, 데이터 정리를 맡아주신 김신영 선생님, 뷰브레인 신준수 선생님, 분석을 맡아주신 서울대병원 신경과 장혜민 교수님 이렇게 팀으로 자료를 정리하고 분석한 덕분에 데이터의 정직성을 보장할 수 있었습니다. 이 책의 디자인 자문을 맡아주신 이용현 이사님, 원고를 시작할 때 그림을 그려 주시고 디자인 실무를 해 주신 박종신 화가님, 주말에 급히 원고 교정해 주신 권은정, 조은별 선생님께 감사드립니다.

끝으로 저의 뒤치다꺼리를 해주는 아내이자 해피마인드 의원 대표원장인 채인영 원장님께 깊은 감사를 보냅니다.

저자 나덕렬 드림

이 책을 보시는 분들께

현재 60세 이상인데 앞으로 30년 동안 왕성하게 활동하고 싶다면
이 책을 꼭 보시기 바랍니다.

나이가 들더라도 통증없이 지내려면 평소 허리와 무릎 강화 운동이 필요합니다. 신체적으로 건강하게 살고 싶다면 심장병 예방, 암 예방이 꼭 필요합니다. 심장병 예방은 미리미리 검사를 하고 운동과 식사로 체중을 조절하면 예방이 가능하고, 암 예방은 이제 조기에 발견하여 완치를 하는 확률이 많아지고 있습니다. 그러나 신체적인 건강뿐만 아니라 왕성하게 일을 하고 경제적인 활동도 하고 싶다면 꼭 필요한 것이 치매 예방입니다.

위암을 예방하기 위해서 증상이 하나도 없을 때 위 내시경으로 0기 위암을 발견하여 완치를 하는 것처럼 치매도 예방이 가능해졌습니다. 다시 말해서, 인지기능이 완전히 좋을 때 MRI를 하여 혈관막힘이 있는지를 확인하고 만약 있으면 혈관관리를 통해 혈관성 치매를 예방할 수 있습니다. 더 중요하게는 뇌 속에 아밀로이드가 있는지를 확인하여 이것을 빨리 제거하면 알츠하이머병을 예방할 수 있는 시대로 이제 막 돌입하였습니다.

문제는 제가 아무리 설명을 드려도 검사비를 아까워 하면서 검사를 안 하시는 분이 대부분입니다. 그러다가, 기억장애가 뚜렷해지거나 치매 초기 증상이 나타나면 그제서야 다급하게 고치려고 하는데 그때는 이미 늦었습니다. 그 상태에서 고친다 하더라도 기억장애는 계속 남아있고 그 기억장애가 당신의 생활을 얼마나 불편하게 만드는지는 상상조차 하지 못할 것입니다.

인지기능이 정상일 때 본인에게 투자하는 것을 아까워하지 않고 검사를 하여 미리 예방하면 인지기능이 정상인 채로 삶을 즐길 수 있고 결국 치매에 걸리지 않으므로 돈도 들어가지 않습니다. 반대로 치매 초기 상태에서 치료를 하여 그 증상이 정지한다 하더라도 치료비는 치료비대로 들고 장애는 남아있는 상태가 되는데…
어떤 것을 택하실지는 본인에게 달려있습니다.

CONTENTS

01
이 책의 전체 요약
- 08. 치매 예방, 90% 가능해졌다
- 10. 치매, 왜 예방을 해야 하나?
- 14. 치매 환자와 가족의 고생, 상상을 초월한다

02
혈관성 인지장애
- 22. 뇌혈관 구조
- 27. 뇌혈전증
- 28. 뇌혈관이 정상인 사람과 막힌 사람
- 30. 뇌색전증
- 32. 큰 혈관이 막혀서 생기는 혈관성 치매
- 34. 작은 혈관이 막혀서 생기는 혈관성 치매
- 36. 작은 혈관 막힘이 진행되는 과정

03
알츠하이머병
- 40. 10년 이상의 무증상 기간 뒤에 증상이 나타난다
- 42. 아밀로이드란 무엇인가?
- 44. 정상인의 뇌 속에서 아밀로이드가 분해되는 과정
- 46. 정상 뇌세포와 이들의 기능
- 48. 아밀로이드가 뇌세포를 손상시키는 기전 4가지
- 50. 기전 1 : 시냅스 기능 마비
- 52. 기전 2 : 물질 이동 통로인 미세소관을 붕괴
- 54. 기전 3 : 미토콘드리아 이동 마비
- 56. 기전 4 : 뇌 전체가 염증화
- 60. 아밀로이드, 타우, 인지기능 저하의 순서

04
치매예방검사
- 64. 치매예방검사에는 크게 4가지가 있다
- 65. 디지털 인지기능검사-서울 CST소개
- 66. 뇌 MRI와 뇌 MRA
- 68. 치매 유전자
- 69. 치매 위험 유전자
- 70. 60대 이상 정상인이 아밀로이드가 양성일 확률
- 71. 아포E 유전형에 따라 양성률 차이난다
- 72. 뇌 아밀로이드 검사 2가지
- 74. 아밀로이드 PET 샘플사진
- 78. 센틸로이드 값 : 아밀로이드 축적량 지표

05
아밀로이드 백신치료
(항아밀로이드 항체치료)
- 82. 아밀로이드 백신이란?
- 84. 아밀로이드 백신 치료제 3가지
- 86. 아밀로이드가 제거되는 것은 분명하다
- 90. 인지저하 억제효과가 분명히 있다
- 92. 이제는 아밀로이드 가설이 정설로 받아들여지고 있다
- 94. 백신치료에도 불구하고 왜 인지기능이 점차 나빠질 수 있나
- 96. 악화의 가장 중요한 이유는 타우 단백질 때문이다
- 97. 아밀로이드가 또 다른 악당인 타우를 만들어 낸다
- 98. 백신치료 빠르면 빠를수록 좋다
- 99. 아밀로이드 백신치료 금기사항
- 100. 아밀로이드 백신 부작용 2가지
- 102. 백신 부작용 : 뇌부종의 예
- 108. 백신 부작용 : 뇌출혈의 예
- 112. 3가지 약제에 대한 부작용 비교
- 114. 레켐비 한국에도 승인되다

06
해피마인드 의원
아두카누맙 백신치료 경험
- 118. 해피마인드 의원 아두카누맙 투여 경위
- 120. 치료 받는 분들의 인구의학적 분포
- 122. 치료 받은 분들에게서 보인 부작용
- 124. 치료 받은 분들의 아밀로이드 제거효과
- 126. 사례 1 : 치료 후 음성, 인지기능 유지
- 132. 사례 2 : 치료 후 음성, 인지기능 유지
- 138. 사례 3 : 치료 후 양성, 인지기능 유지
- 144. 사례 4 : 치료 후 양성, 인지기능 악화
- 148. 사례 5 : 치료 후 음성, 인지기능 호전
- 154. 치료 받은 사람과 받지 않은 사람의 비교

07
치매 예방을 위한
생활습관
- 158. 진인사대천명
- 160. 술, 담배로 뇌세포 괴롭히지 말아야
- 162. 운동과 식사로 뇌세포를 싱싱하게
- 164. 비만의 부작용
- 166. 사회활동과 디뇌활동
- 168. 인지훈련, 아무리 강조해도 지나치지 않아
- 169. PASCAL 인지훈련 프로그램
- 170. 숙면과 치매예방
- 172. 이 책을 보시는 분들께
- 173. 10년 넘게 바라본 모습

제1부
이 책의 전체 요약

이제 치매 예방이 90% 가능해졌다. 치매의 원인 질환은 다양한데 그 중에 혈관성과 알츠하이머병이 차지하는 비율이 90%다. 혈관성에 의한 인지저하는 뇌혈관 질환을 예방하면 되고, 알츠하이머병은 뇌 속에 있는 아밀로이드를 증상이 나타나기 전에 미리 발견하여 제거하면 된다.

인지단계에는 정상 〉경도인지장애 〉치매 이렇게 3단계가 있다. 치매 단계에서도 증상이 정지될 수는 있으나 확률이 적을 뿐만 아니라, 뇌세포가 재생되지 않기 때문에 돌아서면 까먹는 상태로 살아야 한다. 치매에 걸리면 상상을 초월할 정도로 가족들이 고생한다. 그것을 체험해보지 않으면 모른다.

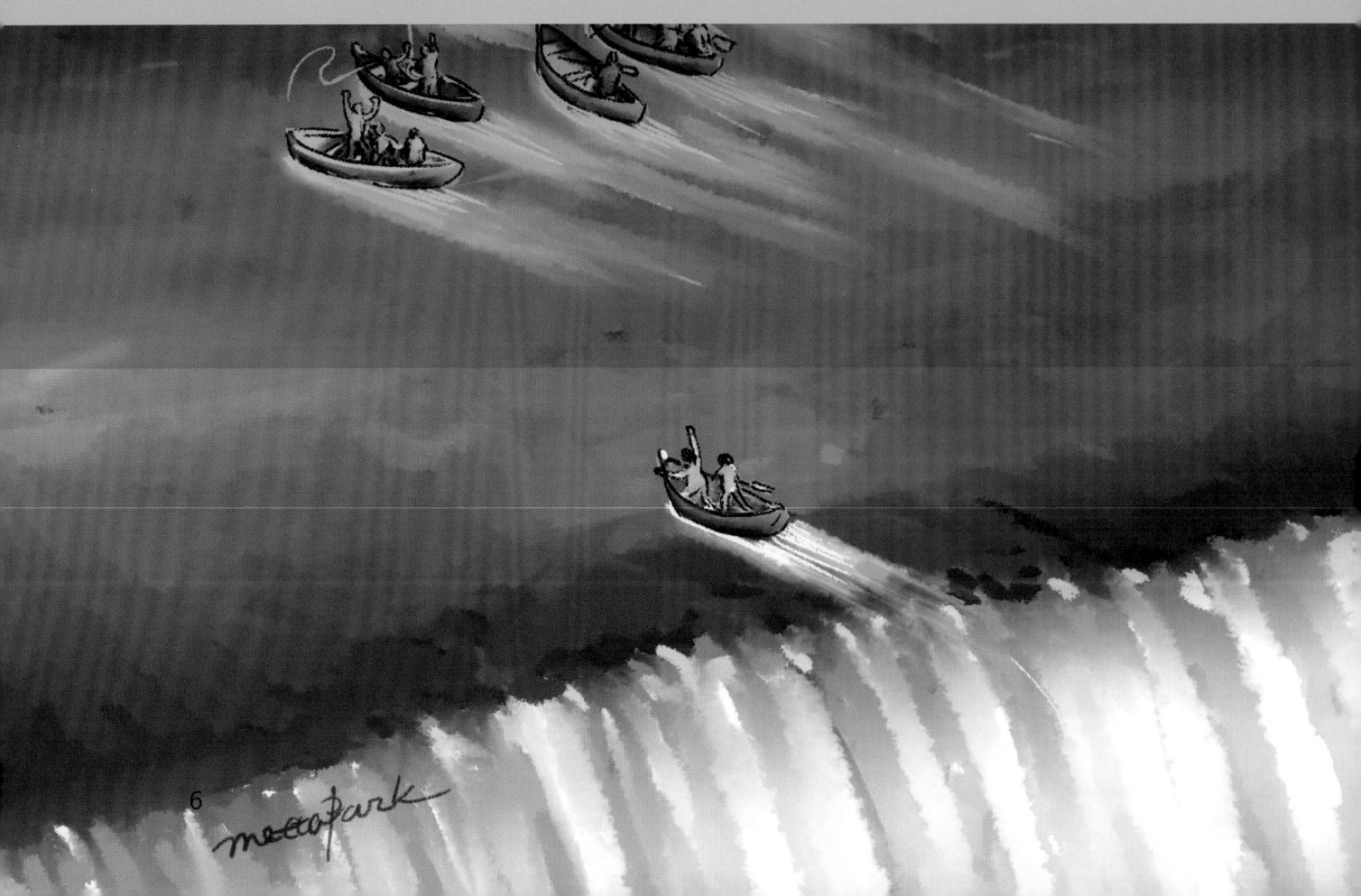

과거 치매 환자를 돌본 경험이 있는 사람들이 치매 예방에 관심이 많은 이유도 바로 여기에 있다. 따라서, 빠르면 빠를수록 좋다. 적어도 경도인지장애 상태, 즉 기억력이 확실히 떨어지지만 아직까지 독립적인 생활을 할 수 있는 상태에서 검사하고 치료받아야 한다.

치매를 예방하기 위한 가장 좋은 시나리오는, 현재 인지기능이 정상이고 일상생활에 전혀 지장이 없는 사람이 건강검진 차원에서,
1) 인지기능 검사 2) 치매 위험 유전자 검사 3) 뇌 MRI 촬영 4) 아밀로이드 PET 뇌촬영을 하고 예방을 하는 것이 가장 바람직하다.

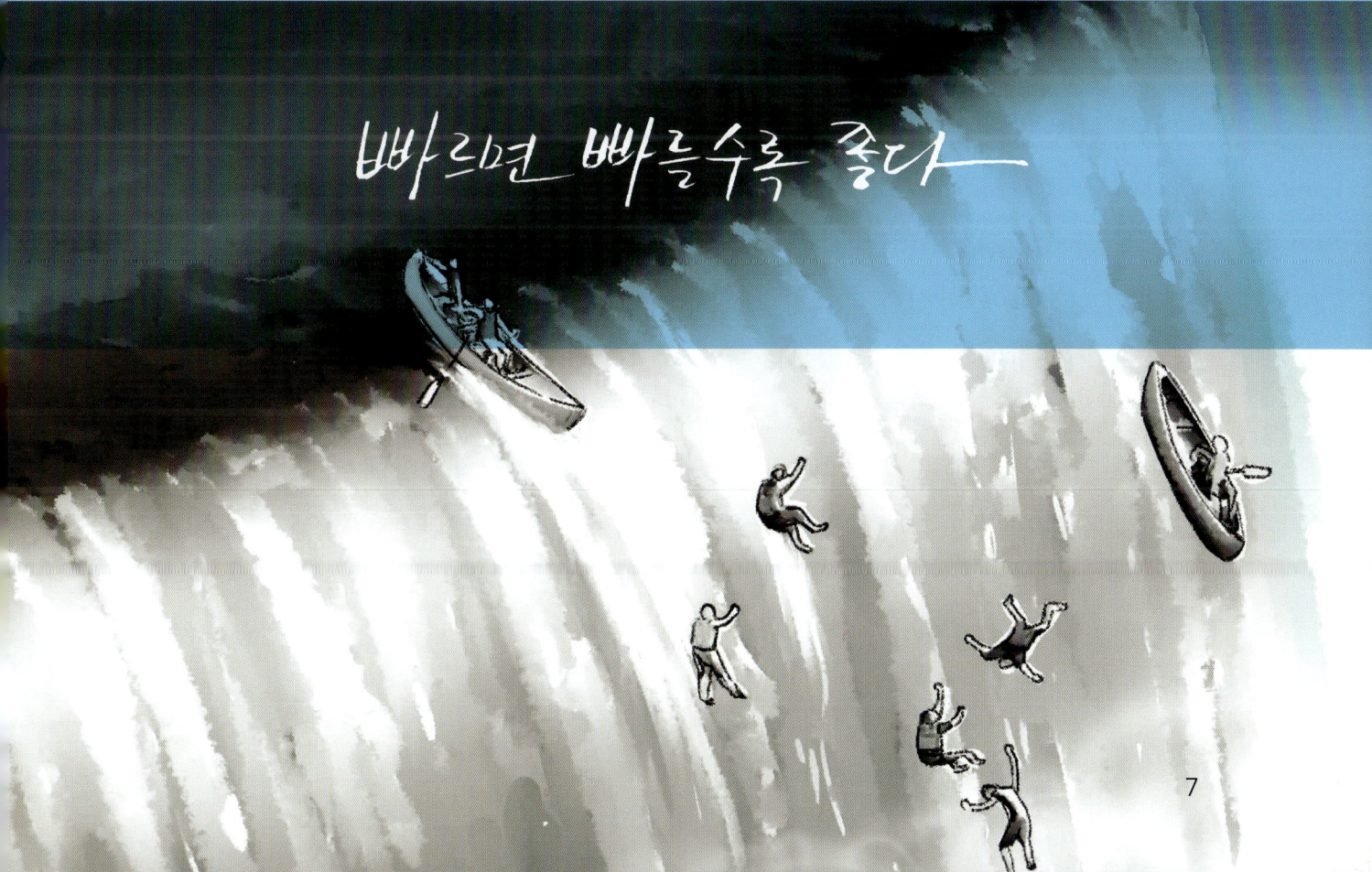

치매 예방, 90% 가능해졌다

저자가 〈뇌미인〉이라는 책을 발간한 2012년 당시만 해도 치매 예방이 30%정도 가능하였다. 그러나 지금은 90% 예방이 가능한 시대로 돌입하였다.
인지저하/치매를 일으키는 원인 질환은 50여 가지가 있다.
우선 고쳐지는 치매(예를 들어 수두증, 경막하 출혈, 매독, 갑상선 질환, 비타민 부족증, 알코올 등)가 약 10%를 차지하는데 이를 제외하고 흔한 순서대로 나열하면,
• 알츠하이머병 약 60% • 혈관성 약 20% • 루이체 치매 약 5% 이고 전두측두치매 등 드문 질환이 나머지 5%를 차지한다.
따라서, 과거에는 예방이 가능한 치매를 30%로 잡았으나(고쳐지는 치매와 혈관성을 합한 숫자) 이제는 알츠하이머병(60%)이 예방이 가능한 시대로 들어서면서 약 90% 예방이 가능한 시대가 열린 것이다.

인지 3단계

인지 3단계란 1)정상 → 2)경도인지장애 → 3)치매를 말한다.
첫번째 단계인 정상이란, 기억력이 떨어진 느낌인데 병원에서 인지기능 검사를 했더니 정상이고, 당연히 일상생활에 문제가 없는 상태를 말한다.
두번째 단계인 경도인지장애는 객관적으로 저하된 것이 확인되었으나 인지저하의 정도가 덜 심각하여, 아직까지 독립적인 일상생활이 어느 정도 가능한 상태를 말한다. 예를 들어 기억장애가 분명히 있으나, 혼자서 약 챙기기, 대중교통수단을 이용하여 외출하기, 요리하기, 돈 관리하기 등이 가능하다면 경도인지장애라고 한다.
세번째 단계인 치매는 객관적으로 인지저하가 있고 일상생활에서 독립적인 생활을 하는데 지장이 있는 경우를 말한다. 예를 들어 혼자 외출했다가 지하철에서 헤매거나, 약을 먹었는지 안 먹었는지 몰라 또 먹거나 빠뜨리거나, 냉장고 관리가 안되어서 유효기간이 지난 음식이 있거나 상한 재료로 음식을 하거나, 음식을 하긴 하는데 옛날 맛이 나지 않는다.

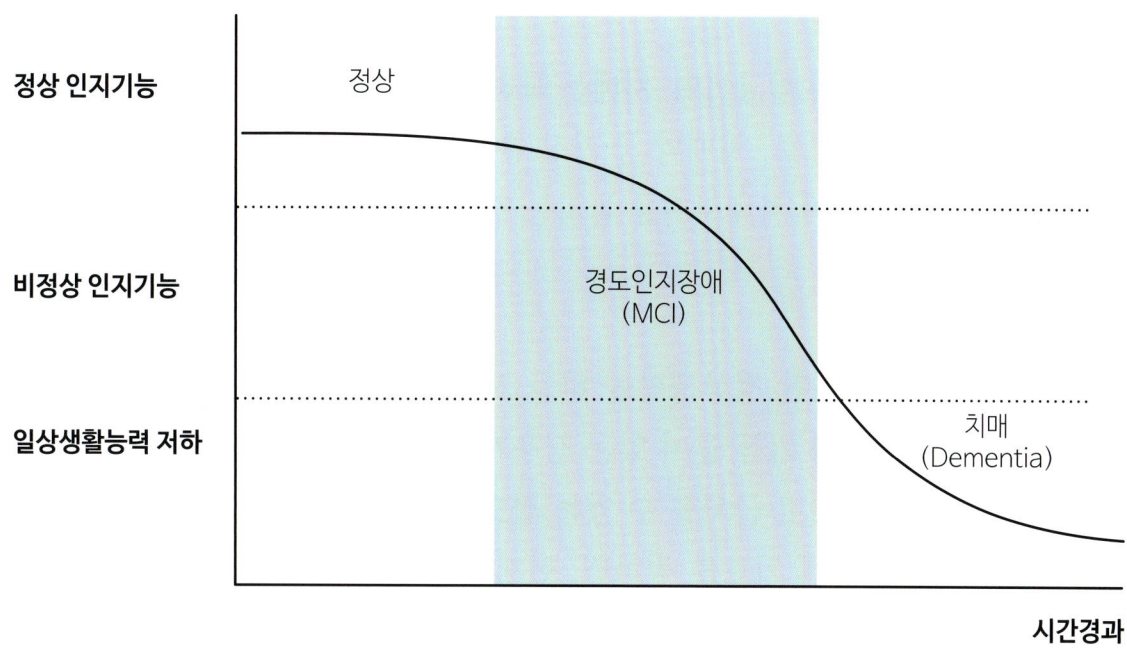

여기서 잠깐!!
치매와 알츠하이머병을 구분 못하는 사람을 위해서…

치매는 인지저하가 심각한 단계, 즉 인지저하의 정도를 일컫는 말이고, 알츠하이머병은 인지저하를 일으키는 원인 질환을 말한다.

이는 마치 두통에 경증과 중증이 있고, 두통을 일으키는 원인 질환이 무수히 많은 것과 같다(예를 들어 편두통, 뇌출혈, 뇌종양 등). 심한 두통과 편두통이 다른 것처럼, 치매와 알츠하이머병은 다르다. 즉, 치매는 인지기능이 떨어져서 독립적인 생활을 못하는 인지 저하가 심각한 단계이고, 이 치매를 일으키는 원인 질환 중 가장 흔하게 알츠하이머병인 것이다. 뇌 속에 아밀로이드가 쌓여 있는 병을 알츠하이머병이라고 하는데, 알츠하이머병이 있더라도 인지단계가 어떤 사람은 정상, 어떤 사람은 경도인지장애, 어떤 사람은 치매 단계에 있다는 것이다.

치매, 왜 예방을 해야 하나?

모든 병이 다 그렇듯이 예방이 최고이며, 치매는 특히 더 그렇다. 그 이유는 뇌세포가 재생이 안되기 때문이다. 그러므로 "치매약 중 가장 좋은 약은 예방이다" 라는 말이 있다. 하지만, 사람들은 다음과 같이 치료시기를 놓치는 경우가 허다하다.

1단계 (정상)

현재 기억력이 깜빡깜빡하지만 정상생활을 하는 사람이, 아밀로이드 PET 뇌촬영을 했더니 뇌 속에 아밀로이드가 가득 들어 있는 경우가 있다. 알츠하이머병을 그야말로 아주아주 초기에 발견한 것이고 근치할 수 있는 절호의 기회를 맞이한 것이다. 그러나 이 환자에게 아밀로이드 제거 치료를 권하면, 현재 정상인데 좀 두고 보자며 치료를 미룬다.

2단계 (경도인지장애)

그러다가 기억력이 떨어지기 시작하면 보호자는 다급해지지만, 환자는 치료를 거부한다. 왜냐하면 이미 알츠하이머병의 증상 중에 하나인 '병식 결여증'이 시작되었기 때문이다. 알츠하이머병 환자들은 본인이 기억장애와 인지장애가 있는 것을 잘 인식하지 못한다. "나는 괜찮은데 (식구들을 가리키며) 왜 난리야?" 또는 "내 친구들도 다 기억력이 떨어져" 라고 말한다. 이와 같이 자기 병에 대한 인식이 떨어지는 것을 병식 결여증이라고 한다.

3단계 (초기 치매)

보호자는 많이 다급해졌다. 왜냐하면 일상생활능력에 지장이 나타나기 시작했기 때문이다. 약을 혼자서 챙기지 못하는데 약을 먹었다고 우긴다. 요리를 할 수 있으나 옛날 맛이 안나고, 은행 출입하며 돈관리하는 데 문제가 생기고, 지하철이나 버스를 이용하여 시내를 다니지 못하게 되고 어둑어둑할 때 귀가하다가 다른 호수의 아파트 문을 두드리기도 한다. 이 정도 되면 보호자가 다급해지고 손을 쓰려고 하지만 이미 때는 늦었다. 이 단계에서 아밀로이드를 제거하더라도 치료효과가 나올 확률은 확 떨어진다.

4단계 (중증 치매)

치매 증상이 악화되기 시작하면 걷잡을 수 없다. 식탁에 있는 밥, 반찬을 골고루 먹지 않아 옆에서 도와주어야 한다. 칫솔에 치약을 짜주어야 하고 양치를 했는지, 세수를 했는지 모르기 때문에 옆에서 보호자는 항시 지켜봐야 한다.

머리 감기, 샤워 및 목욕도 혼자 할 수 없게 된다. 더운 여름에 샤워를 하자고 하면 거부하고, 집안에서 화장실을 바로 찾지 못하기 때문에 바로 변기에 가지 못해 대변을 지리거나 소대변 뒤처리가 안되어 냄새가 나는데도 속옷을 갈아입지 않겠다고 떼를 쓴다.

어떤 옷을 입어야 되는지 몰라서 보호자가 옷을 골라주고, 옷을 거꾸로 또는 뒤집어 입고, 단추를 제대로 못 채우고, 바지는 한쪽에 다리를 두 개 넣고, 소매에 목을 넣는다. 혼자 할 수 있는 일이 별로 없는데도 불구하고 옷 입는 걸 도와주려고 하면 심하게 짜증을 낸다. 갈수록 가족들의 잔소리가 많아지니 자존심 상해하면서 화를 내거나 아침부터 일어나서 눈물을 훌쩍거린다.

또한, 남들이 물건을 훔쳐갔다고 화를 내면서 물건을 장롱에 감춘다. 자주 본인이 살고 있는 집을 자기 집이 아니라고 주장하거나 한밤중에 밖에 나가서 배회하다가 실종이 되어 경찰을 통해 1박 2일만에 찾기도 한다.

보호자 : 안약이 필요해요.
의사 : 왜요?
보호자 : 변기물로 세수를 하여
눈에 염증이 생겼어요.

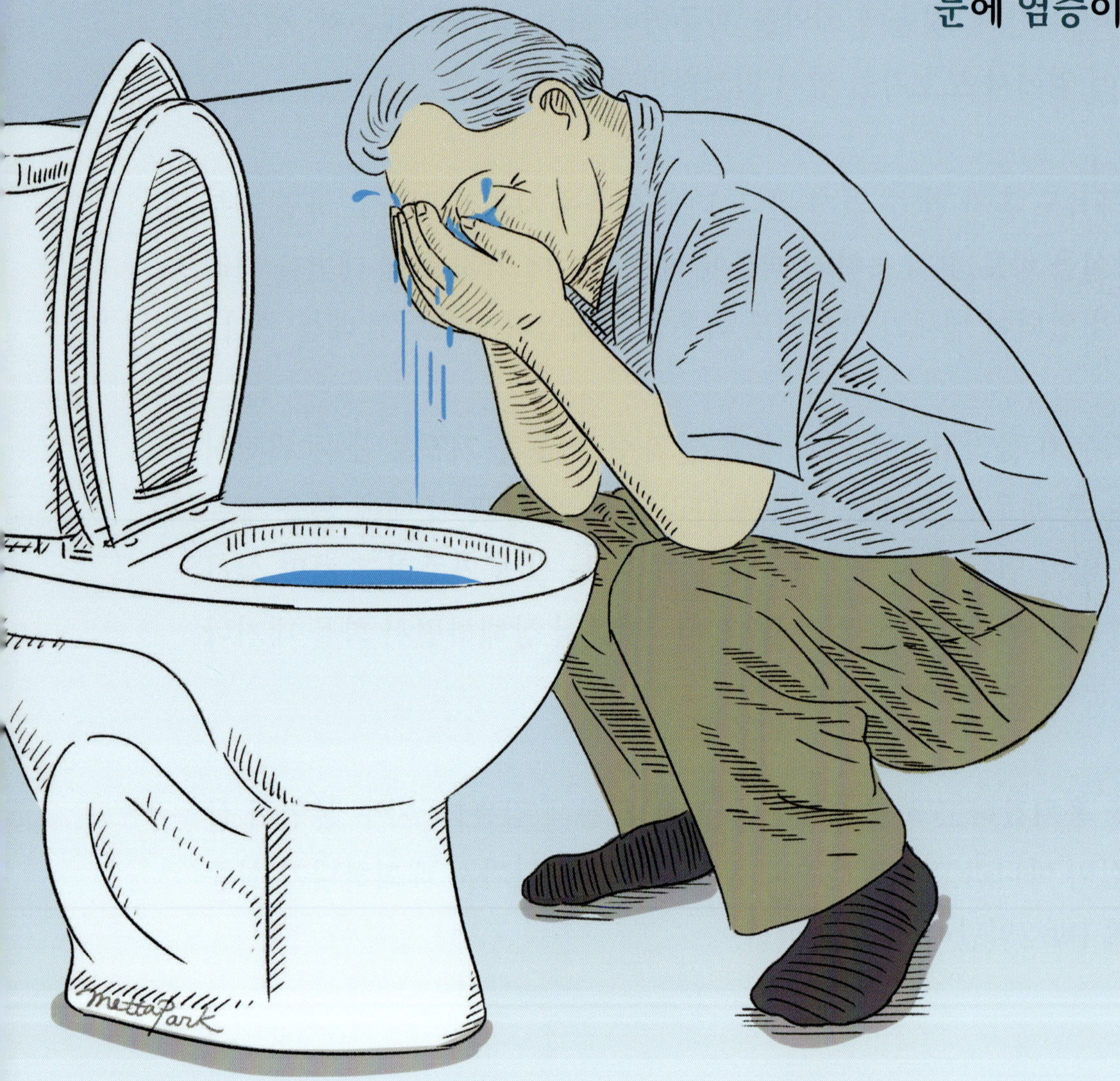

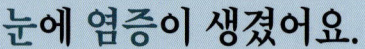

의사 : 변기 뚜껑에 시건장치라도 해야 할까요?
보호자 : 요양병원에서
다인실을 사용하기 때문에...
1인실을 사용하면 돈이 너무 많이 들고...

나는 과거 27년 동안 뇌 속에 아밀로이드가 침착된 환자들이 어떻게 나빠지는지, 최후가 얼마나 비참한지 수도 없이 목격하였다. 그래서 초기이면 초기일수록 아밀로이드 백신 치료의 중요성을 더 많이 강조하지만, 여러가지 핑계를 대면서 시기를 놓친다.

이제 치매 예방에 관한 새로운 시대가 열렸다. 증상이 없을 때 위내시경을 하여 0기, 1기 위암 상태에서 수술을 받고 완치되는 것처럼 인지장애가 별로 없을 때 아밀로이드 검사를 하여 아밀로이드가 양성이면 이를 제거하는 치료를 받아야 한다.

2023년 12월 현재, 아밀로이드 백신 치료를 하려면 미국 기준 약값만 3천만원 들어간다. 3천만원을 언급하면 돈이 아까운지 약이 저렴해질 때까지 좀 더 기다려 보겠다고 한다.

그러나 시기를 놓치면 치매는 치매대로 걸리고 3천만원의 몇 배, 몇십 배의 돈을 치료비, 간병비, 요양원비에 사용해야 한다.

보호자들의 삶의 질, 온 가족의 생산성이 떨어지는 것,
보호자들이 겪는 고생, 마음의 상처를 제외하고…

아밀로이드 PET '뇌'촬영과 백신치료	방치하면
3천만원 정도	고생은 고생대로 하고, 약 10억정도 (1달 최소 500만원, 1년 6천만원, 15년 9억) 한 달에 250만원이더라도 약 5억정도

치매 환자와 가족의 고생, 상상을 초월한다

치매 환자들의 이런 이야기 저런 이야기

68세 여자 강모 씨 치매가 심해져서 혼자 약을 챙기지 못하고, 냉장고에 음식이 썩어 나가고, 유효기간이 지난 식재료로 음식을 하고, 플라스틱 바가지에 물을 넣고 데운다던가 많은 어려움이 있는데, 자기는 멀쩡하다면서 요양보호사를 뿌리친다. 요양보호사가 하루 왔다가면 돈을 훔쳐갔다고 한다. 주간보호센터를 가자고 하면 나는 그런 데 갈 사람이 아니라고 한다(병식 결여증).

68세 남자 이모 씨 부동산업을 한 이 씨는 젊어서부터 흡연, 40대부터 비만, 50대에는 고혈압 진단을 받았다. 의사는 담배 끊고 운동을 해서 체중을 5kg만 빼면 고혈압이 없어질 거라고 충고했으나 이모 씨는 "의사는 모두 같은 말만 한다"며 아무런 노력도 하지 않다 결국 당뇨병과 고지혈증에 걸렸다. 계속 고혈압 약을 복용했음에도 불구하고 결국 혈관성 치매와 알츠하이머성 치매에 걸리고 말았다. 이후 치매가 중기에 이르자 기억장애가 심해졌으며, 화를 많이 내는 증상(전두엽 증상)이 두드러지면서 한 가지 특이한 증상이 생겼다. 통장 열 개 정도를 방바닥에 늘어놓고 들여다보는 증상이다. 또 부인이 방으로 들어오는 것을 꺼려했고, 돈이 얼마 있는지 절대로 가르쳐주지 않았다. 부인이 문틈으로 보니, 땀을 뻘뻘 흘리며 초조한 표정이 역력하였다. 이 씨가 계산 능력과 판단력이 떨어져 통장을 가지고 어떻게 할지 모르는 것 같아 보였다.

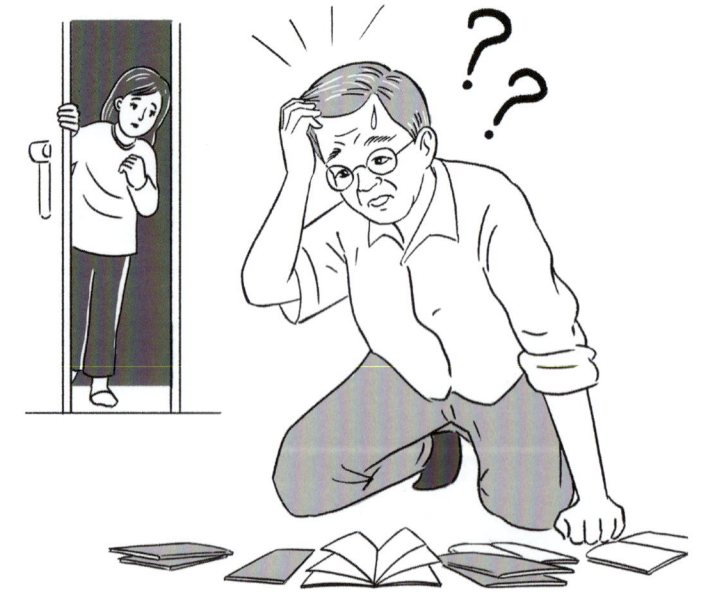

71세 남자 김모 씨 건설업에 종사한 김씨는 업무 관계로 과음을 많이 했다. 술을 먹으면 화를 내고 주사가 심했다. 그러다 알츠하이머병에 걸렸고 중기로 진행하면서 화내는 증상이 더 심해졌다. 조급증까지 생기자 즉시 요구를 들어주지 않으면 욕설을 하고 물건을 집어 던지는 일이 많아졌다. 심지어는 부엌칼을 들고 가족을 위협하는 일까지 발생했다.

82세 여자 한모 씨 치매에 걸리자 가슴에 쌓였던 억울함을 호소하는 일이 급증했다. 인지장애로 인해 참을성이 없어지자 억눌렸던 과거의 억울함이 드러난 것이다. 첫번째 억울함은 남편이 젊었을 때 바람을 피운 것. 그 억울함이 망상으로 변했을까. 89세 남편이 음식점에서 한 아줌마와 놀아나는 장면을 목격했다면서 남편을 구타하는 일까지 생겼다. 두번째 억울함은 시집살이다. 사람들을 만날 때마다 시집살이에 대한 얘기를 끊임없이 하는 바람에 가족들이 슬그머니 피한다. 어느 날 새벽 두 시에 일어나 시어머니 사진을 프라이팬에 볶아서 분을 푸는 행동도 보였다. 그러나 한가지 이상한 현상은 그토록 미워하는 남편이 눈에 보이지 않으면 몹시 그리워하였다.

78세 여자 권모 씨 이웃집 택배를 가지고 와서 경찰에 고발이 되었다. 처음에는 저자의 진단서로 용서 받았으나 이런 일이 반복되자 다시 경찰에 고발되었다.

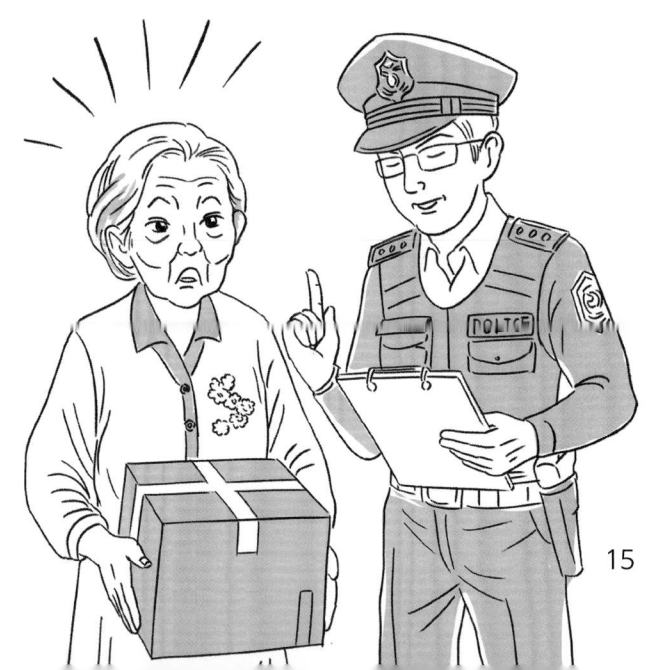

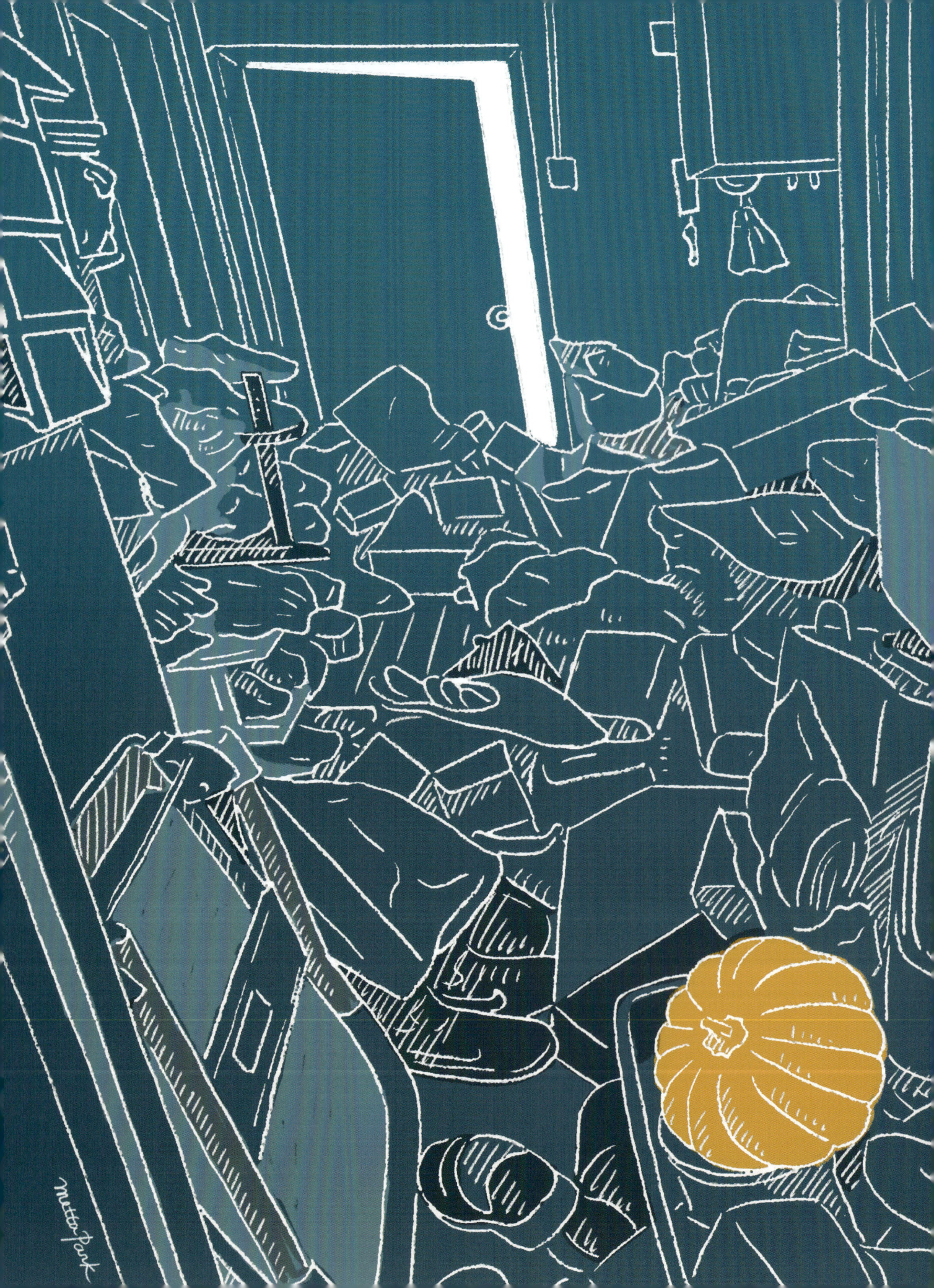

74세 여자 중기 치매 환자 황모 씨 따님의 하소연

치매가 있다고 느낀 건 2년 전이었고 대학병원에서 뇌 CT상 노인성 건망증이라고 진단해서 뇌영양제를 받았습니다. 그 후 엄마가 했던 말과 본인 생일에 있었던 일, 가족들과 외식한 일을 다음날 전혀 기억을 못해서 다시 치매센터에서 검진하니 치매 초기 진단을 받아 약을 먹기 시작한지 약 9개월이 되었습니다.

어느 날부터 집에서 누군가 통장과 신분증을 훔쳐갔다, 옷이 없어졌다, 제 차 밑에 신분증과 통장을 넣은 검은 봉지를 갖다 놨다면서 있지도 않은 상상을 하고 버려진 것들을 수도 없이 주워와서 집안은 엉망이 되었습니다. 그리고 최근에는 기억이 하루도 못 간다는 사실을 알게 되었습니다. 오전에 있었던 일들을 저녁에는 아예 기억을 못하더군요. 30년 전에 있었던 일을 반복해서 말하고, 와사비를 가득 먹으면서 맵지 않다고 하는 일도 있었고 낮잠을 자고 일어나면 밤낮이나 날짜 구분을 못하고 출근해야한다고 하니 기가 막혀서 ... 이게 치매인가 싶었습니다.

한가지 옷만 계속 입는 이상 행동과 옷장에 나프탈렌을 넣어 냄새가 진동하는데 냄새가 안 난다고 합니다. 병원 가는 건 수시로 기억이 상실돼 거의 불가능해보이고 신분증은 분실로 인해 세 번이나 재발급을 했고, 운전을 하겠다고 고집을 부려 가족들과 불화가 심해지고 있습니다. 너무 불안해서 차를 제 집에 가져다 놨는데, 어느새 찾아서 숨겨놓고 찾을 수 없게 합니다. 정말 대처하기가 힘들고 실시간으로 엄마를 지켜봐야 하니 정신적, 육체적으로 많이 지칩니다.

> **부탁드립니다.**
> **늦었다고 해도 뇌 주사든, 영양제든 해볼 수 있는 건 다 해보고 싶습니다**

그리고 운전면허 반납이나 차량 매각에 대해 강력히 말씀 좀 해주시겠어요?
가족들 말은 듣지도 않고 본인이 치매약을 먹는다는 사실이나 병이 있다는 사실을 인정하지 않습니다. 주간보호센터라도 가자고 하면 거기서 죽는줄 압니다. 5등급은 나와야 요양보호사를 쓸 수 있다는데 그마저도 안될까봐 걱정이 많습니다. 저와 동생은 일을 다녀서 매일 만나는건 어렵습니다.

본인 집을 쓰레기장처럼 해놓고 누구도 들어오질 못하게 해서
어머니를 돌봐줄 보호사가 절실합니다. 제가 말씀드린 내용은 전부 사실입니다.
교수님, 저의 어머니가 5등급이라도 받을 수 있게 의견서 좀 부탁드립니다.

* 원본 사진을 넣으려 했으나 혐오감이 들 수 있기에 그림으로 대체함

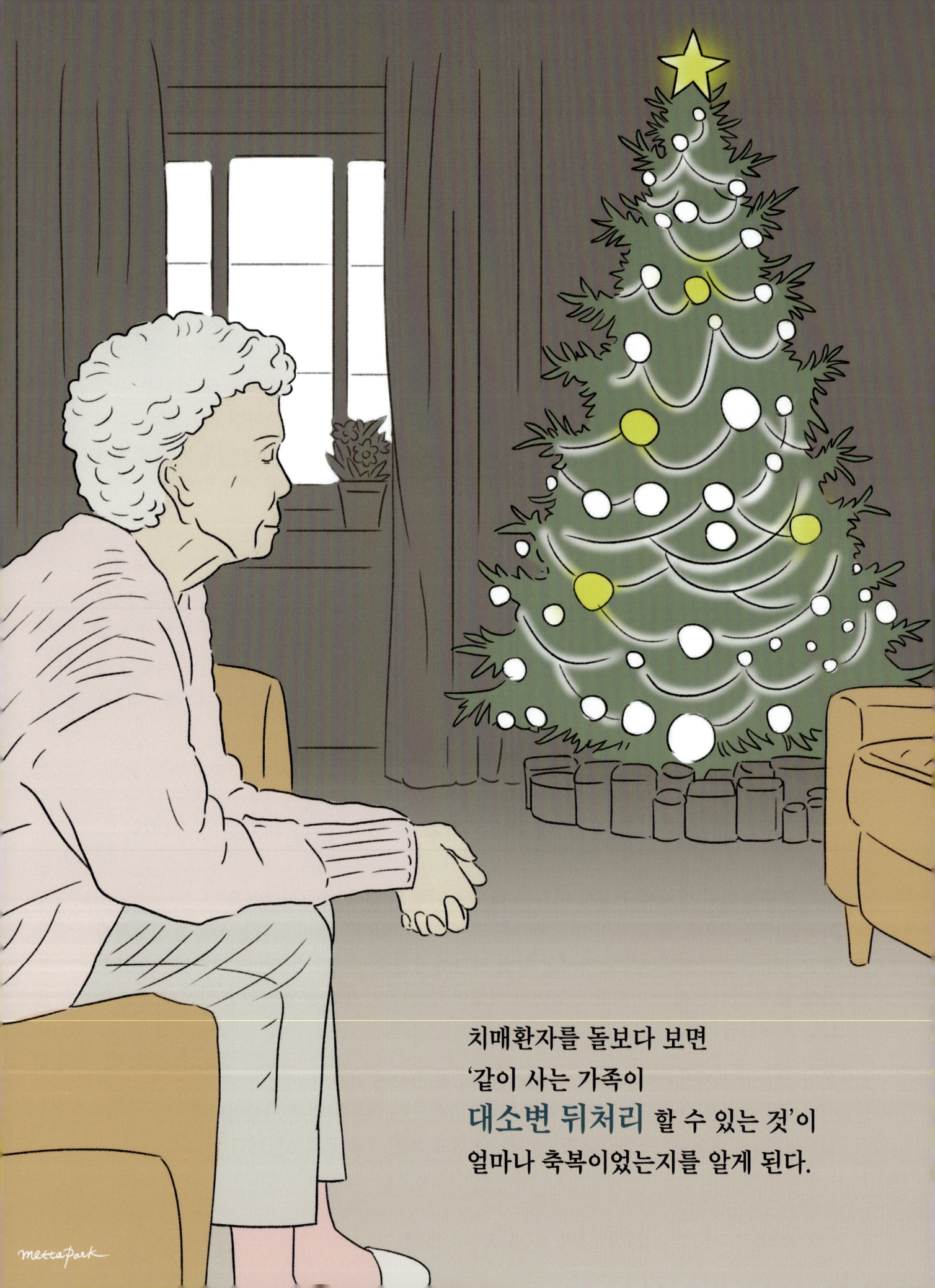

대변을 보고 제대로 닦지도 않은 채
팬티를 올려서 냄새가 나는데,
절대로 벗으려고 하지 않는다.
벗기려고 하면 눈에 불을 켜면서 소리 지르고 욕을 한다.

모든 치매환자들은 증상 발생 후, 빠르면 5년, 늦으면 10년 사이에
대소변 실금이 생기면서 집안의 우아함은 없어진다.

그래서 저자는 알츠하이머병 초기 환자들에게
이야기하곤 한다.

**"앞으로 5번 내지 8번의
크리스마스가 남았습니다."**

제2부
혈관성 인지장애

뇌혈관 질환에 의해 인지기능이 떨어지면 이것을 혈관성 인지장애라고 한다. 뇌혈관 질환에는 혈관이 터지는 뇌출혈과 혈관이 막히는 뇌경색이 있다. 출혈에 의한 인지장애보다는 경색에 의한 인지장애가 훨씬 많다. 뇌혈관이 막히면 그 혈관으로부터 공급받던 뇌세포가 죽게 되는데 이를 뇌경색이라고 하고, 이 뇌경색이 반복되면 치매에 이르게 된다. 혈관 막힘에는 큰 혈관이 막히는 경우와 작은 혈관이 막히는 경우가 있다.

인지단계에는 정상 〉 경도인지장애 〉 치매 이렇게 3단계가 있다. 뇌혈관 막힘이 반복되면 인지기능이 정상단계에 있다가 경도인지장애를 거쳐 치매에 이르게 된다. 이를 각각 혈관성 경도인지장애, 혈관성 치매로 일컫는다. 큰 혈관이 막히는 경우 정상에서 바로 치매로 발전하기도 하지만,

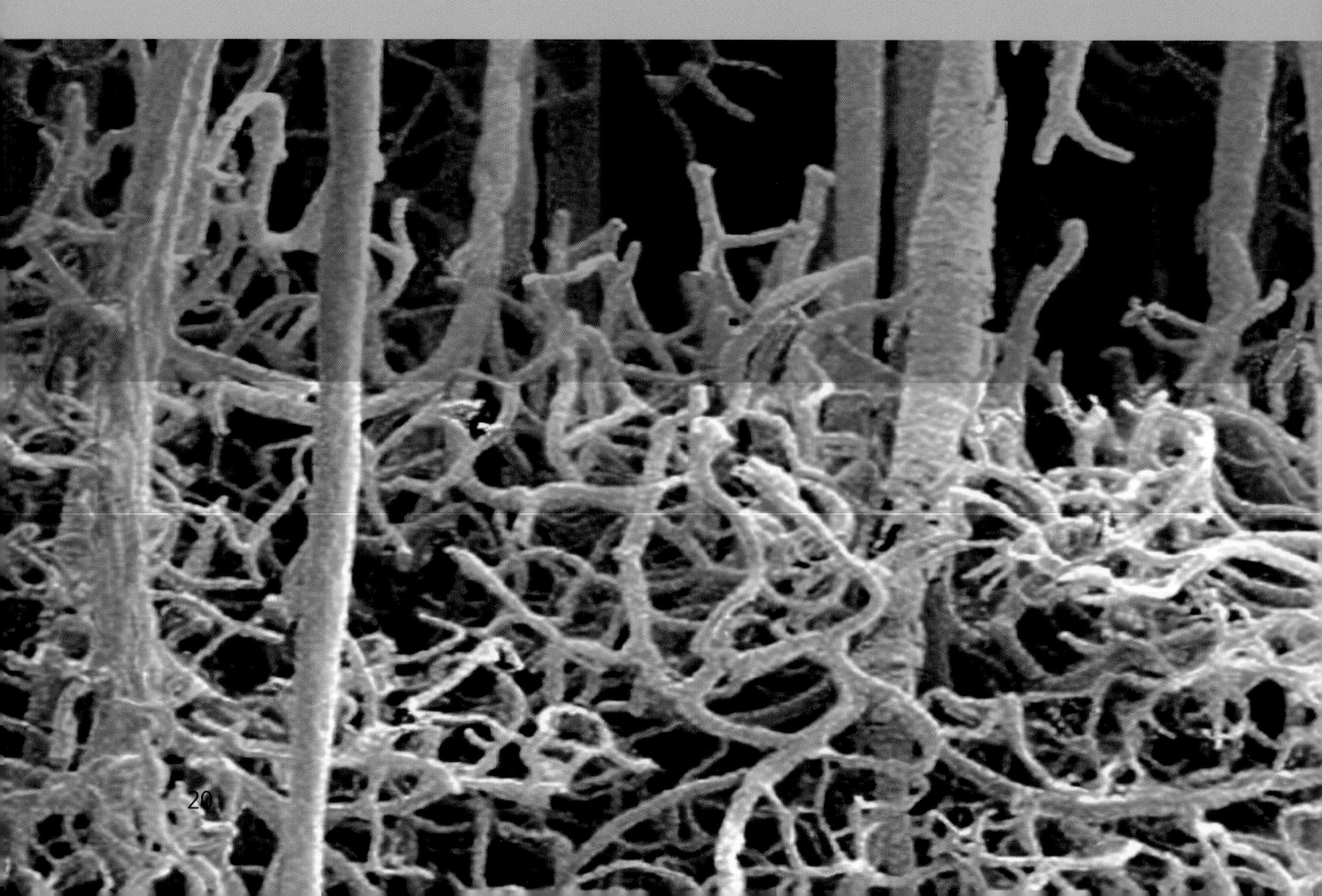

작은 혈관이 막히는 경우 한꺼번에 손상되는 뇌세포의 양이 적기 때문에 무증상 뇌경색으로 나타난다. 이것이 누적되면 인지장애가 나타나는데, 서서히 진행하기 때문에 임상 양상이 알츠하이머병과 구분하기 힘들 때도 있다.

인지 단계가 정상이나 경도인지장애일 때 혈관막힘을 발견하여 예방하면 더 이상 진행하지 않을 수 있다. 그러나 인지 단계가 치매인 단계에서 혈관 막힘을 발견하면 되돌릴 수 없는 경우가 많다. 뇌혈관 상태는 뇌MRI와 MRA를 촬영하면 바로 알 수 있다. 혈관성 인지장애의 예방 및 치료는

1) 뇌혈관 질환 위험요소 제거
2) 아스피린 같은 항혈소판제나 항응고제 복용
3) 운동과 식사를 통한 체중 조절

이와 같이 예방이 가능하고, 악화를 지연시킬 수 있다.

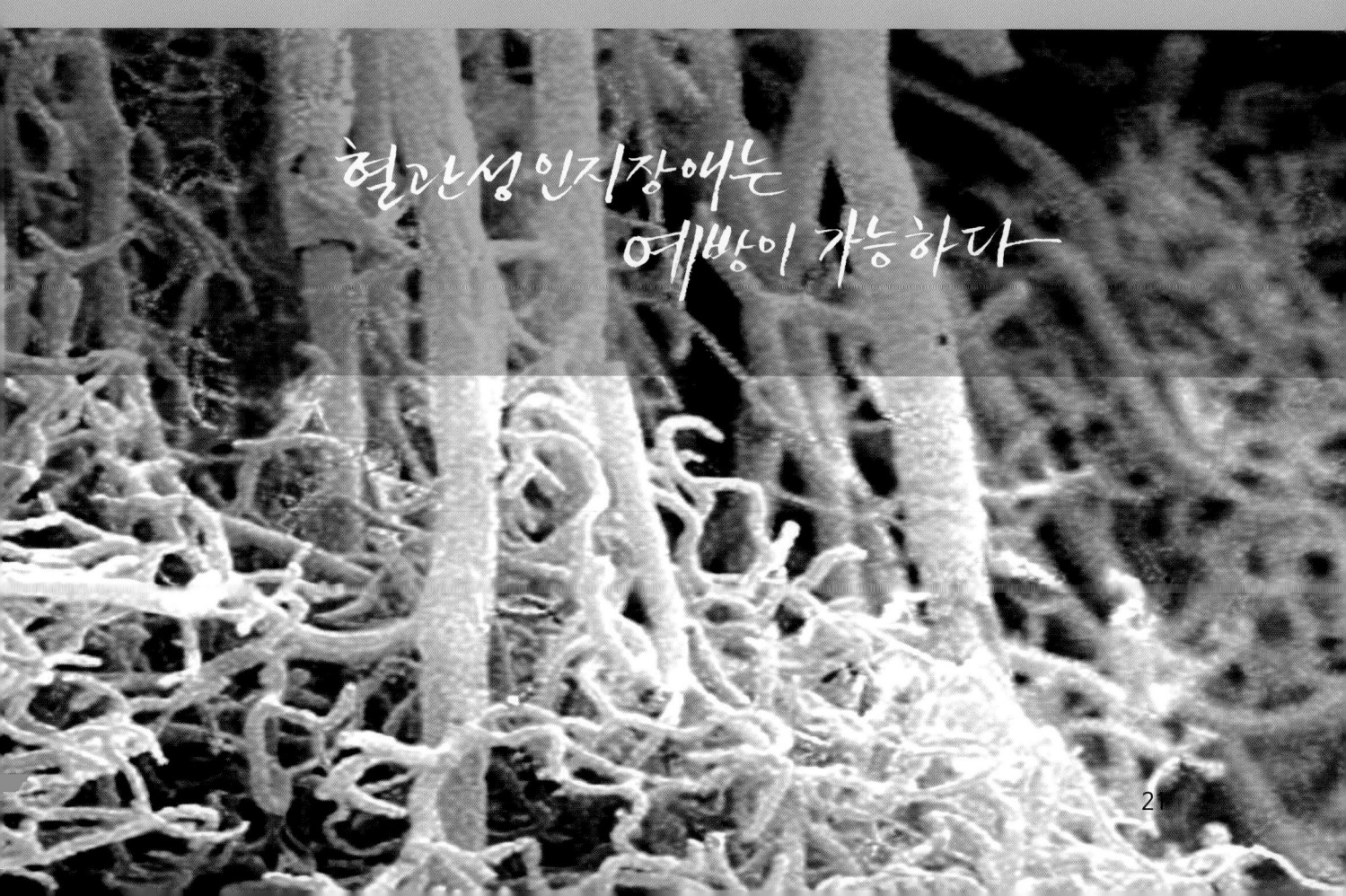

혈관성 인지장애는 예방이 가능하다

뇌혈관 구조

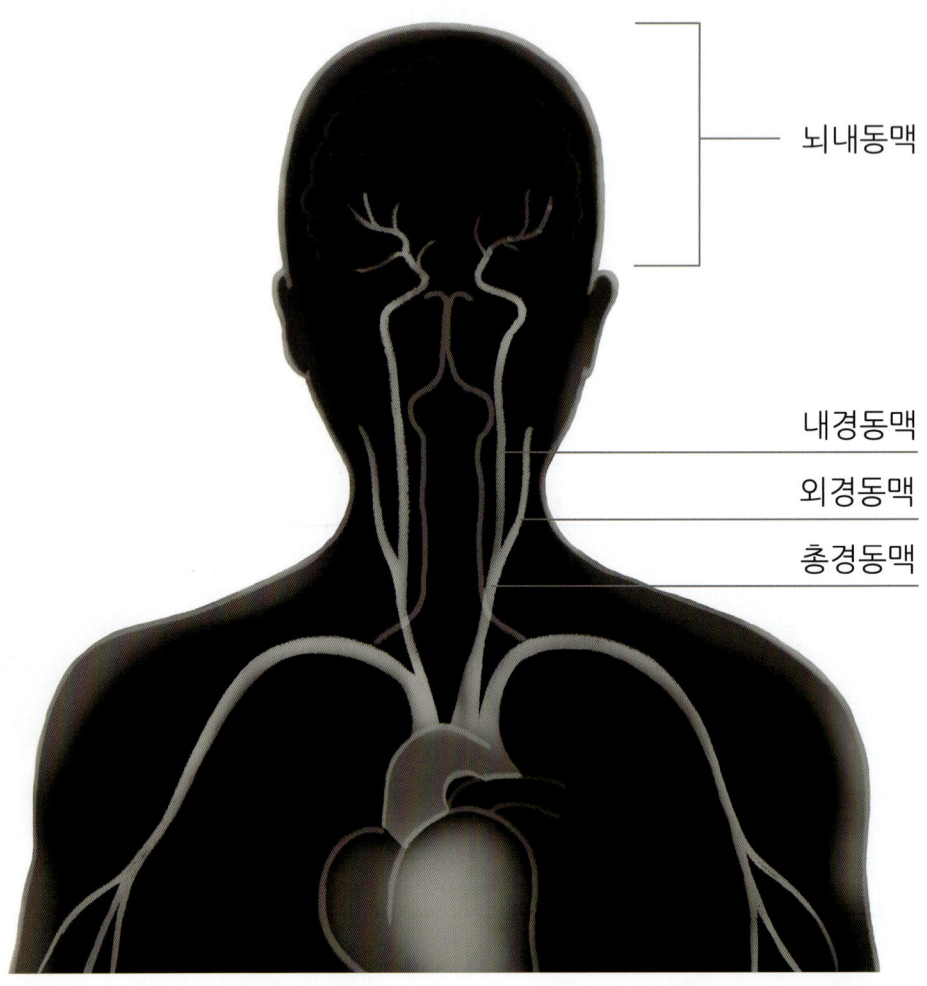

뇌내동맥

내경동맥
외경동맥
총경동맥

뇌로 향하는 동맥은 대동맥에서 분지하여, 경동맥(목동맥)을 거쳐 뇌 안으로 들어간다(뇌내동맥). 뇌내동맥은 여러 갈래로 나뉘면서 미세동맥이 되고, 결국 모세혈관이 된다. 경동맥 같은 큰 혈관이나 이에 버금가는 혈관이 막히게 되면 한꺼번에 엄청난 양의 뇌세포가 소실된다. 그리고 이러한 혈관 막힘 증세가 반복될 경우, 혈관성 치매가 발생하게 된다.

뇌 MRA 사진

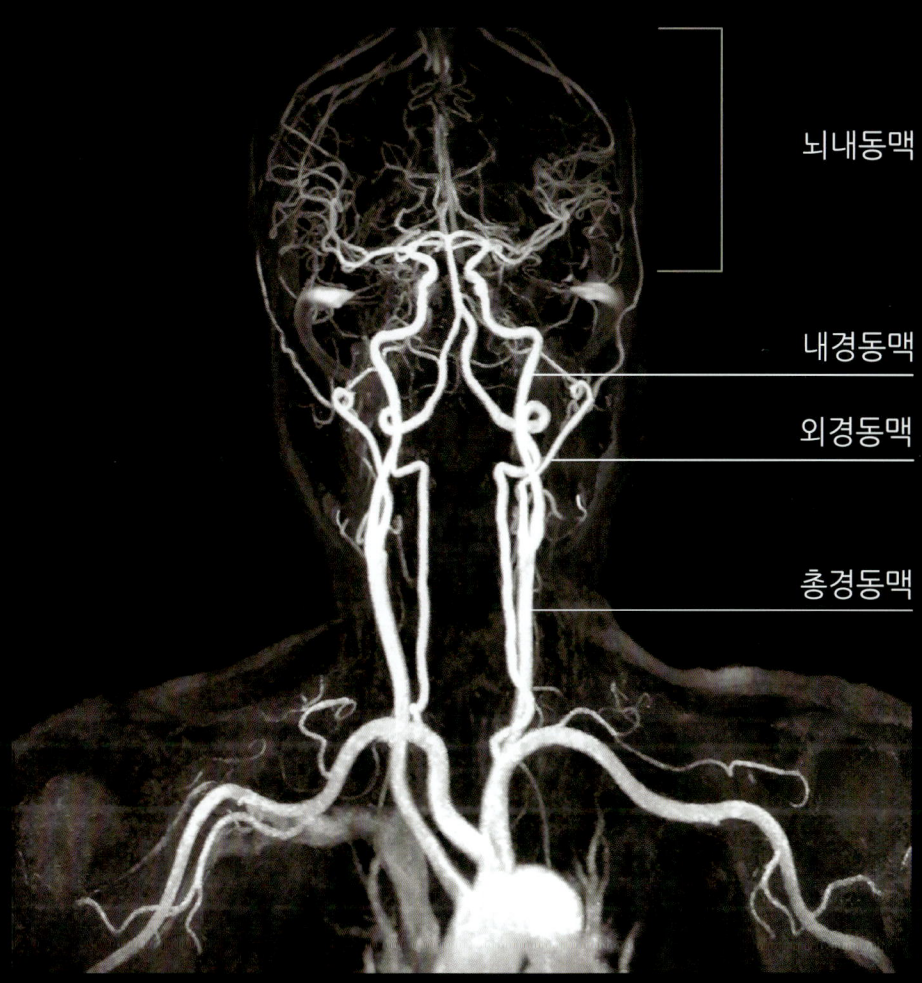

심장 ➡ 대동맥 ➡ 팔로 가는 동맥(쇄골하동맥)과 머리로 가는 동맥(총경동맥)으로 나뉘어진 다음 ➡ 머리로 가는 동맥은 내경동맥과 외경동맥이 되고, 내경동맥은 뇌내 혈관으로 분지한다.

* MRA: 자기공명뇌혈관촬영, Magnetic Resonance Angiography

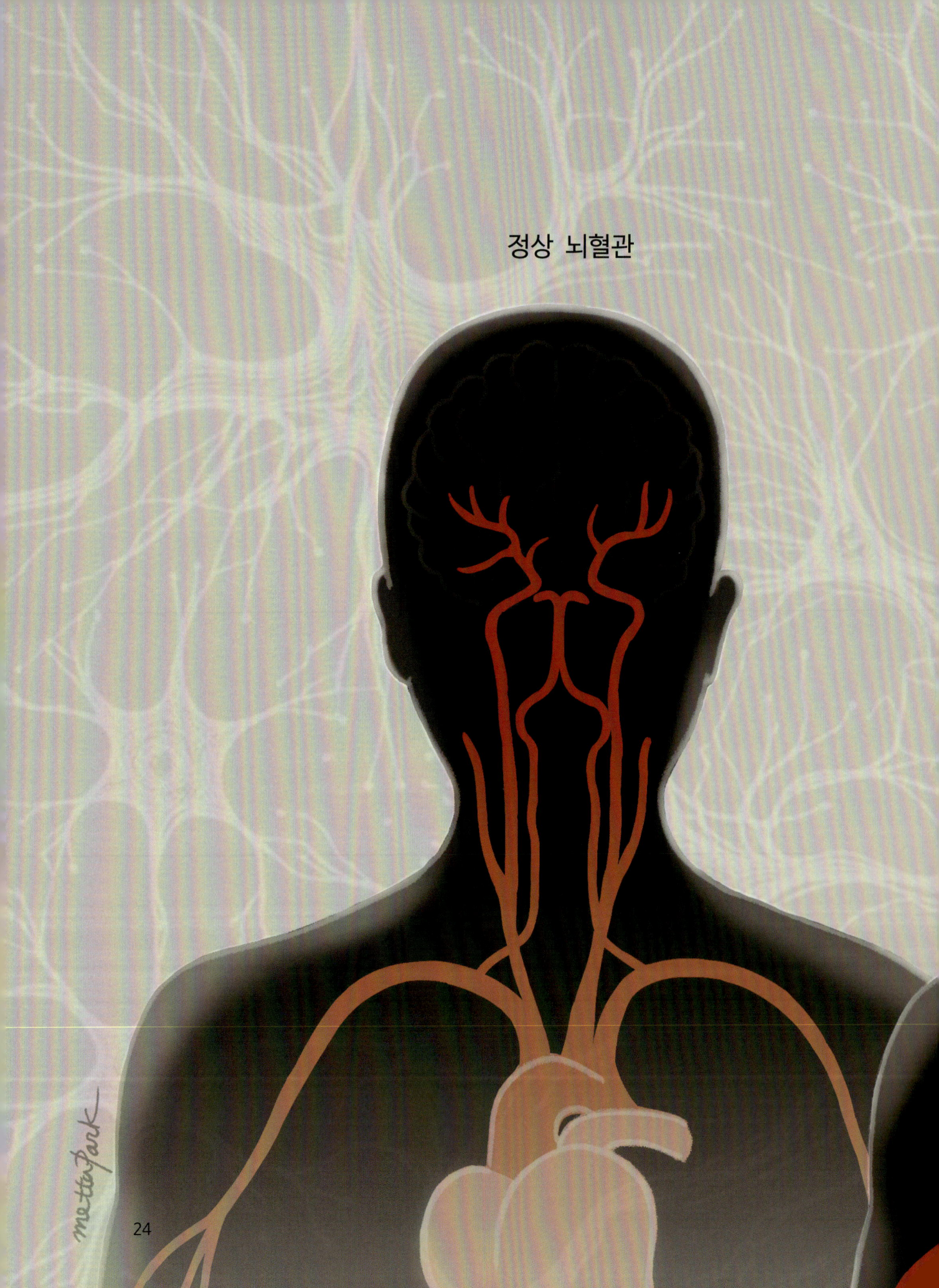

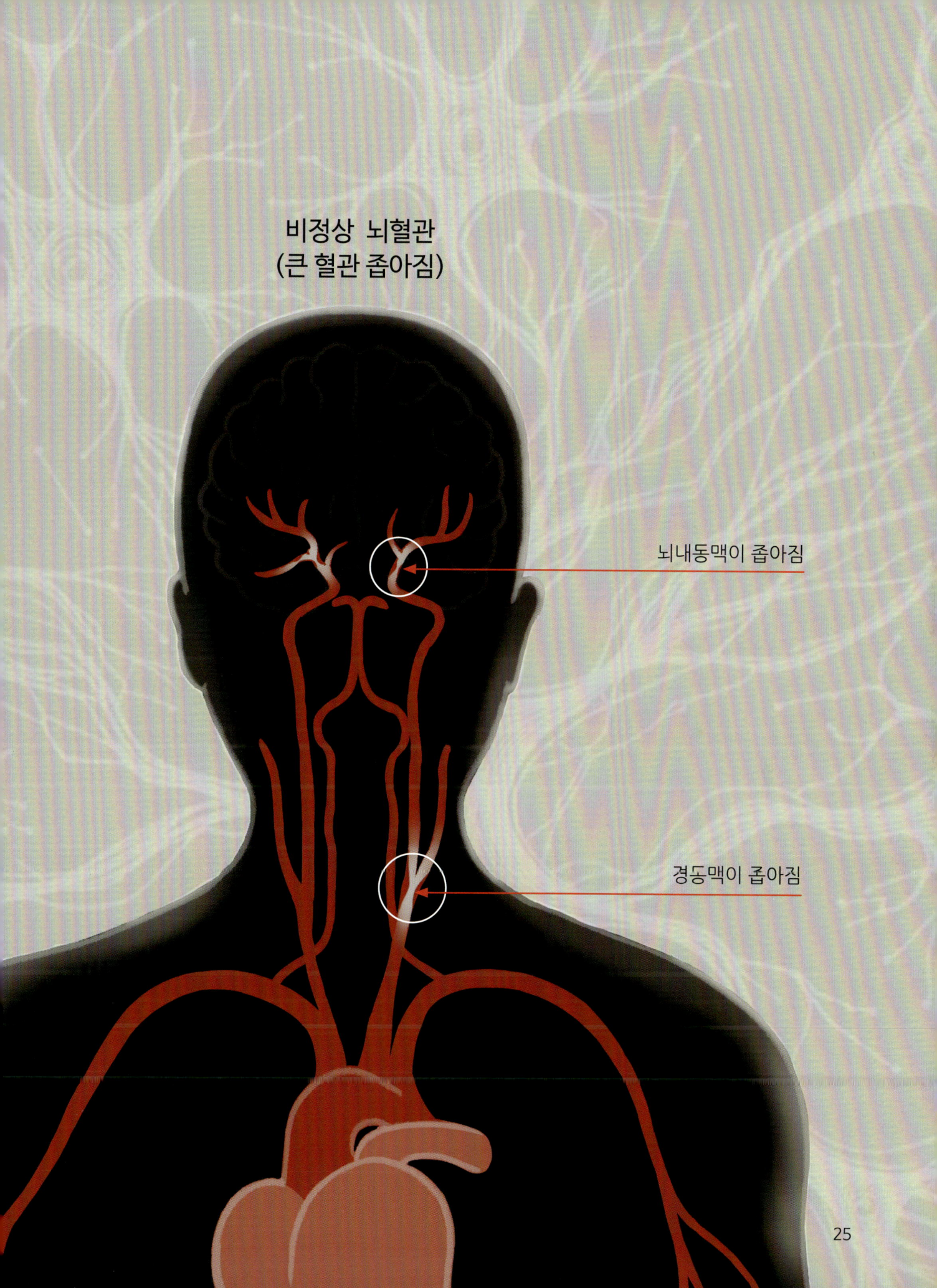

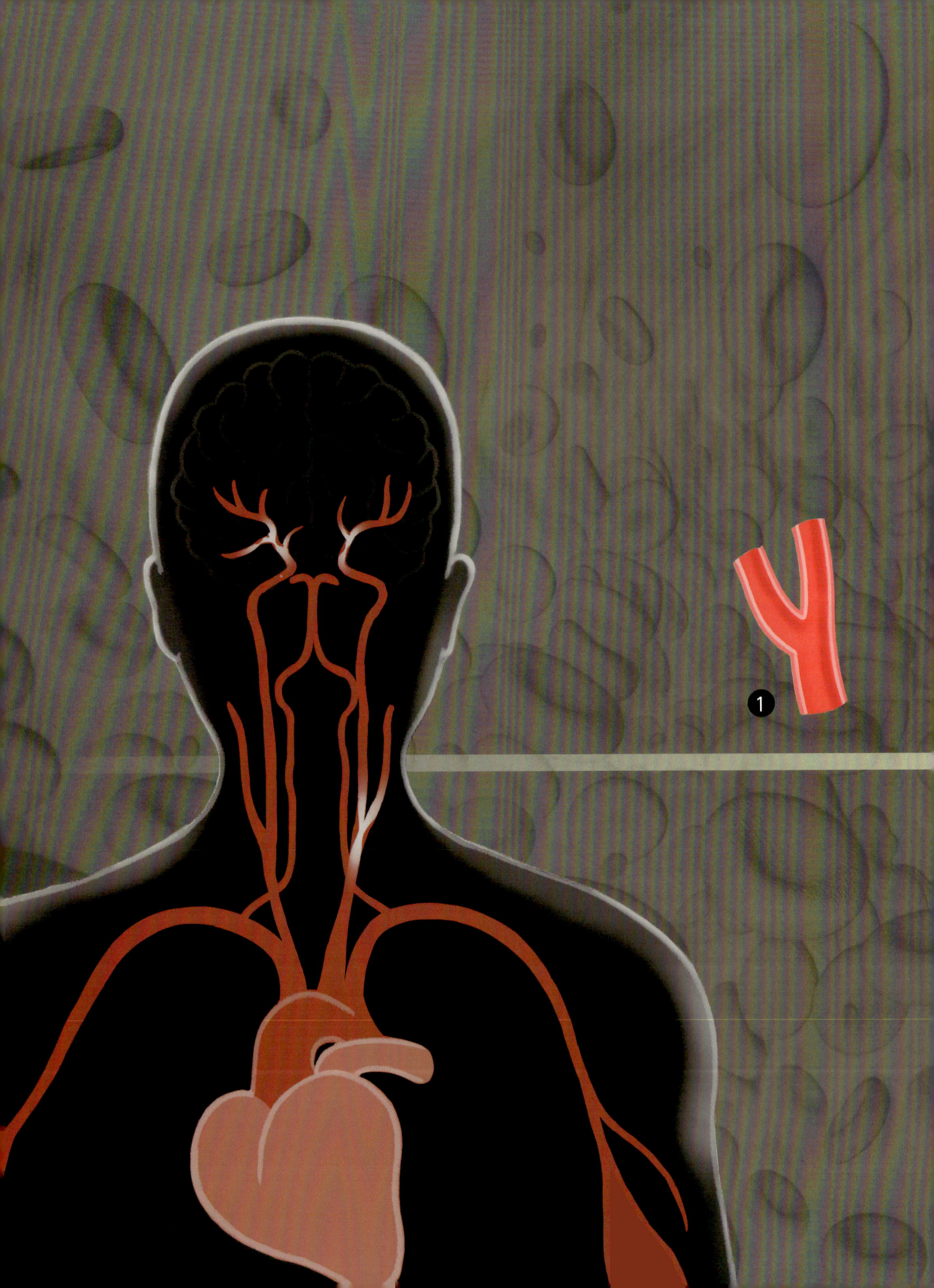

뇌혈전증

"몸에 살이 찌는 것처럼 뇌혈관벽에도 살이 찐다"는 말을 반복해 보라. 혈관벽에 살이 찌면 혈관벽의 탄력성이 떨어지고 혈관 안쪽이 너덜너덜해진다. 이것을 동맥경화증이라고 한다. 피부에 상처가 생기면 피딱지가 생기는 것처럼 너덜너덜해진 뇌혈관 안쪽에도 상처가 생기면서(고혈압이 있으면 더 그렇다), 피떡이 생기는데 이를 뇌혈전이라 하고 이런 일련의 과정을 뇌혈전증이라 한다.

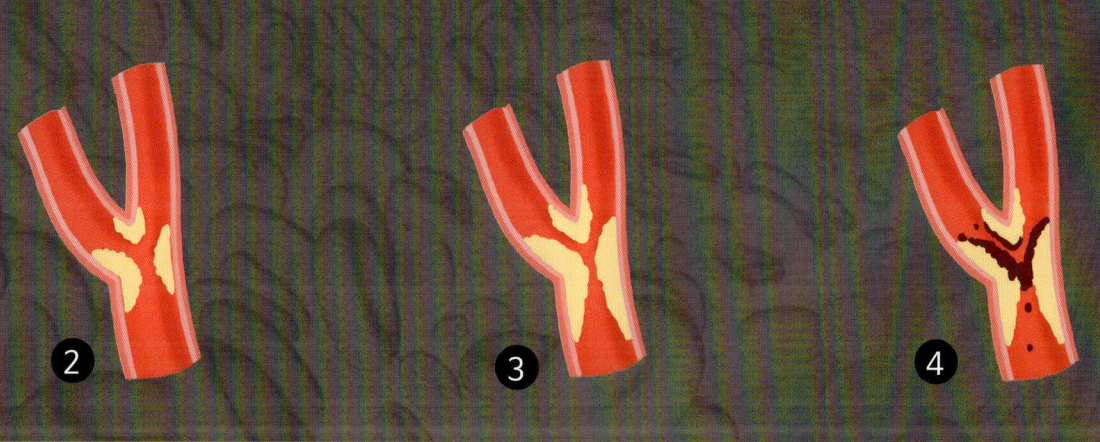

뇌혈전증으로 피떡이 커지다가 언젠가 동맥이 막혀서 뇌괴사(뇌세포가 죽음)가 일어나면 이것을 뇌경색이라고 한다.

뇌혈전 (腦血栓) : (腦) 골 뇌, (血) 피 혈, (栓) 마개 전, 즉 피를 막았다는 뜻
뇌경색 (腦梗塞) : (腦) 골 뇌, (梗) 막힐 경, (塞) 막힐 색, 뇌혈관이 막힌 결과 뇌세포가 괴사된 상태

뇌혈관이 정상인 사람

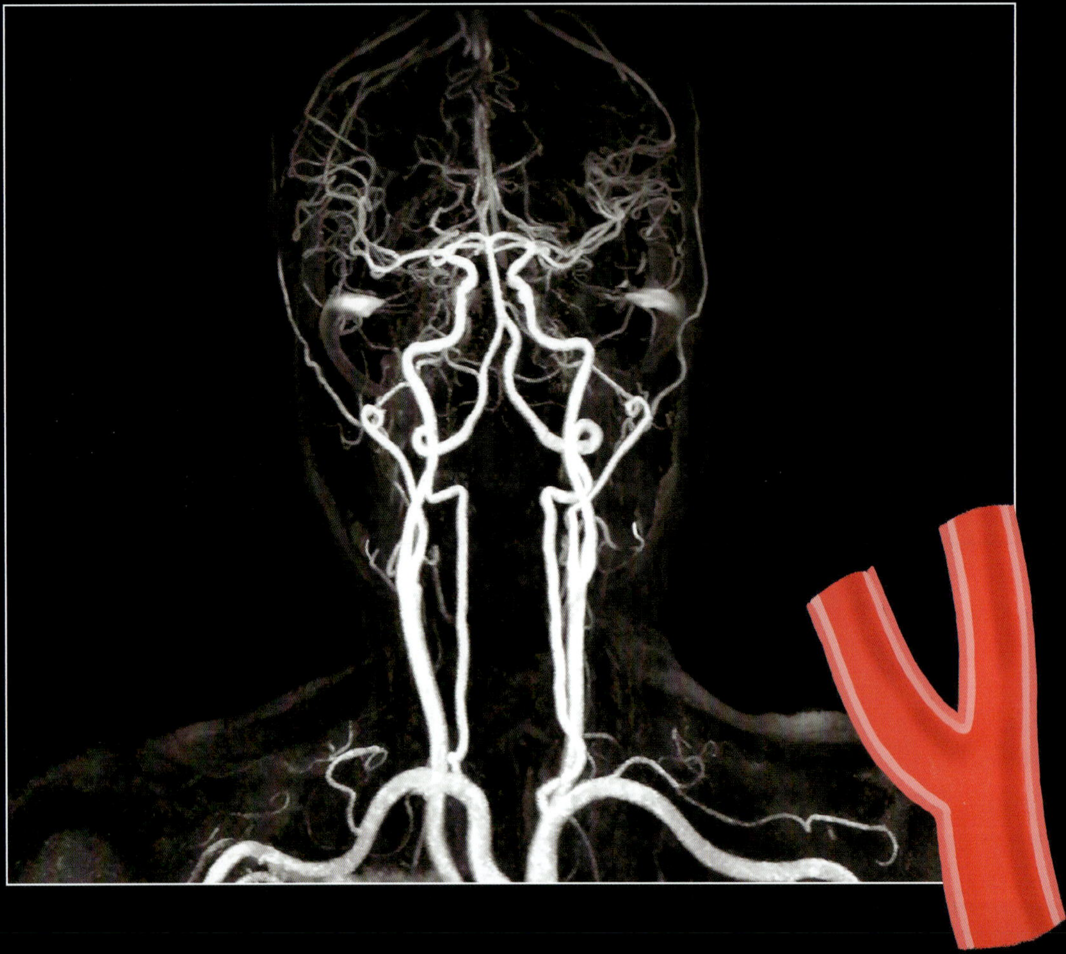

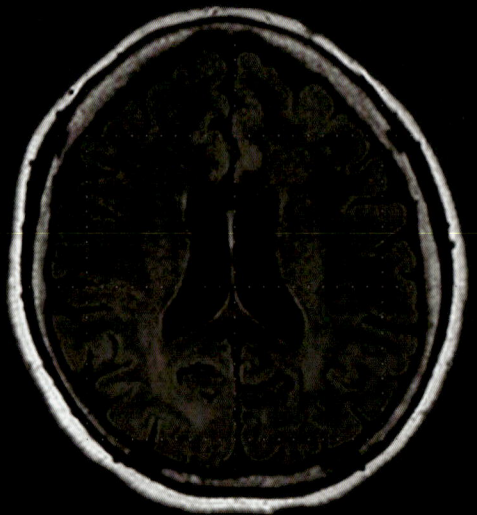

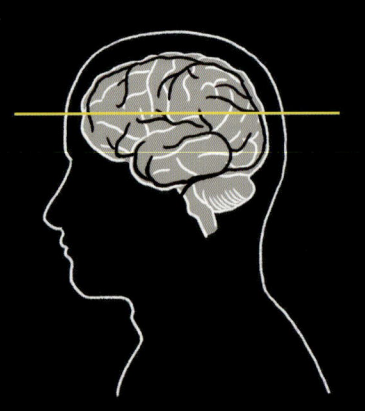

뇌혈관이 막힌 사람

뇌혈관 좁아짐 ➡ 막힘 ➡ **뇌경색** 뇌혈관이 막히면 뇌세포가 죽게 되는데 이것을 '뇌경색'이라고 한다.

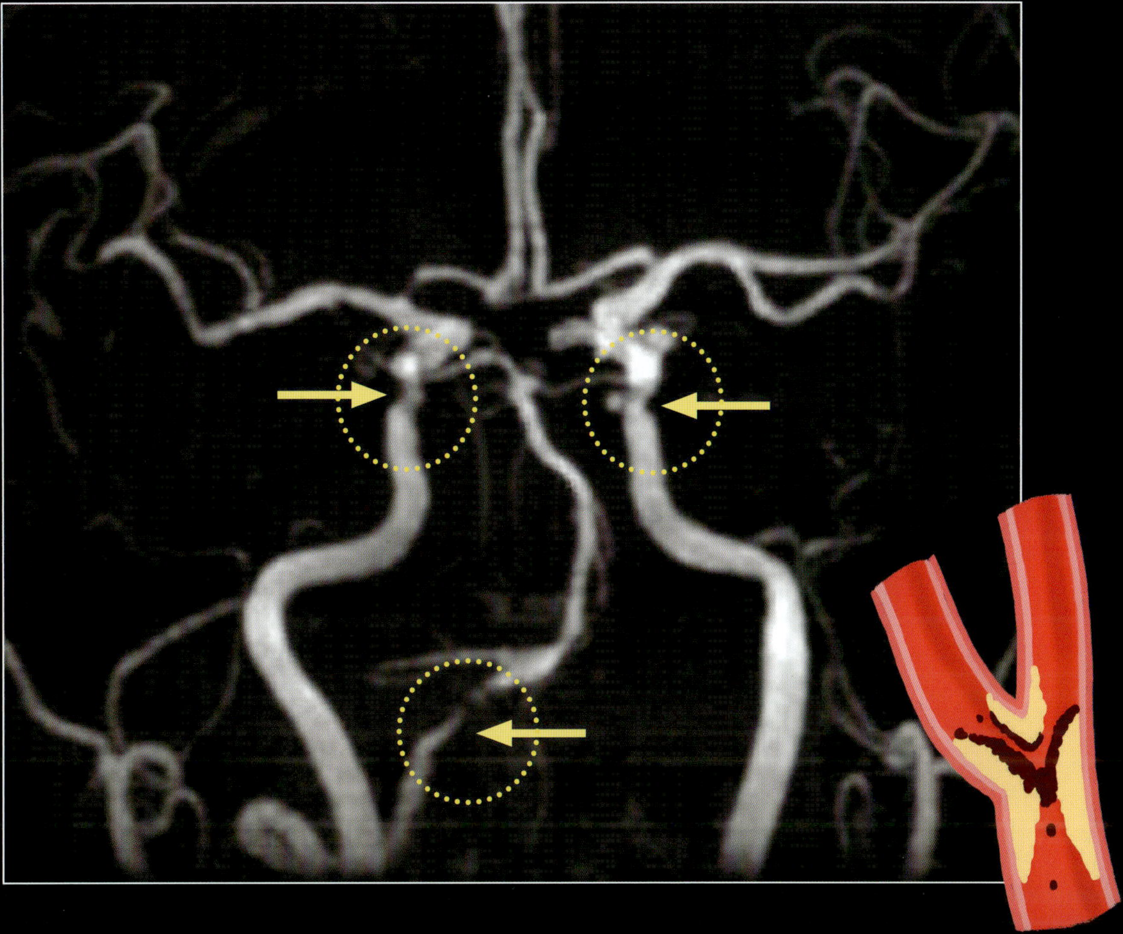

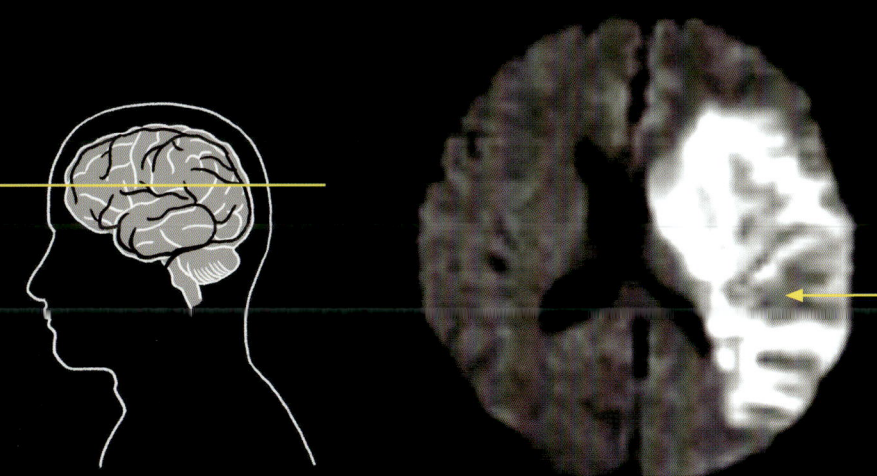

뇌경색이 된 부위

뇌색전증

앞서 뇌혈전증을 언급했는데, 이는 막히거나 좁아진 뇌혈관 벽 자체에 동맥경화증 이 생기고 피떡(혈전)이 생기는 것이라고 하였다. 이 혈전에 의해 뇌혈관이 막히고 뇌세포가 괴사하면 이를 '뇌혈전에 의한 뇌경색'이라고 한다.

한편 뇌혈관 자체에는 문제가 없고 다른 곳에서 피떡이 날아와서 뇌혈관을 막는 경우에도 뇌경색이 발생하는데 이를 '뇌색전에 의한 뇌경색'이라고 한다.
대표적인 예는 아래 그림과 같이 경동맥에 있는 혈전이 일부 떨어져 나와서 혈류를 타고 뇌 속의 동맥 가지에 걸리면서 뇌색전증이 발생한다. 또 다른 예는 31쪽 그림과 같이 심장질환(예, 부정맥, 심근경색증)때문에 심장 안쪽에 피떡이 생기고 이것이 어느 순간 떨어져 나오면서 뇌로 뿜어져 올라가는 경우다.

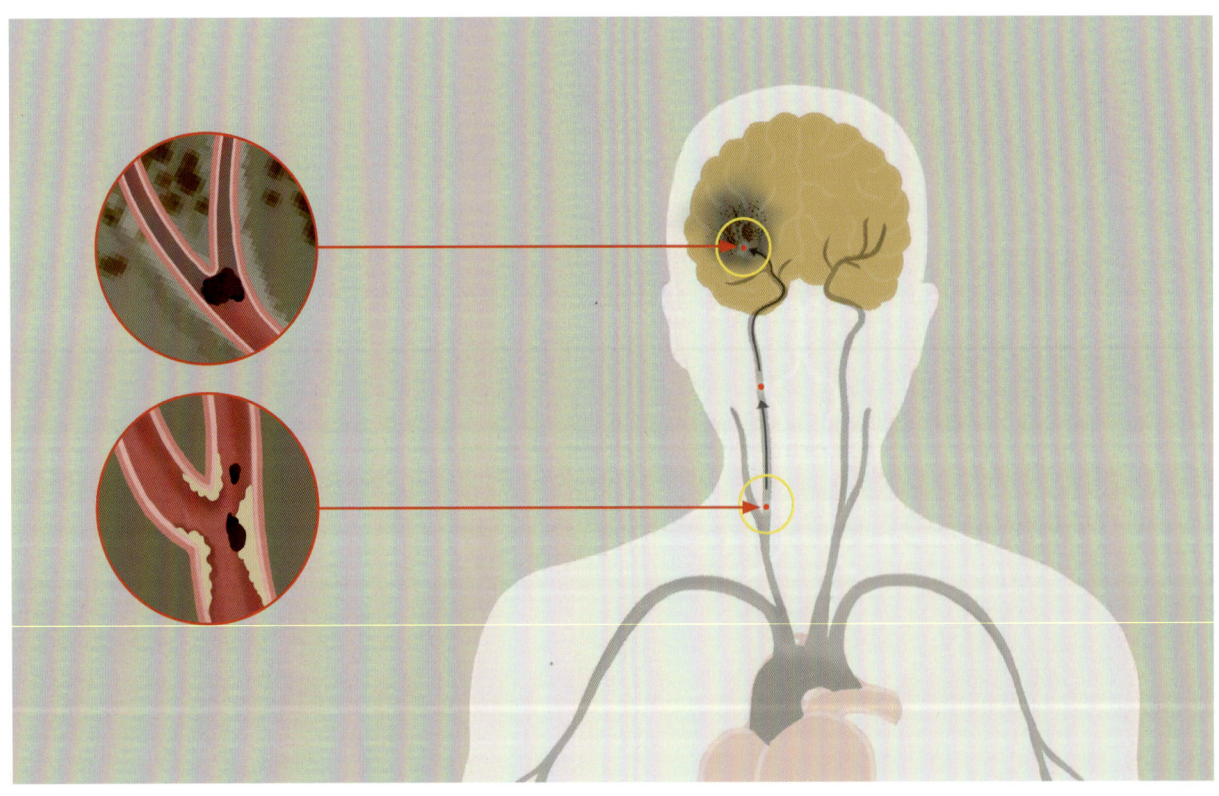

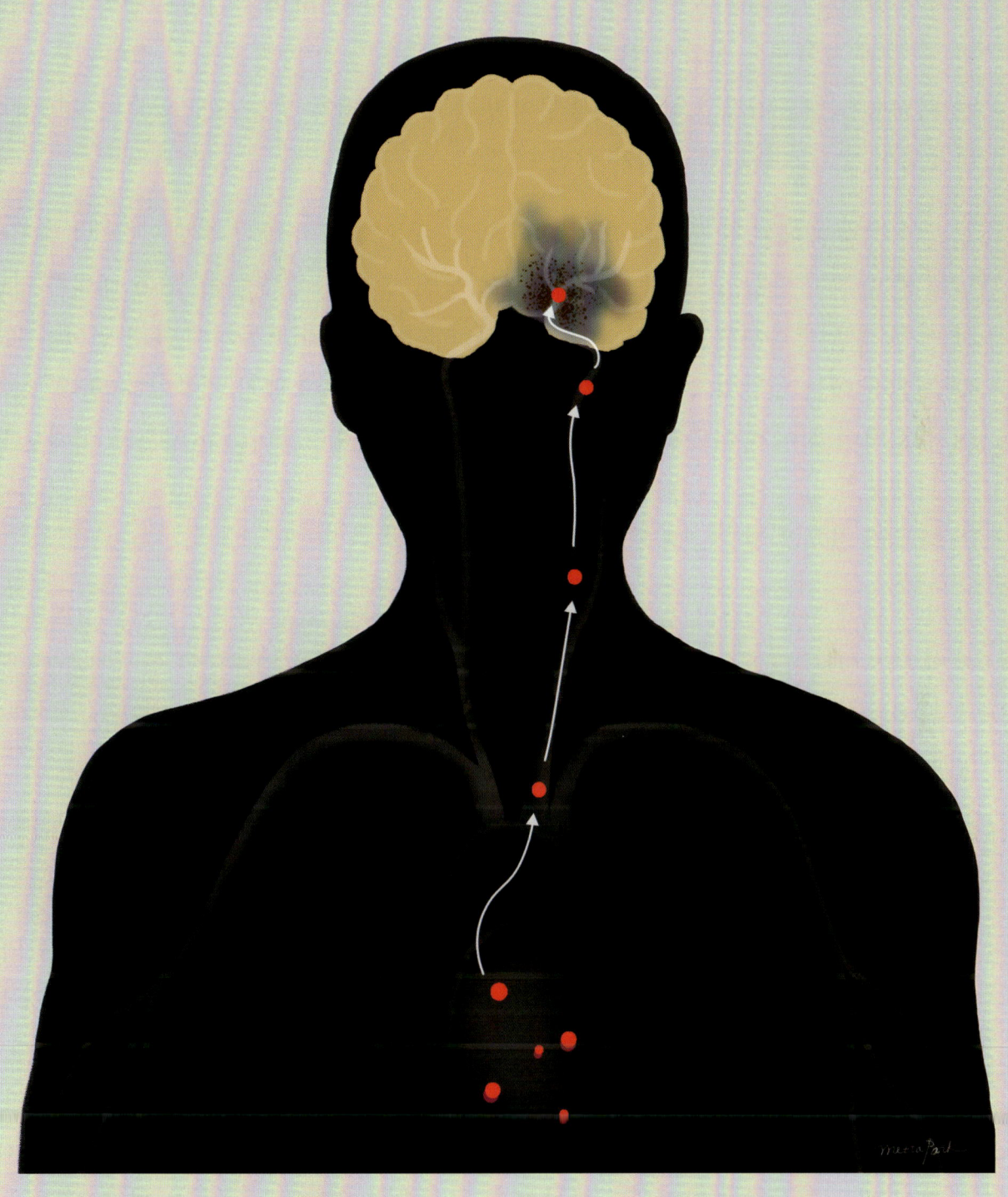

뇌색전 (腦塞栓) : (腦) 골 뇌 · (塞) 막힐 색 · (栓) 마개 전

큰 혈관이 막혀서 생기는 혈관성 치매

혈관성 치매란, 뇌혈관 질환(다른 말로 뇌졸중 또는 중풍)이 누적되면서 생기는 치매이다. 뇌혈관 질환에는 혈관 막힘과 혈관 터짐이 있다. 혈관 막힘을 뇌경색이라 하고, 혈관 터짐을 뇌출혈이라고 한다. 뇌출혈이 반복되어 치매가 생길 수도 있으나 뇌경색이 반복되어 생기는 혈관성 치매가 훨씬 더 많다.

혈관이 막힐 때에는 큰 혈관이 막힐 수도 있고, 작은 혈관이 막힐 수도 있다. 뇌 혈전에 의해 큰 혈관이 막힐 경우, 갑자기 심각한 증상이 생긴다. 예를 들어, 왼쪽 대뇌를 담당하는 큰 혈관이 막히면 갑자기 오른쪽 팔다리에 힘이 빠지고 동시에 흔히 언어장애가 발생한다. 이는 인간의 언어중추가 주로 왼쪽 대뇌 반구에 있기 때문이다. 한편, 심장에서 피떡이 떨어져 나와서 뇌혈관을 막는 경우를 뇌색전증이라고 하는데 이때도 많은 뇌세포가 없어진다. 이와 같이 뇌혈전이든 뇌색전이든 큰 뇌경색이 반복될 경우에는 아무리 천재라 해도 치매에 이를 수 밖에 없다.

우리는 뇌세포를 하나라도 더 활성화하기 위해 운동도 하고 공부도 한다. 그러나 뇌경색으로 인해 3×3×3cm 부피의 뇌가 없어진다면 몇 개의 뇌세포가 없어질까? 뇌의 평균 부피는 약 1,200cc 정도이고 그 안에 1000억 개의 뇌세포가 있다. 27cc를 전체 2%라고 쳐도 20억 개의 뇌세포가 순식간에 날아간다는 것을 잊지 말아야 한다.

따라서 뇌혈관 촬영(MRA)을 미리 해보아서 혈관이 좁아졌을 때,
1) 우선 뇌경색에 대한 위험 요소를 제거해야 한다(다음 페이지에 제시).
2) 그 다음 아스피린 같은 항혈소판제제를 복용해야 한다(항혈소판제제란, 혈소판의 기능을 억제하여 혈액응고를 지연시키는 약물을 말한다). 만약 부정맥같은 심장병이 있어 심장 속의 응고된 피가 심장에서 떨어져 나와 혈행을 타고 돌아다니다가 뇌혈관을 막은 경우 주치의와 상의하여 NOAC과 같은 항응고제를 복용해야 한다.
3) 만약 비만이 있는 경우, 운동과 식사를 통해서 점차 체중을 줄여 나가야 한다. 몸에 살이 찌는 것처럼 혈관벽에도 살이 쪄서 뇌혈관이 막힌다'는 사실을 다시 한번 강조한다.

뇌경색 위험요소

1. 고혈압
2. 당뇨
3. 고지혈증
4. 심장병(부정맥, 심근경색증)
5. 술, 담배
6. 비만, 운동부족
7. 수면무호흡증

뇌경색 예방과 치료

1. 뇌혈관 질환 위험요소(위에 언급)를 제거한다.
2. 아스피린 같은 항혈소판제, 필요에 따라 항응고제를 복용한다.
3. 운동을 꾸준히 한다.
4. 식사와 운동을 통해 체중을 조절한다.

작은 혈관이 막혀서 생기는 혈관성 치매

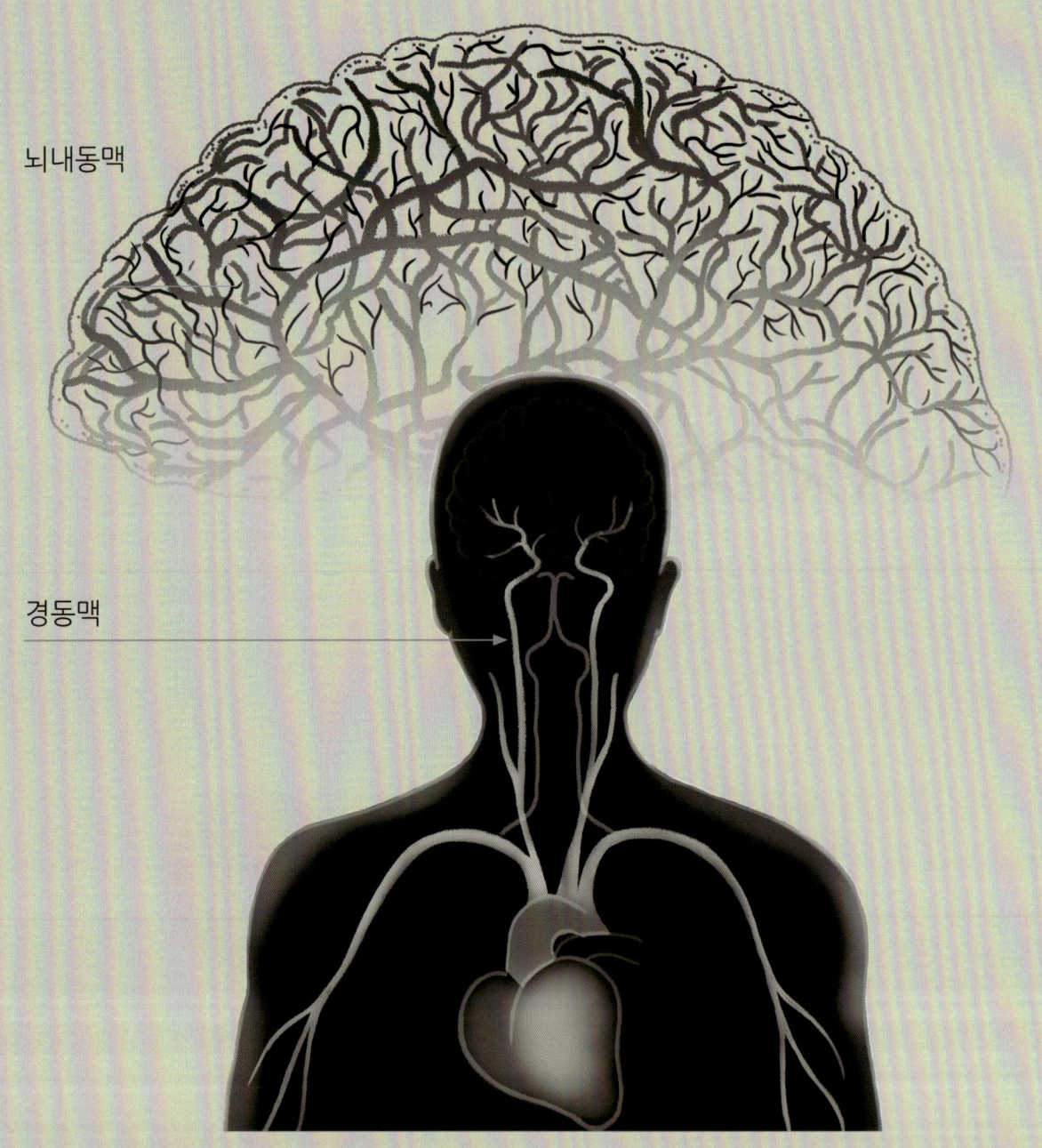

경동맥이 뇌내동맥이 되고 뇌내동맥은 갈수록 분지하여 아주 작은 동맥(미세동맥)이 되고, 그 다음 모세혈관이 된다.

작은 동맥(미세동맥)은 너무 작아서 MRA에는 보이지 않는다.
그러나 작은 동맥이 막히면 그 곳으로부터 산소와 영양분을 공급받던 뇌세포가 손상이 되면서 MRI상 흰 점으로 나타난다. 다시 말해, 막힌 미세 동맥 자체는 볼 수 없고 미세 동맥 막힘에 따른 뇌손상 흔적을 볼 수 있는 것이다.

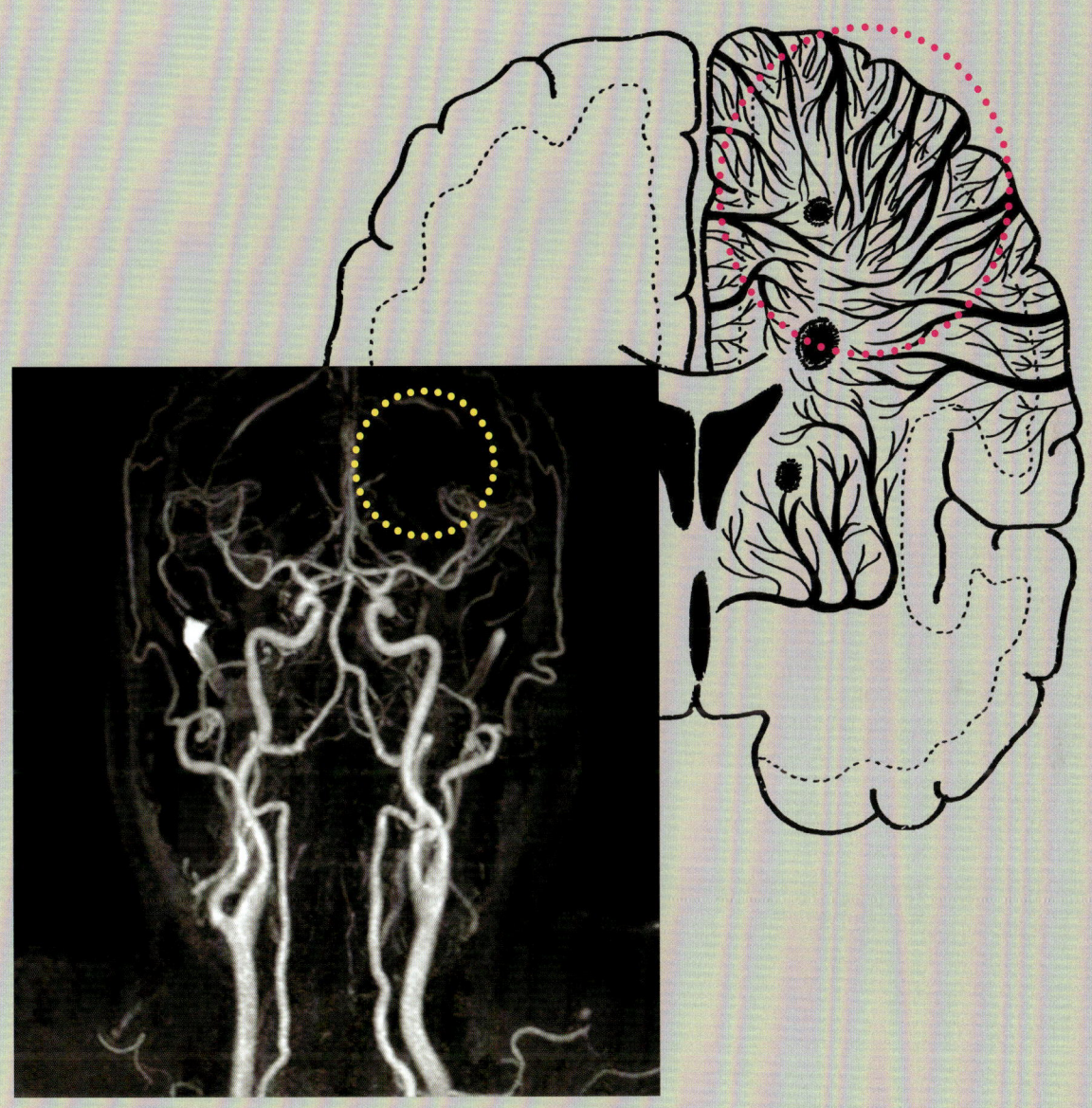

자기 공명 혈관촬영 / Magnetic Resonance Angiography(MRA)

작은 혈관 막힘 (무증상 뇌경색이 진행되는 과정)

정상

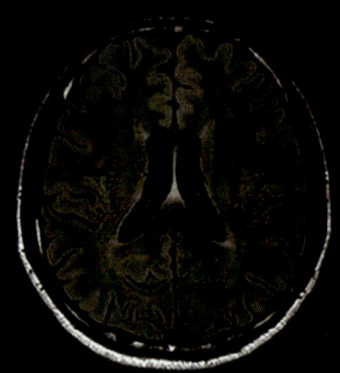

작은 혈관 막힘이 전혀 없는 정상인은 이와 같은 수평 단면에서 흰 점이 전혀 없음.

중간단계

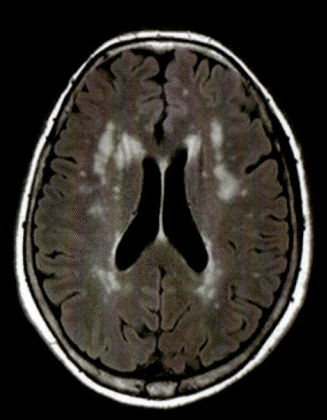

작은 혈관 막힘이 중증도로 발생하였고 이 정도가 되면 기억력이 떨어지고 성격변화가 나타남. 그러나 아직까지 운동증상은 없을 수 있음.

심한단계

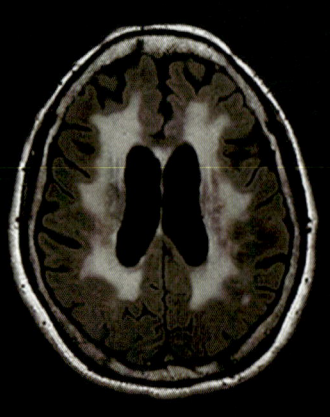

작은 혈관 막힘이 심한 상태. 이 정도로 진행되면 보통 치매가 뚜렷하고 운동증상이 나타남. 운동증상은 동작이 둔해지고 종종걸음의 형태로 나타남. 발음장애, 삼킴장애(사레가 자주 들림), 그리고 소대변 실금도 나올 수 있음.

일반적으로 작은 혈관 막힘이 증가함에 따라 인지저하와 운동증상이 증가하나 반드시 그렇지는 않다.

즉, 작은 혈관 막힘이 심한 단계에 있으나 증상이 거의 없는 사람도 있고, 그 반대로 작은 혈관 막힘이 전략적 위치(뇌영역 중 요충지대)에 있는 경우 몇 개 밖에 없는데 인지기능이 떨어져 있는 경우가 있다.

이와 같이 작은 혈관 막힘이 반복되어 나타나는 혈관성 치매를 피질하 혈관성 치매라 부른다.

작은 혈관이 막히면 한 번에 손상되는 뇌세포의 양이 적기 때문에 증상이 없는 경우가 흔하다. 그러나 무증상 뇌경색이 반복되면 결국 치매 증상이 생긴다.

증상의 특징은 의욕이 없거나(무의지증) 감정 표현이 없어지는(무감동)등 조용해지거나, 반대로 화를 내거나 충동을 억제하지 못한다. 치매 증상 외에 동작이 둔해지고 종종 걸음이 나타나는 운동 증상도 같이 나타난다. 증상이 서서히 나타나기 때문에 알츠하이머병 등 다른 치매와 구분이 힘든 경우도 있다.

제3부
알츠하이머병

세포는 다양한 단백질을 만들어내고 만들어진 단백질은 분해, 흡수 되어 순환이 일어난다. 이 단백질은 효소, 호르몬 작용을 비롯하여 몸의 골격을 유지하는 등 다양한 역할을 한다. 이 단백질은 유전자가 전사, 번역되면서 만들어지는 데 세포가 노화되면 실수가 일어나고 잘못된 단백질이 만들어진다. 동일한 현상이 뇌에서도 일어나는데 대표적인 잘못된 단백질이 아밀로이드다.

이 아밀로이드는 단순한 노폐물을 넘어서서 독성처럼 작용하기 때문에 뇌세포의 손상이 일어난다. 일례로 실험용 아밀로이드를 구입하여 배양한 뇌세포에 넣으면 48시간 이내에 뇌세포가 모두 괴사한다.

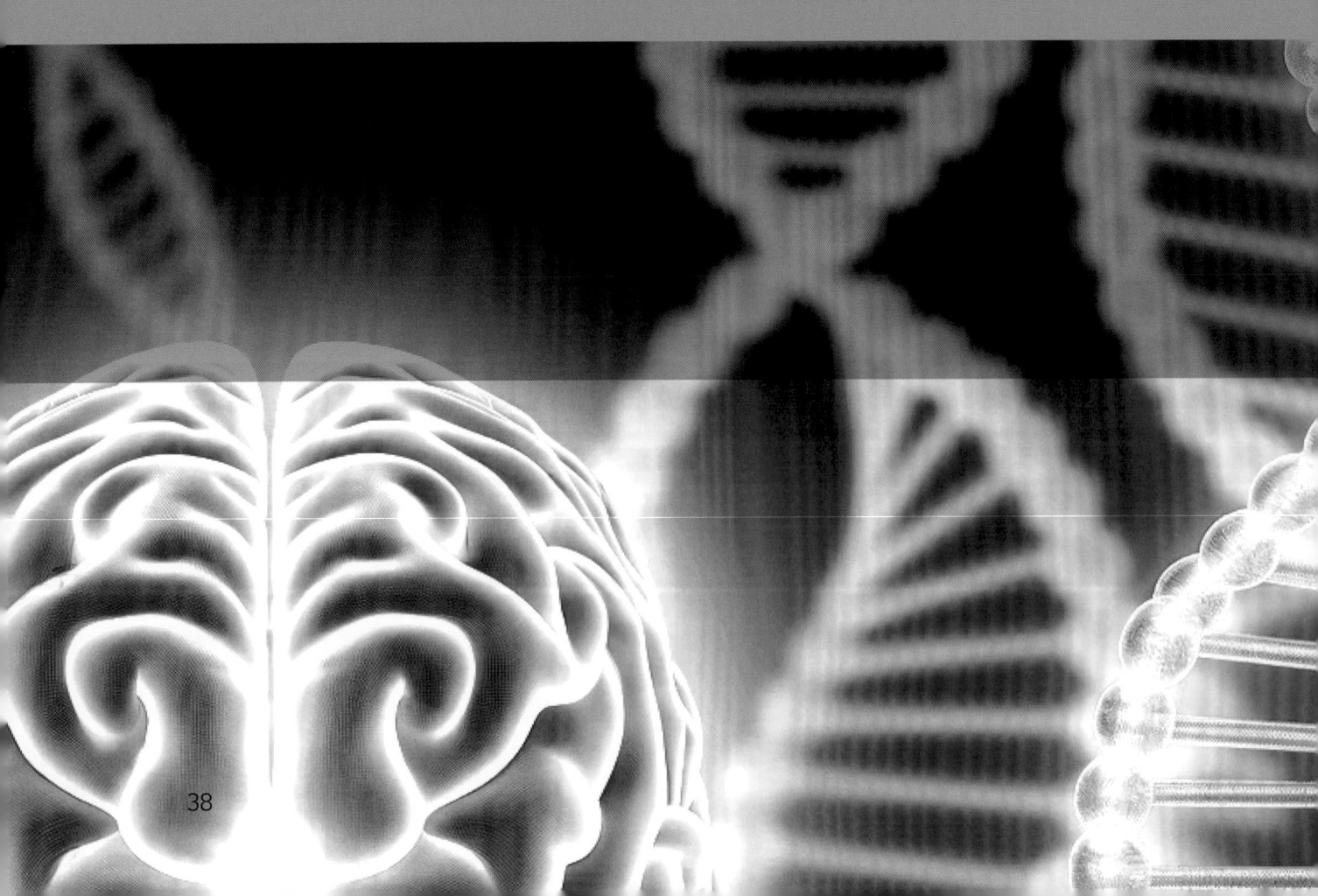

특히 인지기능을 담당하는 뇌피질에 있는 뇌세포를 공격하기 때문에 인지기능장애로 시작한다. 손상이 진행되면 인지기능장애 뿐만 아니라 판단력 장애, 망상, 혼동상태가 되고 결국은 운동중추까지 파괴되어 온몸이 뻣뻣해지는 증상으로 발전되어 병상에 눕게 된다.

삼킴을 담당하는 근육까지 뻣뻣해져서 삼킴장애 때문에 영양상태가 나빠지고, 운동을 못하므로 면역 기능까지 떨어져서 감염이 생기고 최종적으로는 가래를 뱉지 못해 폐렴이나 호흡곤란으로 생을 마감하게 된다.

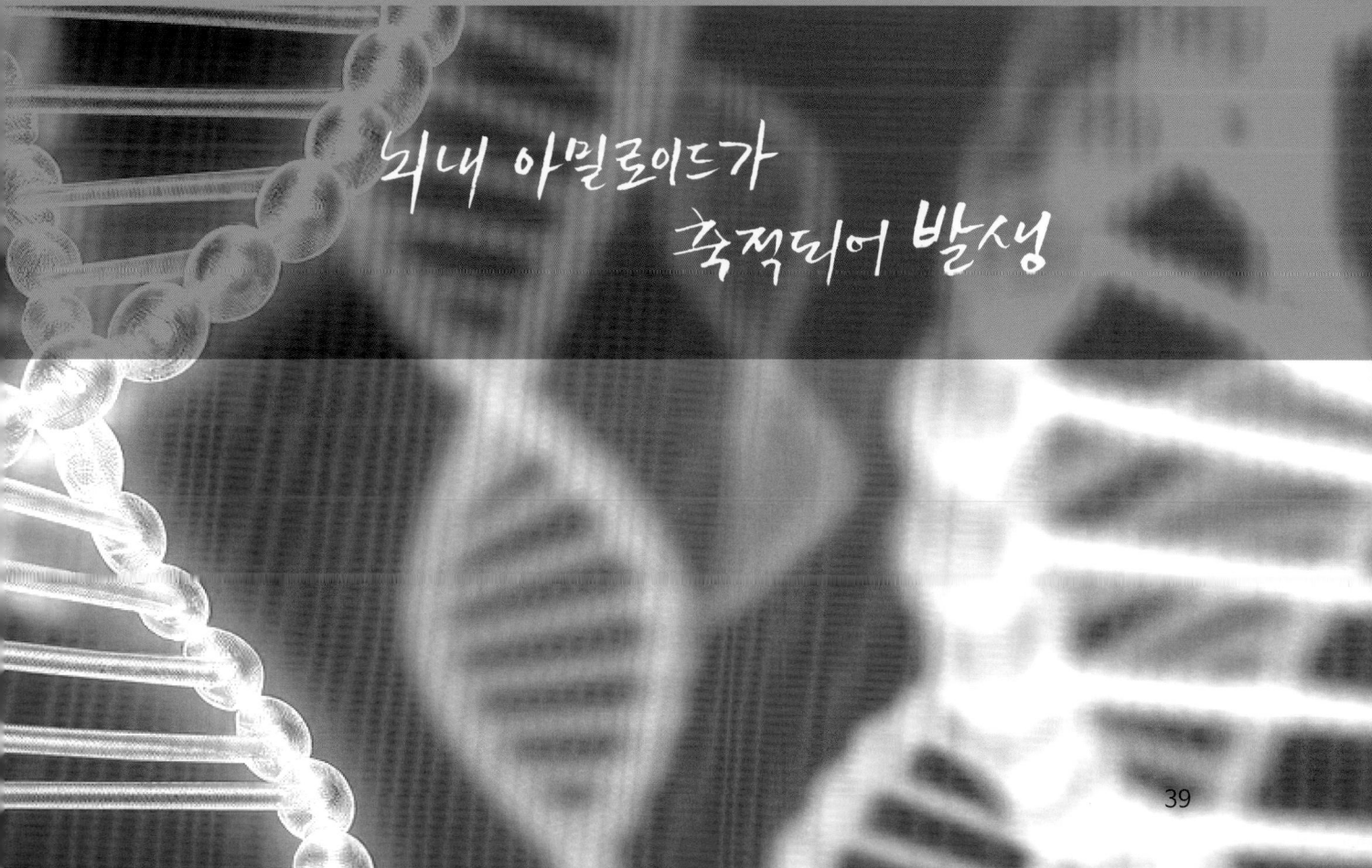

뇌내 아밀로이드가 축적되어 발생

뇌 속에 아밀로이드가 쌓이기 시작하여
10년 이상의 무증상 기간 뒤에 증상이 나타난다

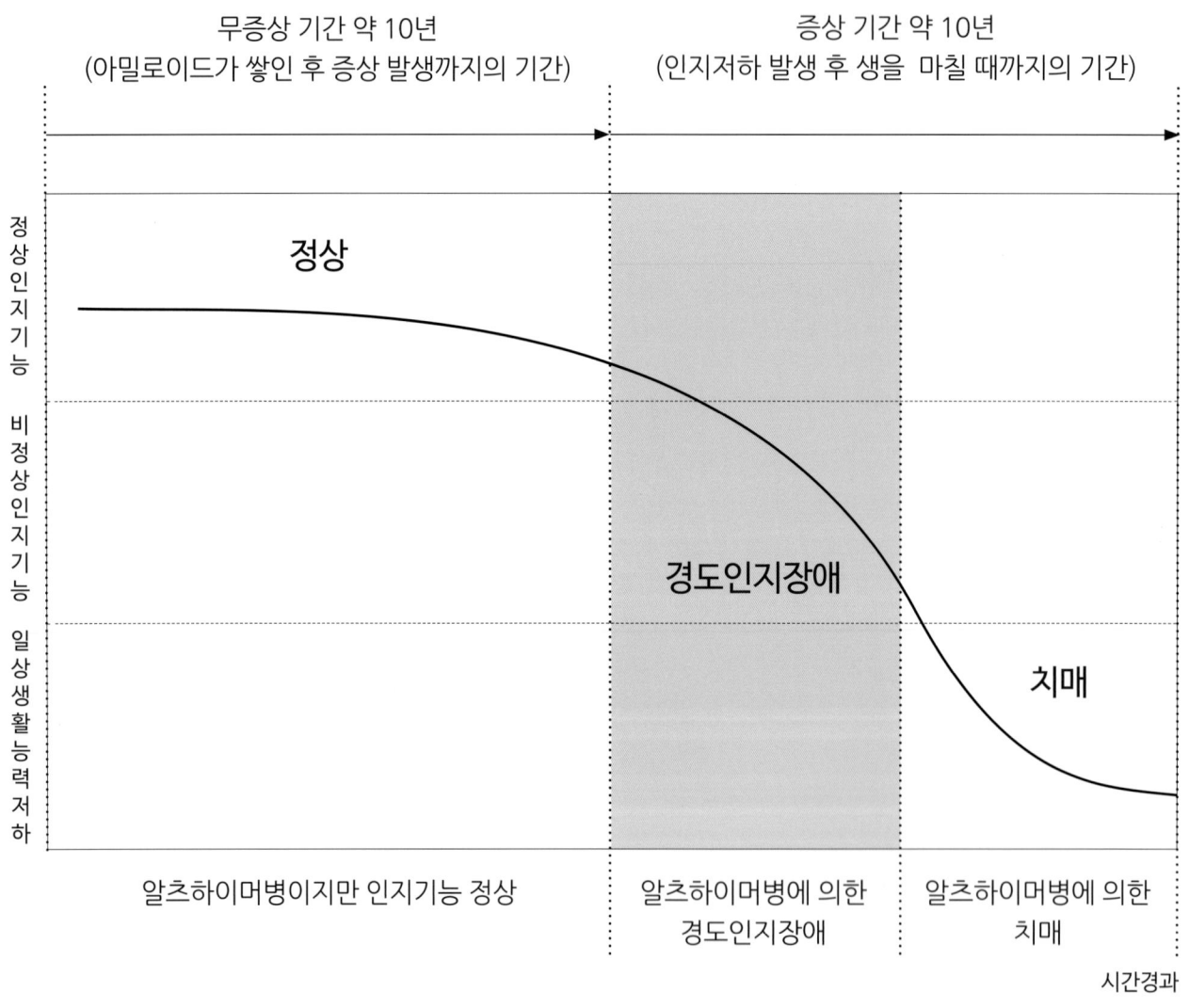

* 아직도 알츠하이머병과 치매의 관계에 대해 헷갈려 하시는 분들은 9쪽을 참고하세요

■ 뇌 속에 아밀로이드가 쌓이는 병을 알츠하이머병이라고 한다.

■ 아밀로이드가 상당히 쌓이더라도 바로 증상이 나타나지 않고 10~15년 뒤에 증상이 나타난다. 다시 말해 인지저하가 나타나서 아밀로이드 PET 뇌촬영을 했더니, 양성이라면 이 정도의 양이 쌓이기까지 적어도 10년은 걸린 것이다. 이렇게 무증상 기간이 길기 때문에 어떤 사람은 아밀로이드가 뇌 속에 상당량 있음에도 불구하고 인지단계가 정상인 사람이 있다. 그러나 그로부터 약 10년 내에 경도인지장애가 발생하고 점차 치매로 발전된다. 여기서 10년 이내로 표현한 이유는, 언제부터 쌓이기 시작했는지 그 시점을 알 수 없기 때문이다.

■ 증상 발생 후 생을 마칠 때까지 걸리는 시간은 개인차가 있다. 짧게는 3년, 길게는 20년 걸리는데, 평균 8~10년 걸린다. 첫 3년(초기)은 기억장애만 보이다가, 그 다음 3년(중기)은 방향감각, 언어장애도 보이고, 판단력 감소와 망상같은 문제 행동이 나타난다. 말기에는 대소변을 못 가리고, 식구들을 못 알아보고, 운동증상이 나타나 동작이 굼떠지고 종종걸음을 보이다가 못 걷게 되고 근육량이 없어지고 병상에 눕게 된다. 삼킴장애를 보이면 거의 끝에 온 것이고 이후에는 폐렴 같은 감염이 반복되면서 생을 마감하게 된다.

■ **아밀로이드 백신 치료는 빠르면 빠를수록 좋다**
1) 인지 단계가 **정상**일 때 뇌 속에 아밀로이드가 침착된 걸 발견하면 이를 제거하는 것이 가장 이상적이다.(148쪽에 소개한 사례 5)
2) 인지단계가 **경도인지장애**일 때 뇌 속에 아밀로이드가 침착된 걸 발견하여 이를 제거하는 경우 치매로 발전하는 것을 최대한 늦출 수 있다.(126쪽의 사례 1, 132쪽의 사례2)
3) 인지 단계가 **치매**인 상태에서 뇌 속에 아밀로이드가 침착된 걸 발견하여 이를 제거하는 경우 개인차가 있다. 치매 악화를 지연시킬 수 있으나 진행이 멈추거나 호전되지 않을 수 있다.(144쪽의 사례 4)

결론적으로 인지기능이 떨어지기 전에 뇌 속의 아밀로이드를 발견하여 제거하는 것이 가장 중요하다.

아밀로이드란 무엇인가?

아밀로이드 베타는 약 40~42개의 아미노산으로 구성된 조그만 단백질이다. 뇌세포에 정상적으로 존재하는 아밀로이드 전구 단백이 분해가 될 때 잘못 분해되면 아밀로이드 베타 부분만 떨어져 나가고 이것은 마치 폐비닐이 분해되지 않는 것처럼 뇌에서 분해가 안되고 독성으로 작용한다.

정상 뇌　　　　　　　　　　　알츠하이머 뇌

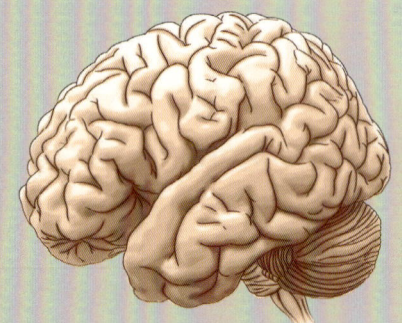
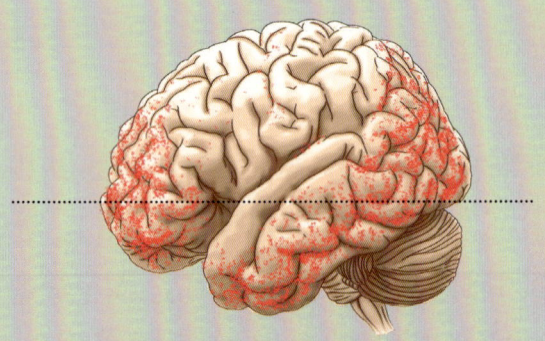

빨갛게 표시된 부분이
아밀로이드가 쌓여 있는 부위다.

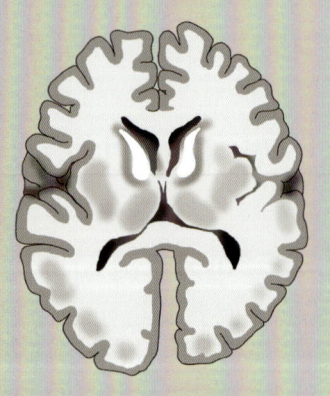
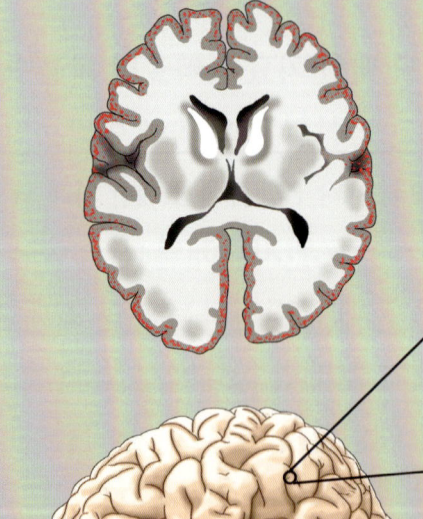

대뇌피질

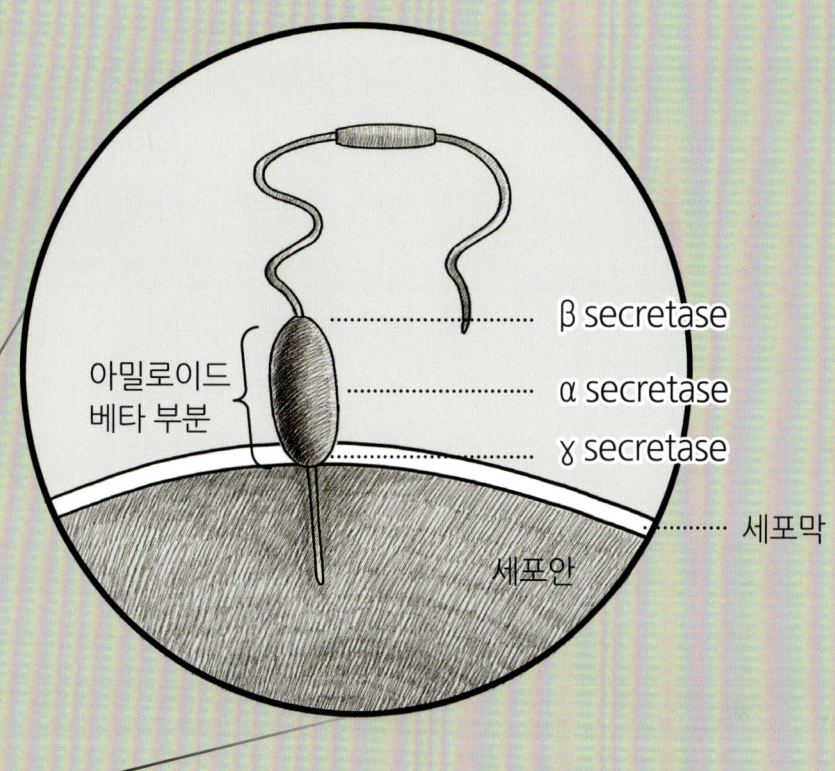

뇌세포의 세포막을 확대한 그림

대뇌피질 속 뇌세포

대뇌피질을 크게 확대해보면 그 안에 뇌세포가 있고, 뇌세포를 둘러싸는 세포막을 크게 확대해보면 아밀로이드 전구단백이라는 단백질이 세포막을 관통하고 있는 것을 볼 수 있음. (다음 장으로 이어짐)

정상인의 뇌 속에서
아밀로이드가 분해되는 과정

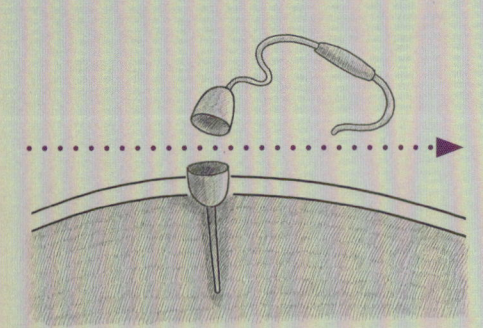

아밀로이드 전구단백은 시냅스 형성과 시냅스의 유연성에 중요한 역할을 하는 정상적인 단백질이고 그림에서 보는 것처럼 세포막 안팎을 관통한다. 이 단백질은 생성되고 분해되고 흡수되는 일련의 순환 과정을 거치는데, 분해될 때, 가운데(α secretase 부분)가 잘려지면 완전히 흡수되면서 재활용(리사이클)이 일어난다.

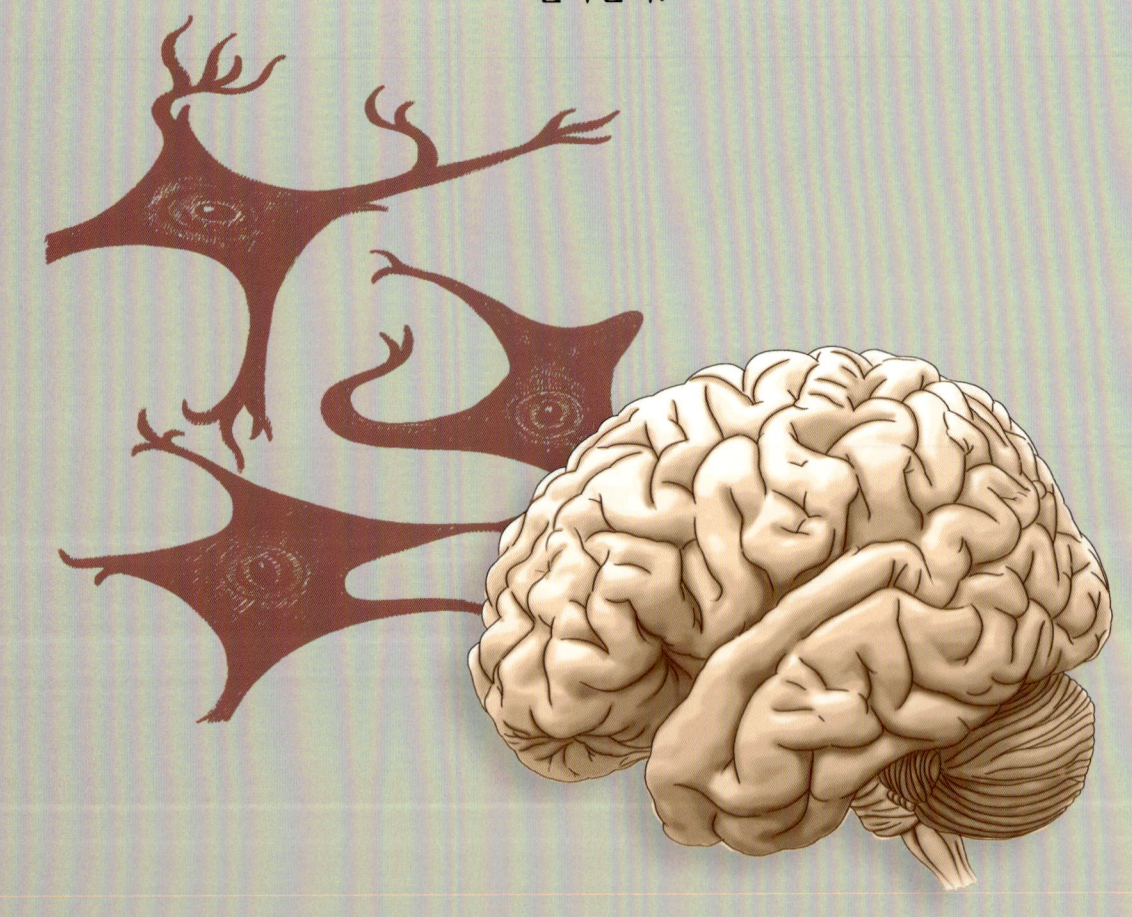

알츠하이머병이 있는 사람의 뇌 속에서
아밀로이드가 쌓여가는 과정

그러나 분해될 때 양쪽 끝(β와 γ secretase 부분)이 분해가 되면 아밀로이드 베타 부분만 떨어져 나오면서, 뇌 속에서 분해가 되지 않고 독성으로 작용하는 찌꺼기 단백질이 된다. 이와 같이 잘못 잘리는 이유는 유전적 요인도 있고, 후천적인 요인도 있다.

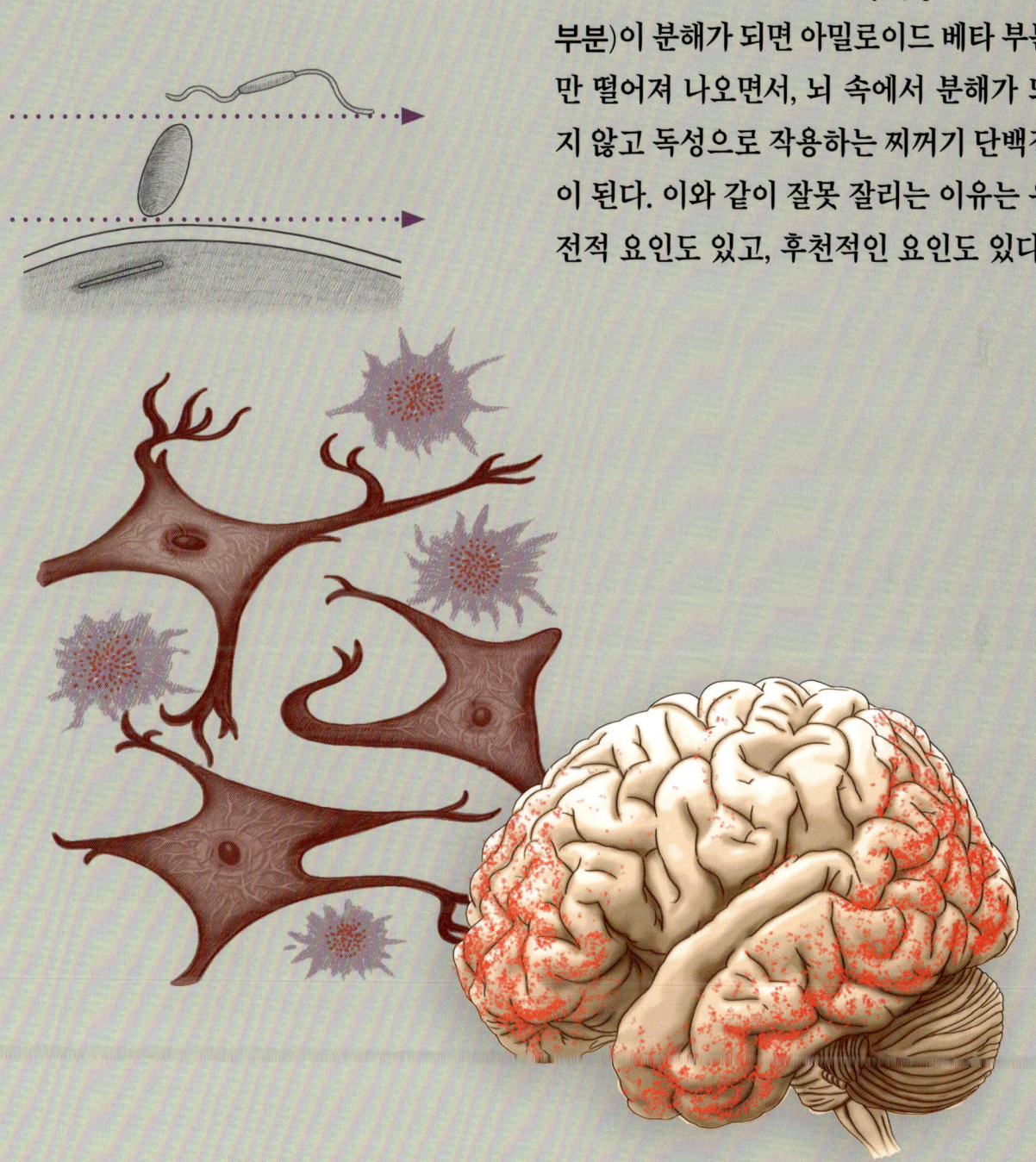

정상 뇌세포와 이들의 기능

뇌세포에는 크게 4가지가 있다.
1) 뉴런 2) 핍지 교세포(희소돌기 아교세포) 3) 별세포 4) 마이크로글리아(microglia)

① 뉴런

뉴런은 주인공 세포로서 수상돌기로 정보를 받아서 축삭을 거쳐 축삭의 말단 쪽으로 정보를 전달하는 역할을 한다.

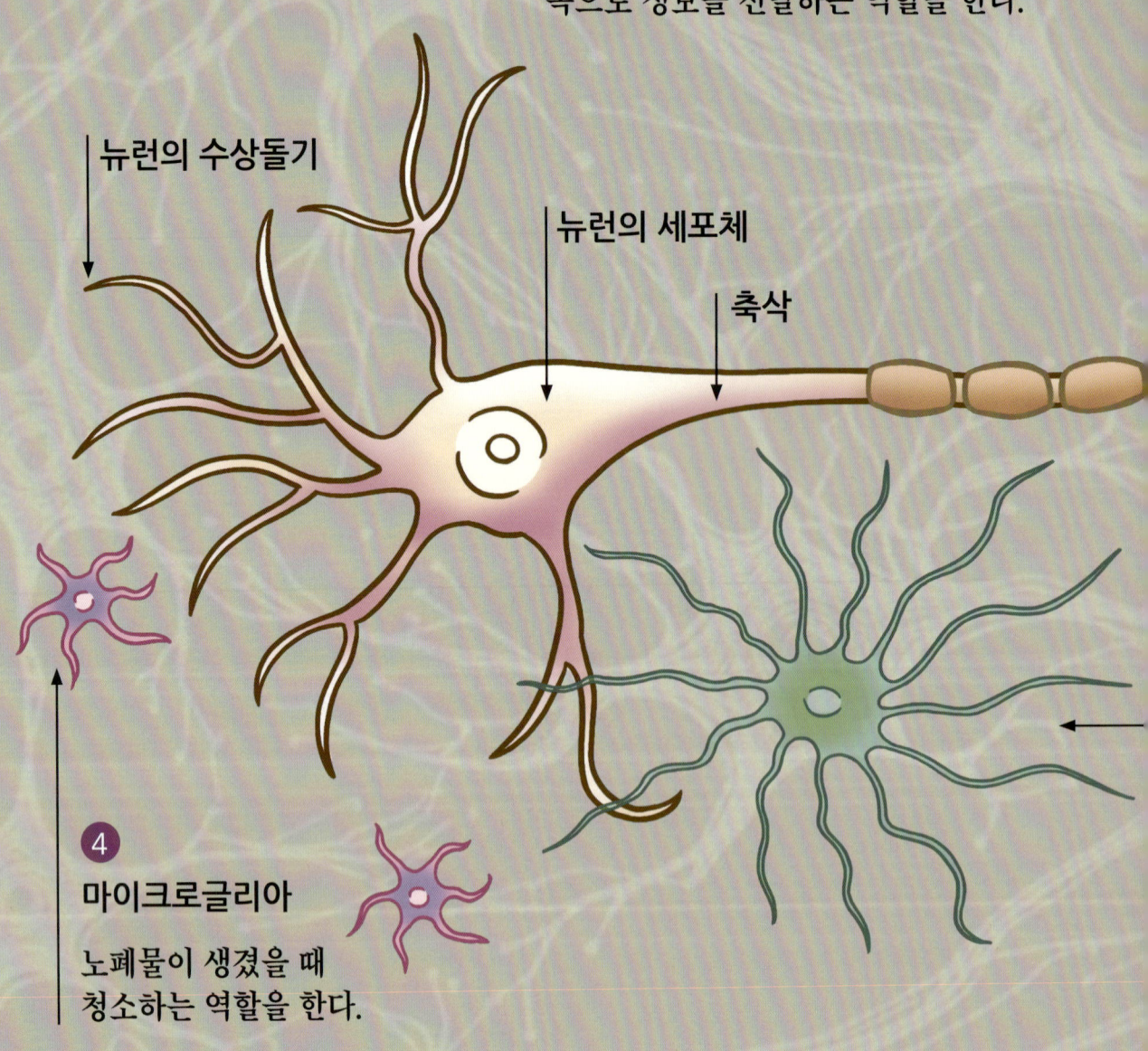

뉴런의 수상돌기

뉴런의 세포체

축삭

④ 마이크로글리아

노폐물이 생겼을 때 청소하는 역할을 한다.

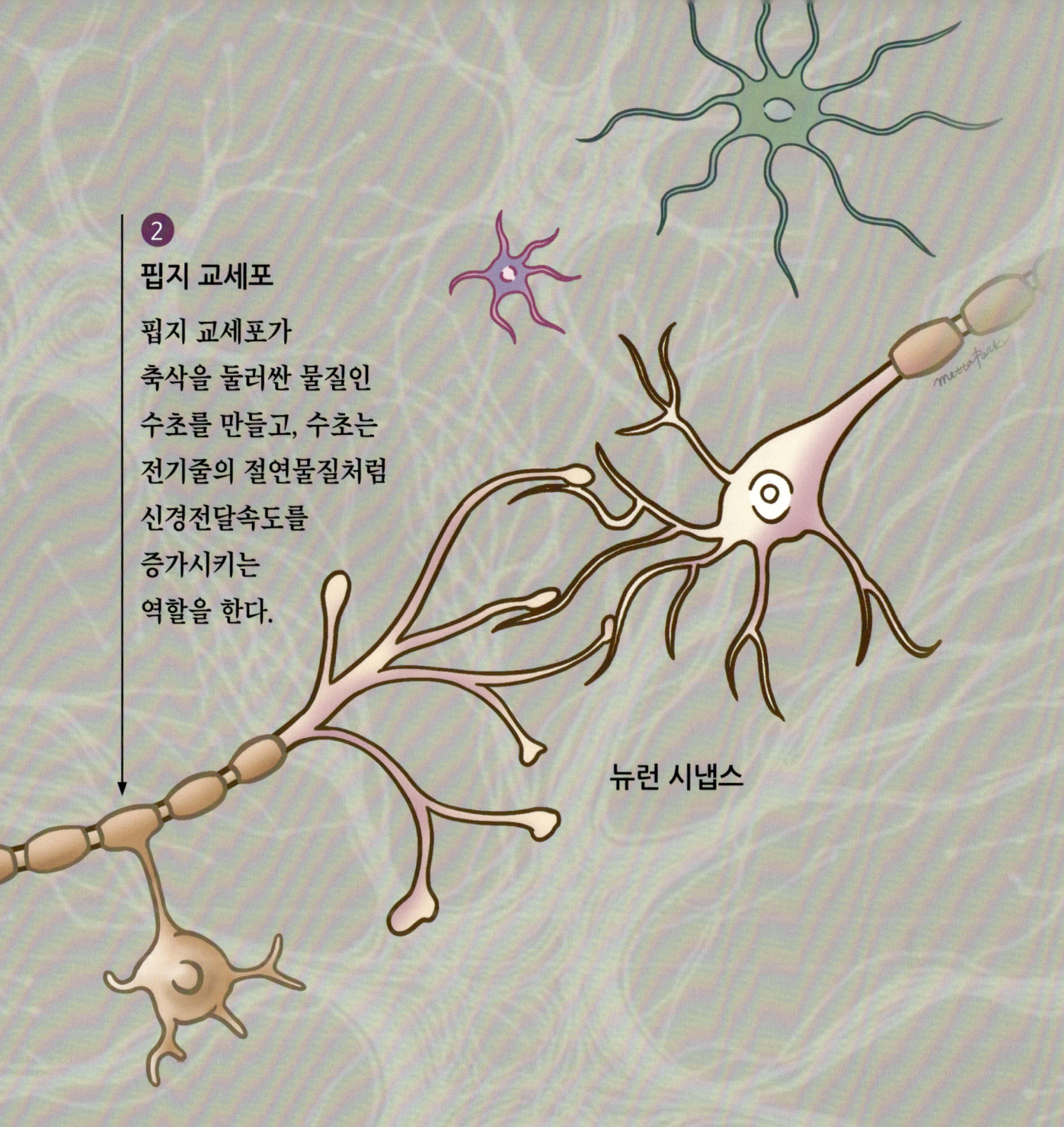

❷ 핍지 교세포

핍지 교세포가 축삭을 둘러싼 물질인 수초를 만들고, 수초는 전기줄의 절연물질처럼 신경전달속도를 증가시키는 역할을 한다.

뉴런 시냅스

❸ 별세포

신경전달물질 조절, 혈뇌장벽 유지 보수, 노폐물 제거 등 다양한 역할을 한다.

아밀로이드가 뇌세포를 손상시키는 기전 4가지

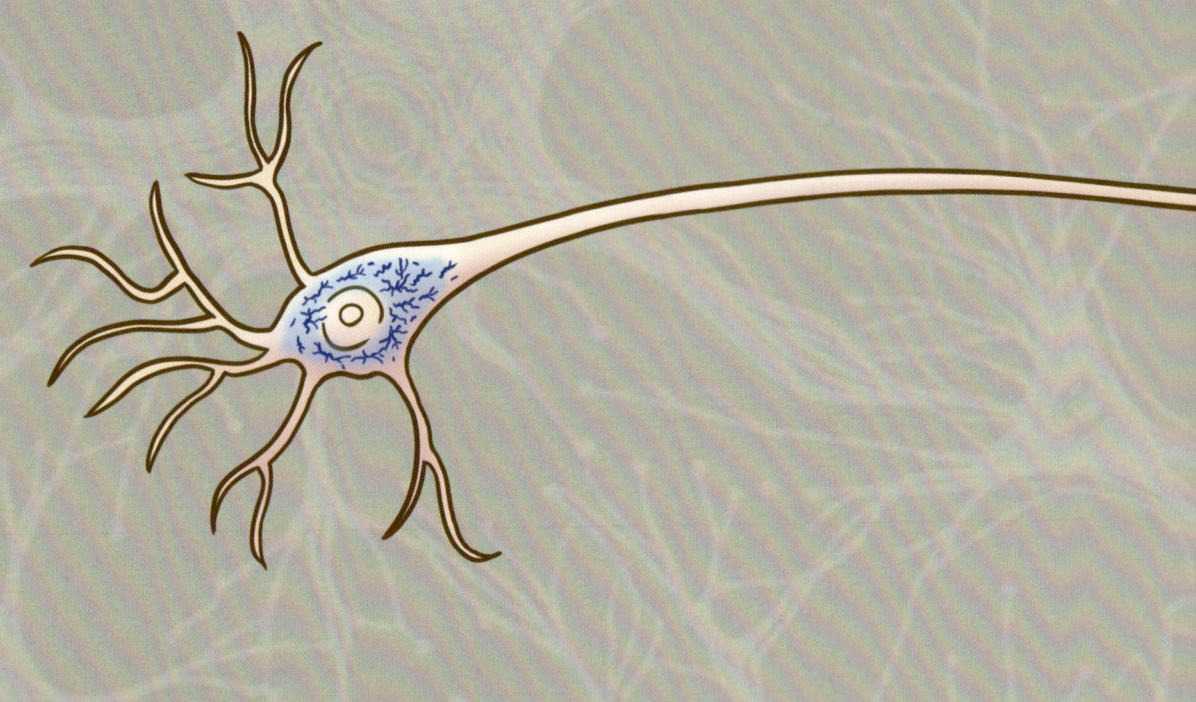

1. 아밀로이드는 조그만 단백질 조각으로, 서로 달라 붙는 끈적끈적한 성질을 가진다. 이것들이 시냅스에 달라 붙으면서 시냅스의 기능을 마비시킨다.

2. 아밀로이드가 생긴 후 시간이 경과하면 정상 타우 단백질이 변질되면서 타우끼리 뭉치는 타우섬유뭉치를 만들어 내고 동시에 뇌세포 안에서 이동 통로로 작용하는 미세소관(마이크로튜블)을 붕괴시킨다.

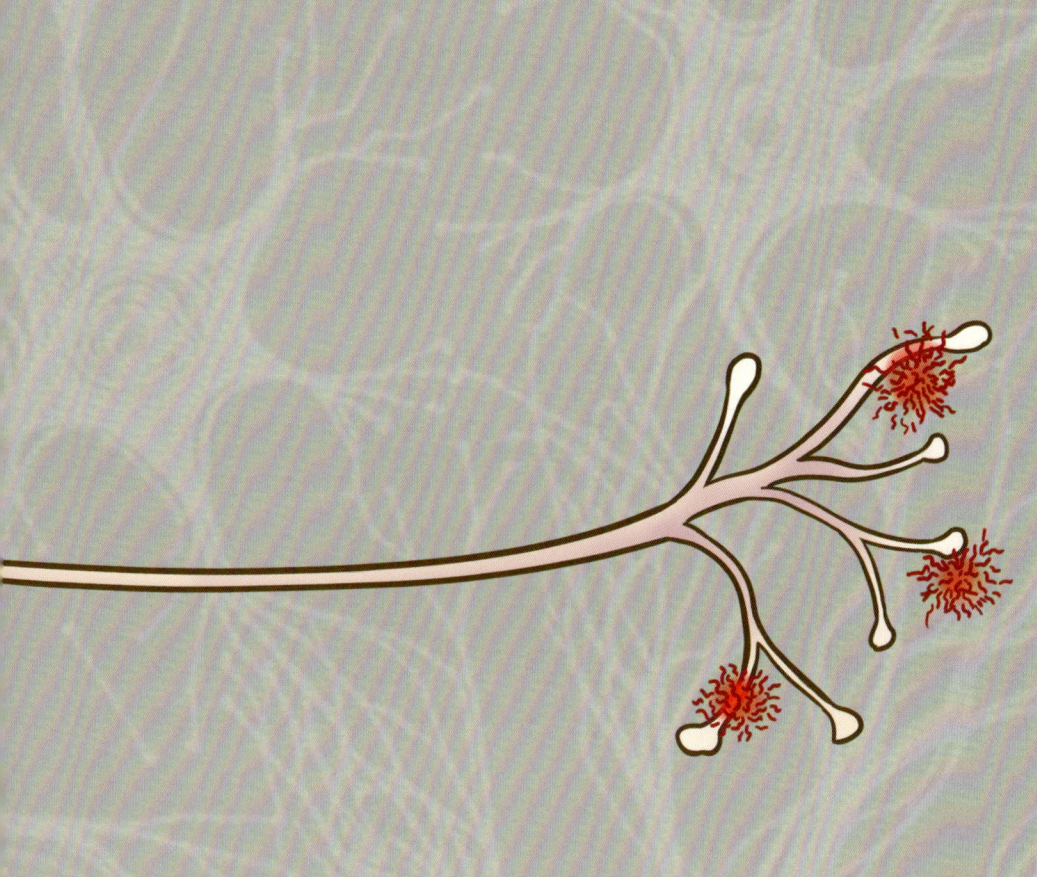

3 뇌세포 안에서 미토콘드리아의 이동을 마비시킨다.

4 아밀로이드는 일종의 이물질이고 독성물질이기 때문에 우리 몸에서 이것을 제거하기 위해 엄청난 노력을 한다. 즉 별세포와 마이크로글리아(microglia)가 활성화되면서 아밀로이드와 치열한 전쟁이 벌어진다. 그 결과로 뇌전체가 염증상태로 빠지게된다. 또한 별세포와 마이크로글리아가 아밀로이드를 없애려고 일종의 폭탄을 만드는데 이 폭탄이 많이 만들어지면서 정상 뇌세포를 공격하게 된다. 이는 마치 적군을 없애려고 폭탄을 던졌는데 아군도 다치는 것과 비슷하다.

아밀로이드가 뇌세포를 손상시키는 기전 (1)
시냅스 기능 마비

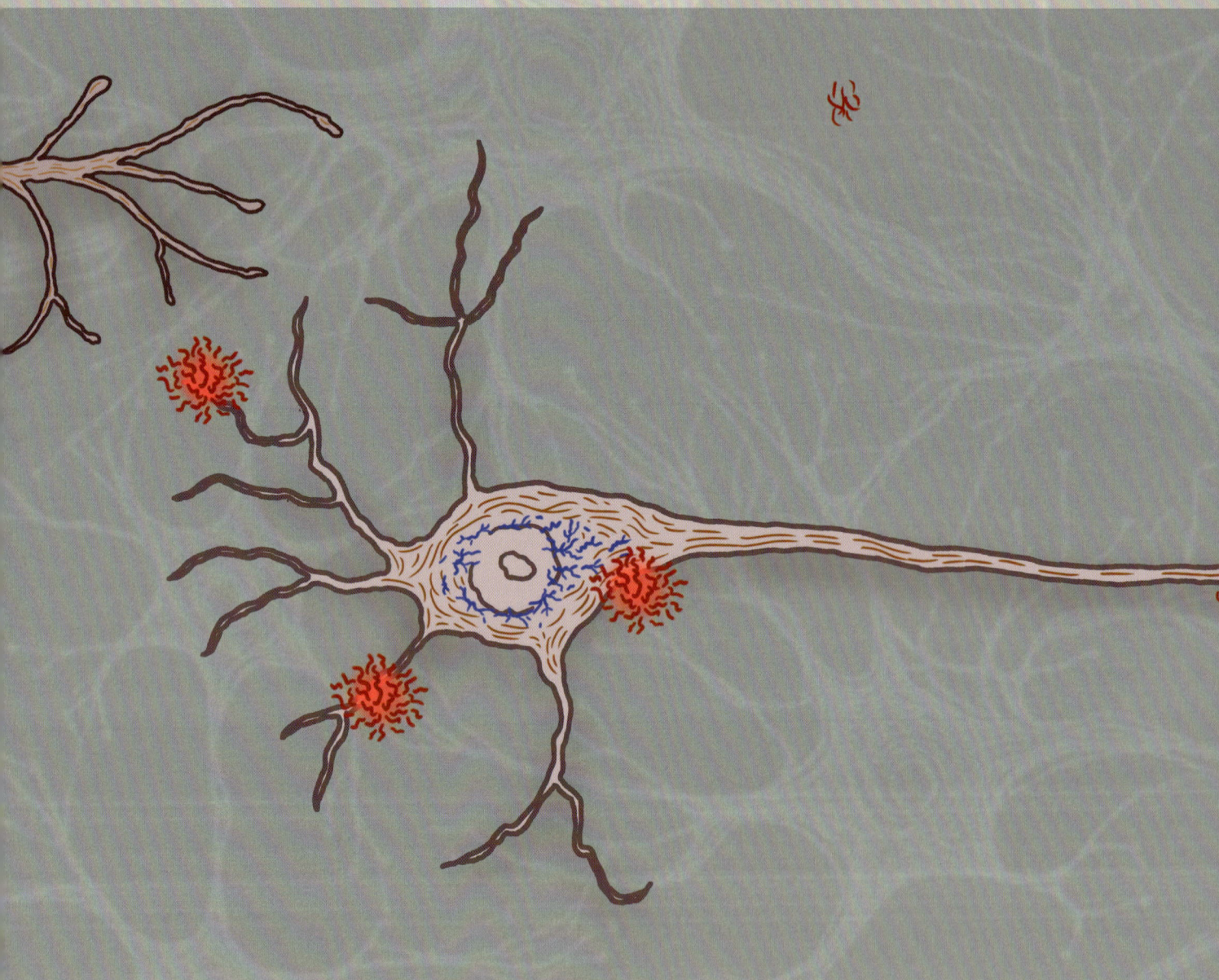

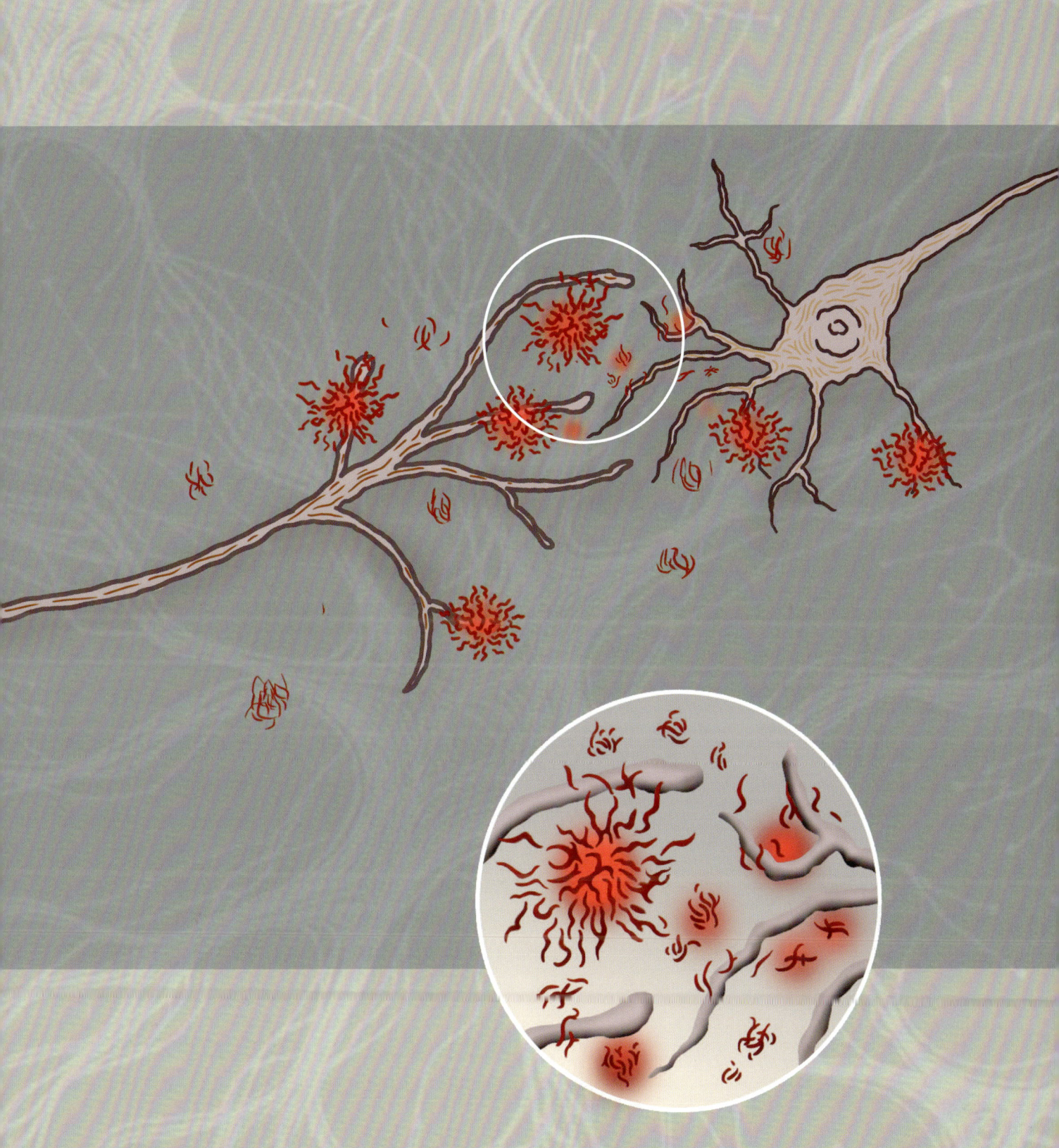

아밀로이드가 뇌세포를 손상시키는 기전 (2)
물질 이동 통로인 미세소관을 붕괴

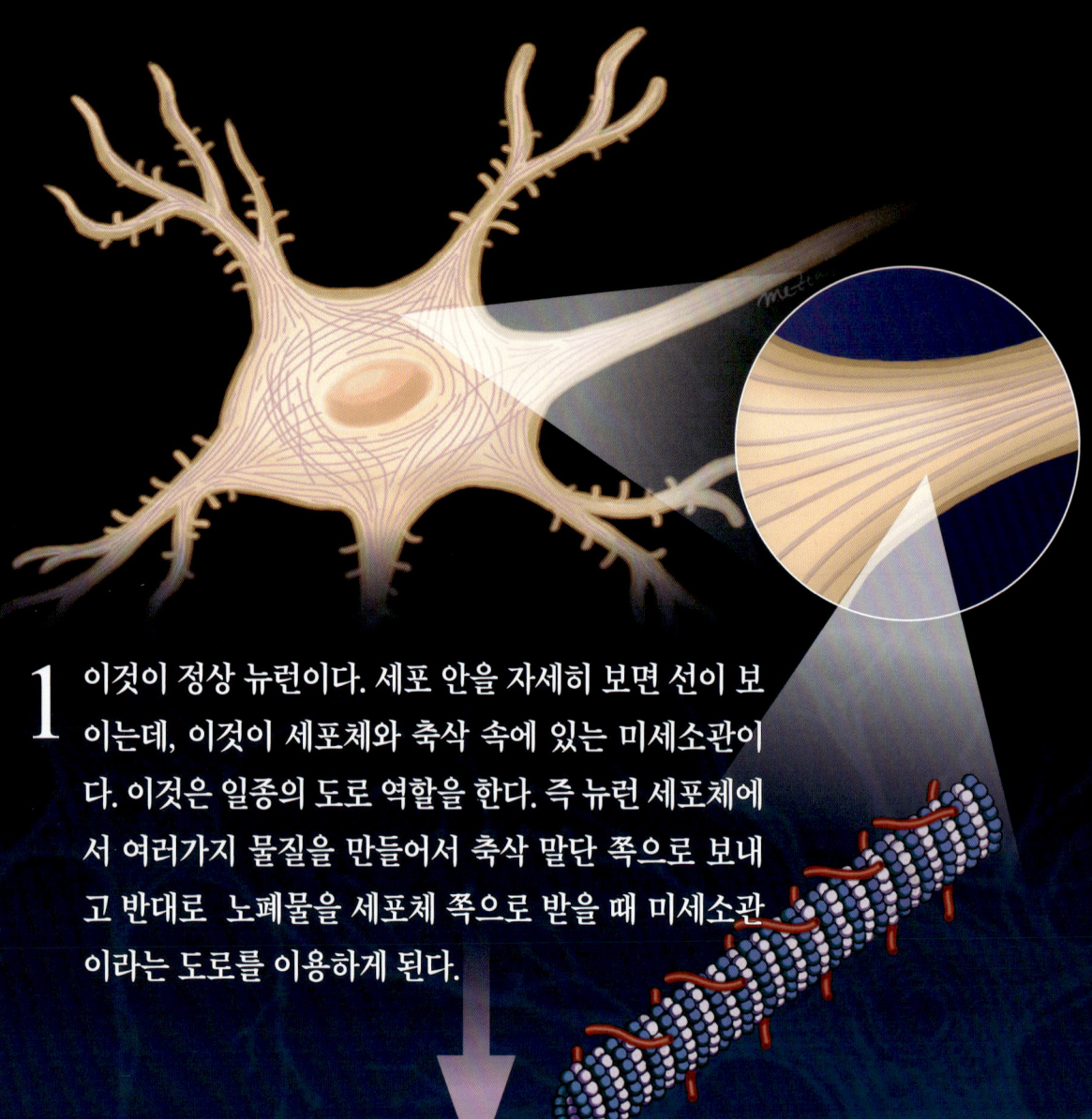

1. 이것이 정상 뉴런이다. 세포 안을 자세히 보면 선이 보이는데, 이것이 세포체와 축삭 속에 있는 미세소관이다. 이것은 일종의 도로 역할을 한다. 즉 뉴런 세포체에서 여러가지 물질을 만들어서 축삭 말단 쪽으로 보내고 반대로 노폐물을 세포체 쪽으로 받을 때 미세소관이라는 도로를 이용하게 된다.

2. 이 그림은 미세소관을 아주 크게 확대한 것이다. 미세소관은 원통형으로 되어 있는 단백질 같은 것인데, 자세히 보면 빨간색으로 표시된 실 같은 것이 원통을 잡아 붙들고 있는 것을 볼 수 있다. 이것이 타우 단백질이다. 따라서, 타우는 미세소관을 유지하는 데 중요한 역할을 한다. 미세소관을 다리로 비유를 한다면 타우는 그 다리를 유지해 주는 철근이라고나 할까.

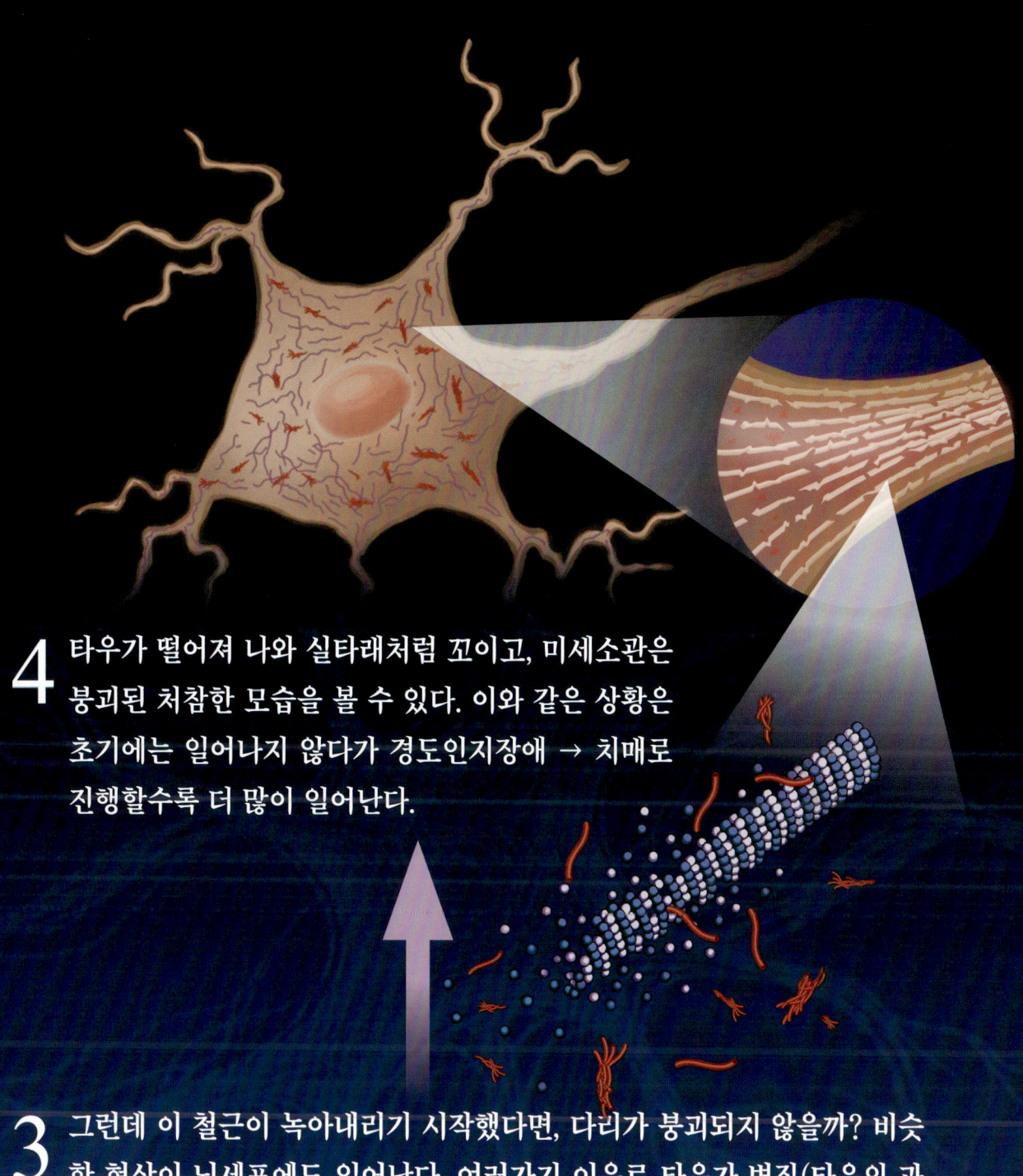

4 타우가 떨어져 나와 실타래처럼 꼬이고, 미세소관은 붕괴된 처참한 모습을 볼 수 있다. 이와 같은 상황은 초기에는 일어나지 않다가 경도인지장애 → 치매로 진행할수록 더 많이 일어난다.

3 그런데 이 철근이 녹아내리기 시작했다면, 다리가 붕괴되지 않을까? 비슷한 현상이 뇌세포에도 일어난다. 여러가지 이유로 타우가 변질(타우의 과인산화)되고 변질된 타우들은 떨어져 나와서 새끼줄처럼 꼬이게 된다. 원통으로부터 새끼줄이 분리가 되므로 원통은 붕괴되고 더 이상 물질이동 역할을 못하게 된다.

아밀로이드가 뇌세포를 손상시키는 기전 (3)
미토콘드리아 이동 마비

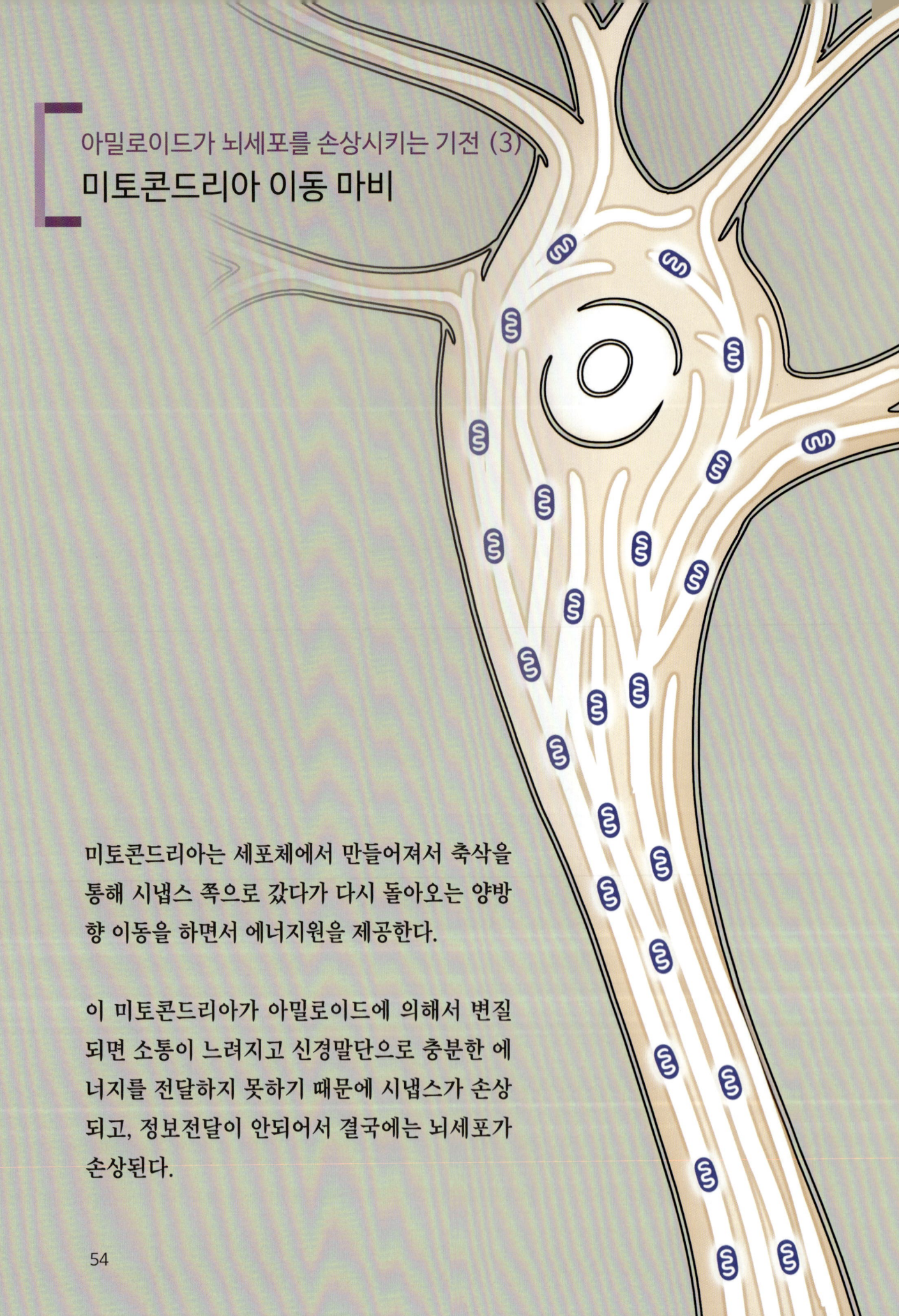

미토콘드리아는 세포체에서 만들어져서 축삭을 통해 시냅스 쪽으로 갔다가 다시 돌아오는 양방향 이동을 하면서 에너지원을 제공한다.

이 미토콘드리아가 아밀로이드에 의해서 변질되면 소통이 느려지고 신경말단으로 충분한 에너지를 전달하지 못하기 때문에 시냅스가 손상되고, 정보전달이 안되어서 결국에는 뇌세포가 손상된다.

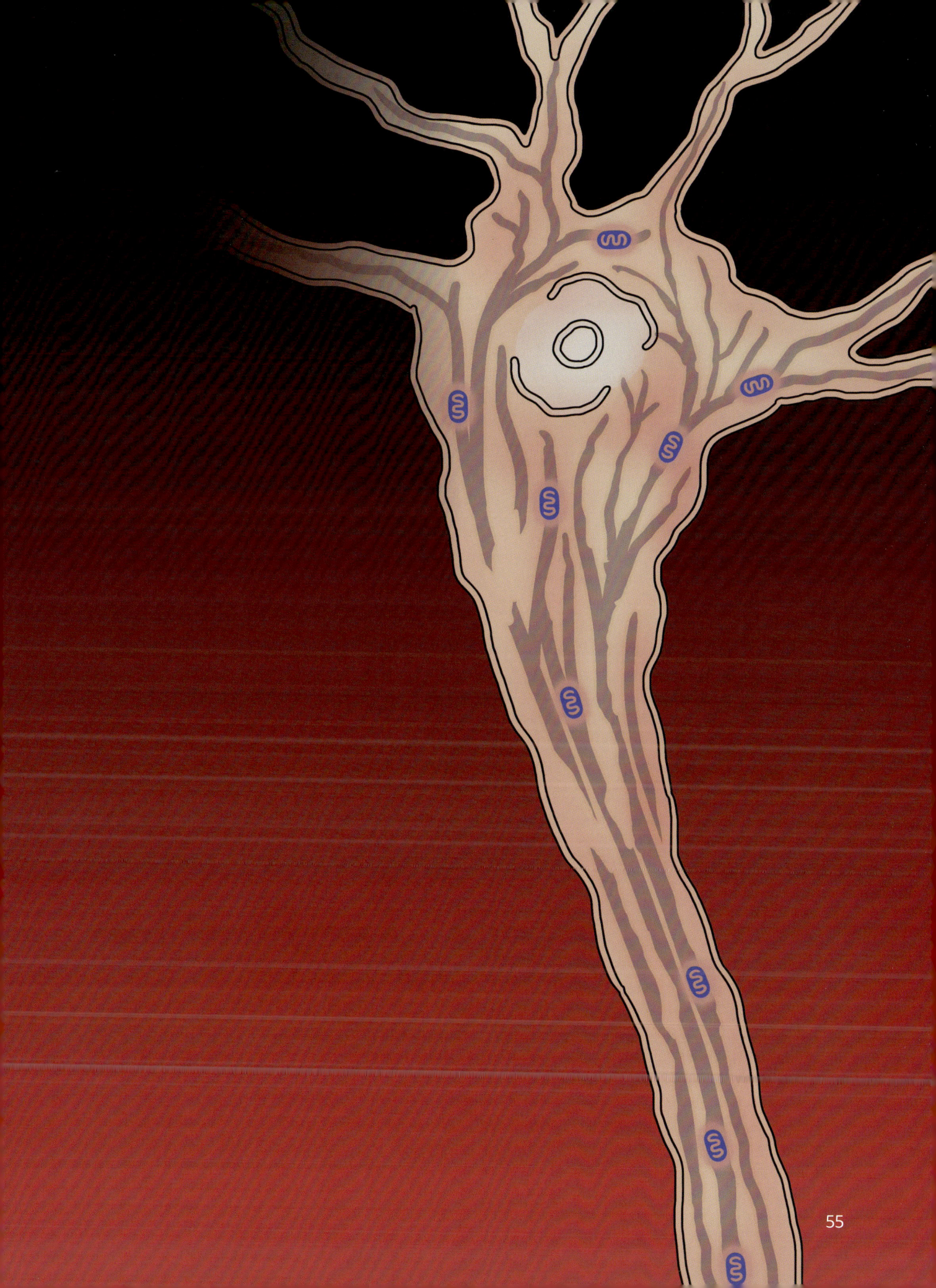

아밀로이드가 뇌세포를 손상시키는 기전 (4)
별세포와 마이크로글리아가 아밀로이드와 전쟁을 하면서 뇌 전체가 염증화

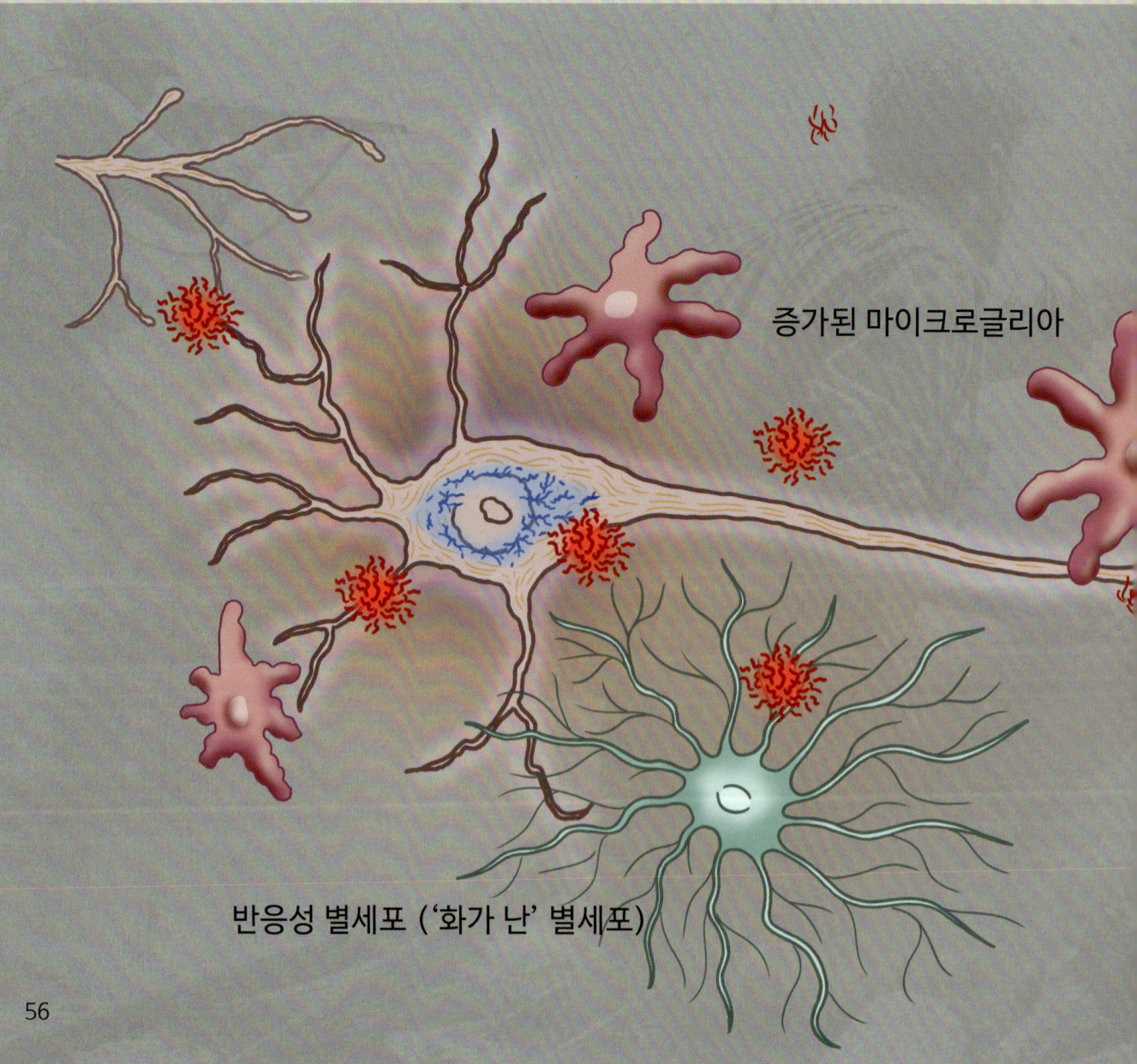

증가된 마이크로글리아

반응성 별세포 ('화가 난' 별세포)

전쟁에서 적군이 쳐들어와서 지휘부를 습격하면 현역과 예비군이 동원되면서 총을 쏘고 폭탄을 던지는 등 치열한 전쟁이 일어난다.

이 과정에서 적군도 죽지만 아군이 쏜 폭탄에 의해 아군도 죽고 아군의 동네에 화재가 난다. 이와 유사한 일이 알츠하이머 환자 뇌 속에서 일어나는데, 적군 = 아밀로이드 / 지휘부 = 뉴런 / 현역과 예비군 = 별세포와 마이크로글리아 / 폭탄 = 사이토 카인, 케모카인 같은 물질이다.

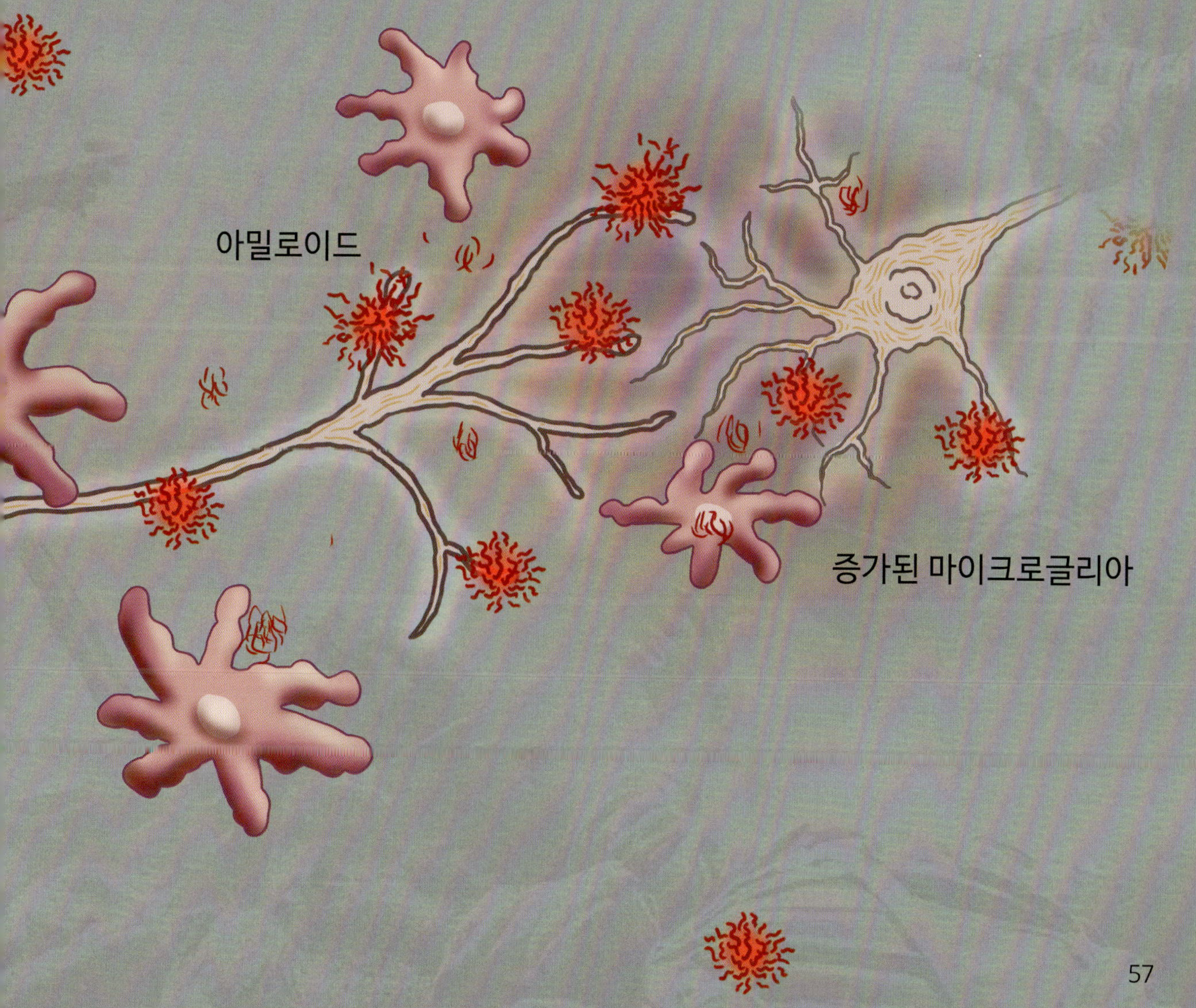

아밀로이드

증가된 마이크로글리아

아밀로이드가 뇌세포를 손상시키는 기전 4가지 (50~57쪽 정리)

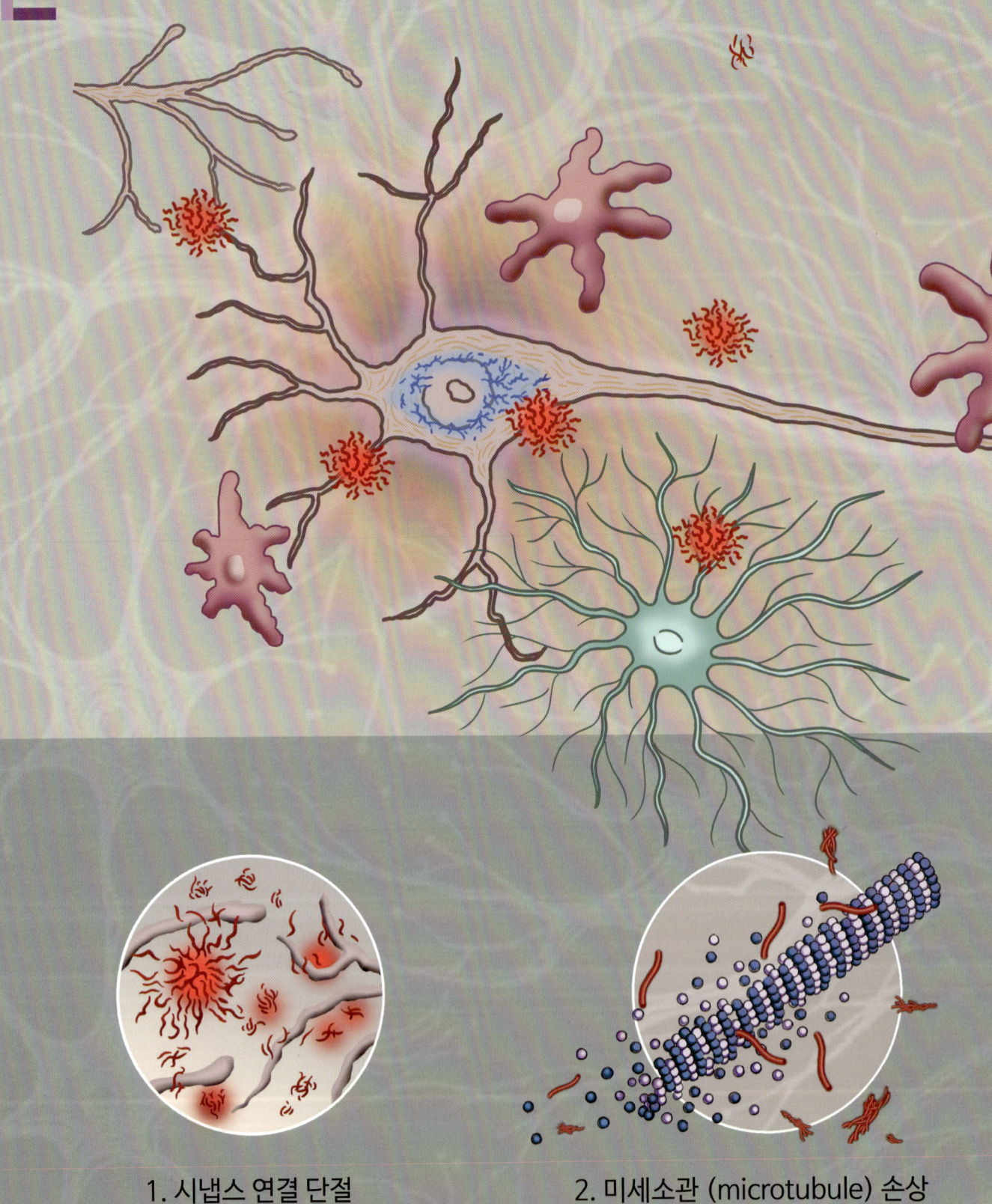

1. 시냅스 연결 단절
2. 미세소관 (microtubule) 손상

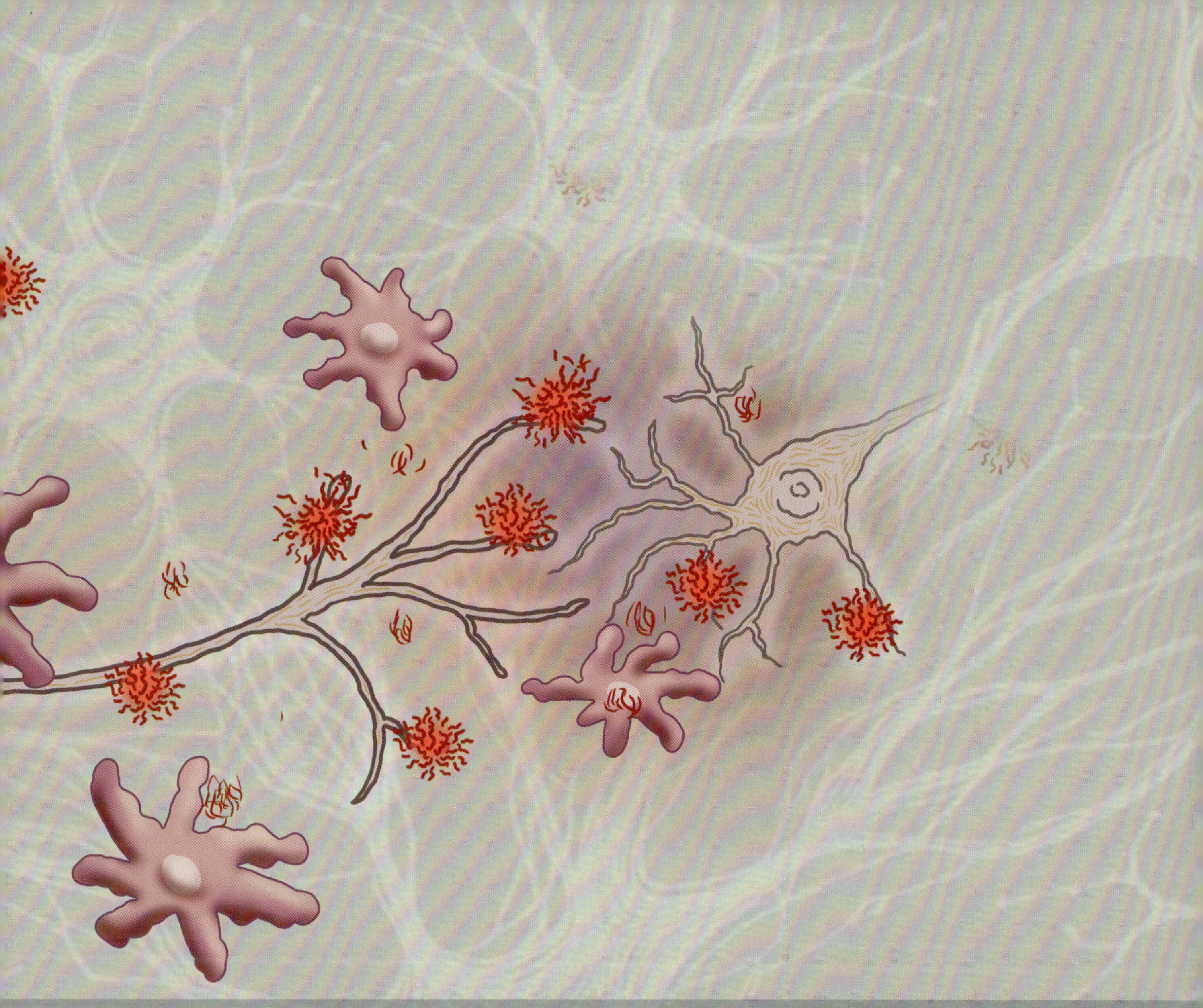

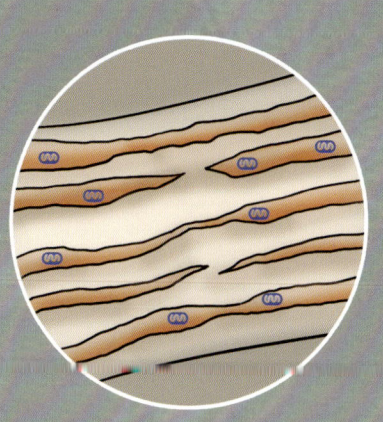
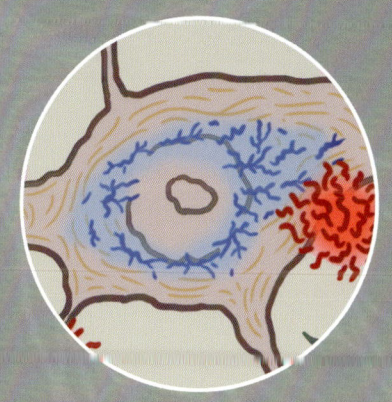

3. 미토콘드리아 이동 저하   4. 염증 과다

아밀로이드와 타우가 쌓이면서 나타나는
인지기능 저하

아밀로이드는 알츠하이머병의 주범이지만 상당량 쌓일 때까지 별 증상이 없다. 마치 우리가 지구를 못 살게 굴어도 잘 버티다가 마지막에 무너지는 것처럼 우리 몸에서 보상을 잘하다가 아밀로이드가 더 많아지고 타우가 만들어지면서 인지저하가 가속화된다.

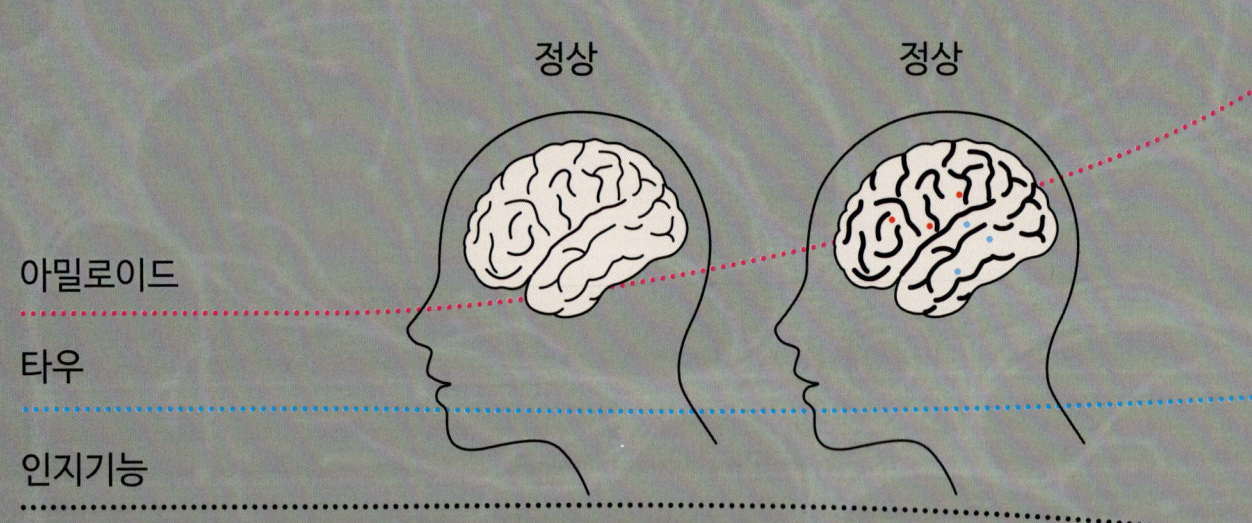

그러기 때문에 뇌 속에 아밀로이드가 양성이더라도 인지단계가 정상인 사람도 있고, 경도인지장애인 사람도 있고, 치매인 사람도 있다. 아밀로이드가 양성인 사람들 중에서 경도인지장애와 치매 환자의 뇌 속에 있는 아밀로이드 양을 재보면 별 차이가 없다. 다시 말해, 경도인지장애 상태에서도 이미 아밀로이드는 꼭대기까지 포화되어 있다는 말이다.

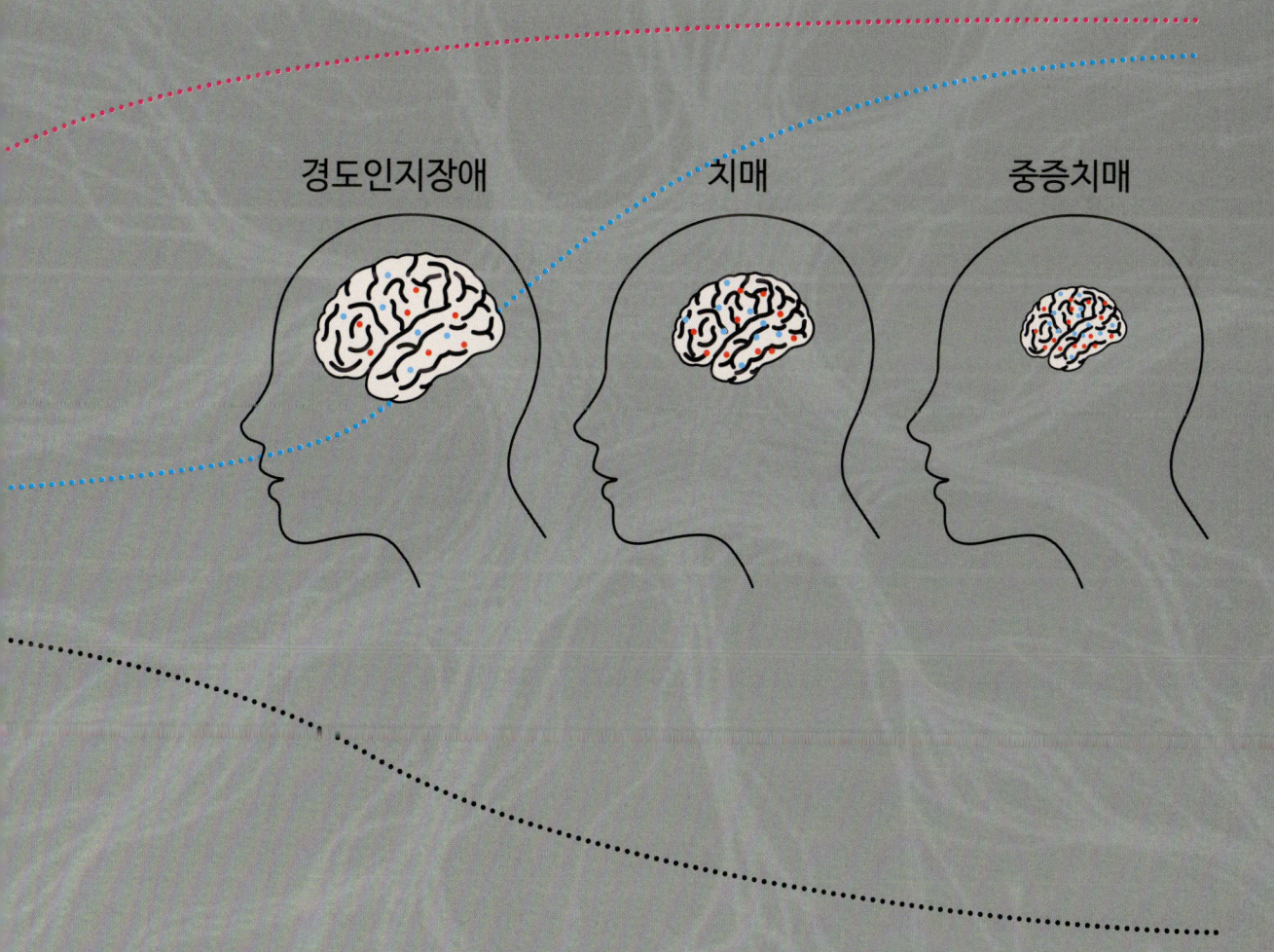

제4부
치매예방 검사

치매예방검사에는 4가지가 있다.

1. 인지기능검사
2. 혈액검사 (유전자 검사 포함)
3. 뇌 MRI, MRA
4. 아밀로이드 PET 뇌촬영

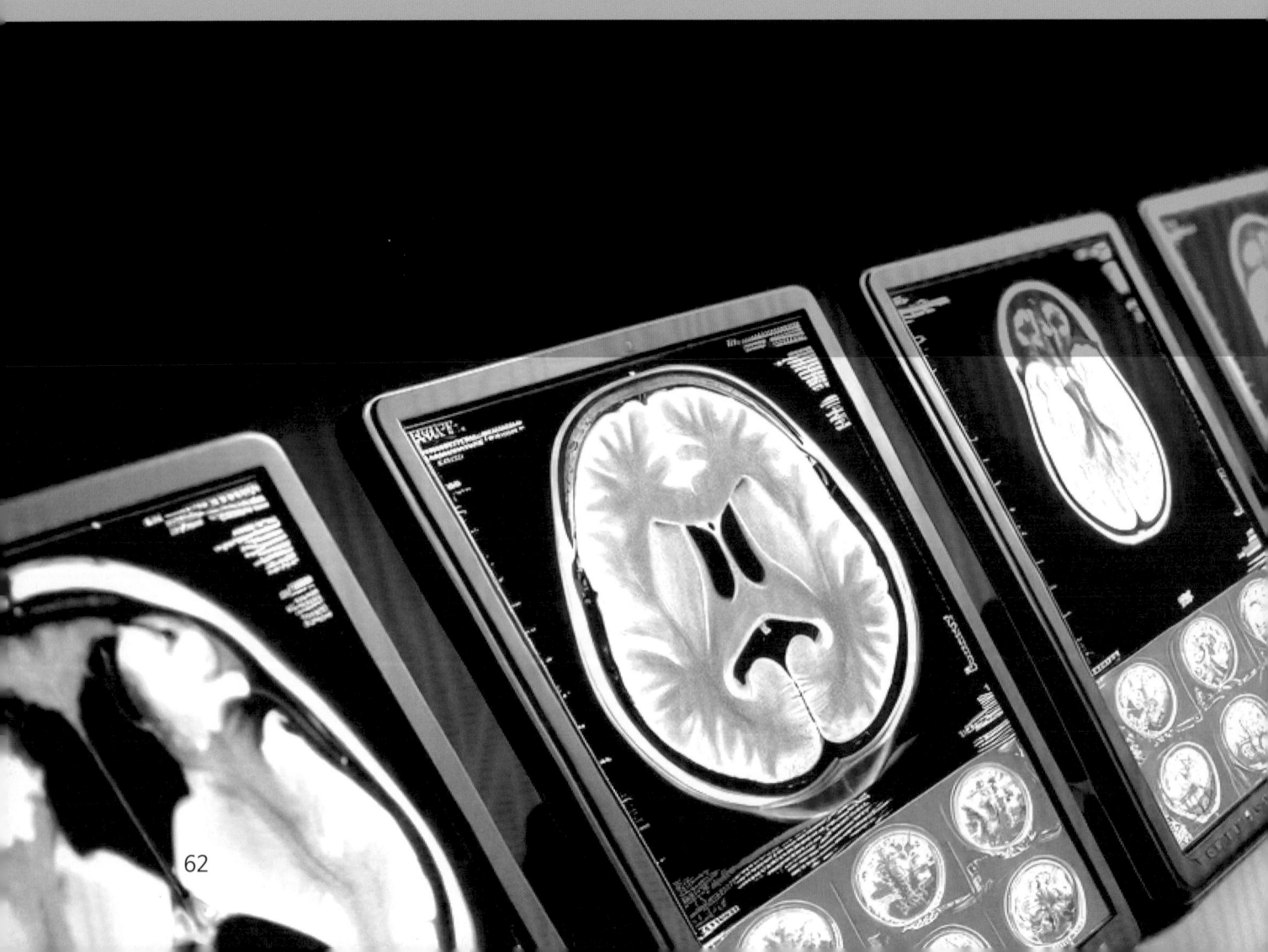

"나는 현재 기능이 정상이기 때문에 검사할 필요가 없다."
라고 생각하는 것은 크나큰 오산이다. 오히려 인지기능이
정상일 때 검사해야 한다.

이미 인지기능이 떨어진 다음 검사하면 치료가 된다 하더
라도 인지장애 특히, 기억장애가 남아 있는 상태로 지내야
한다.

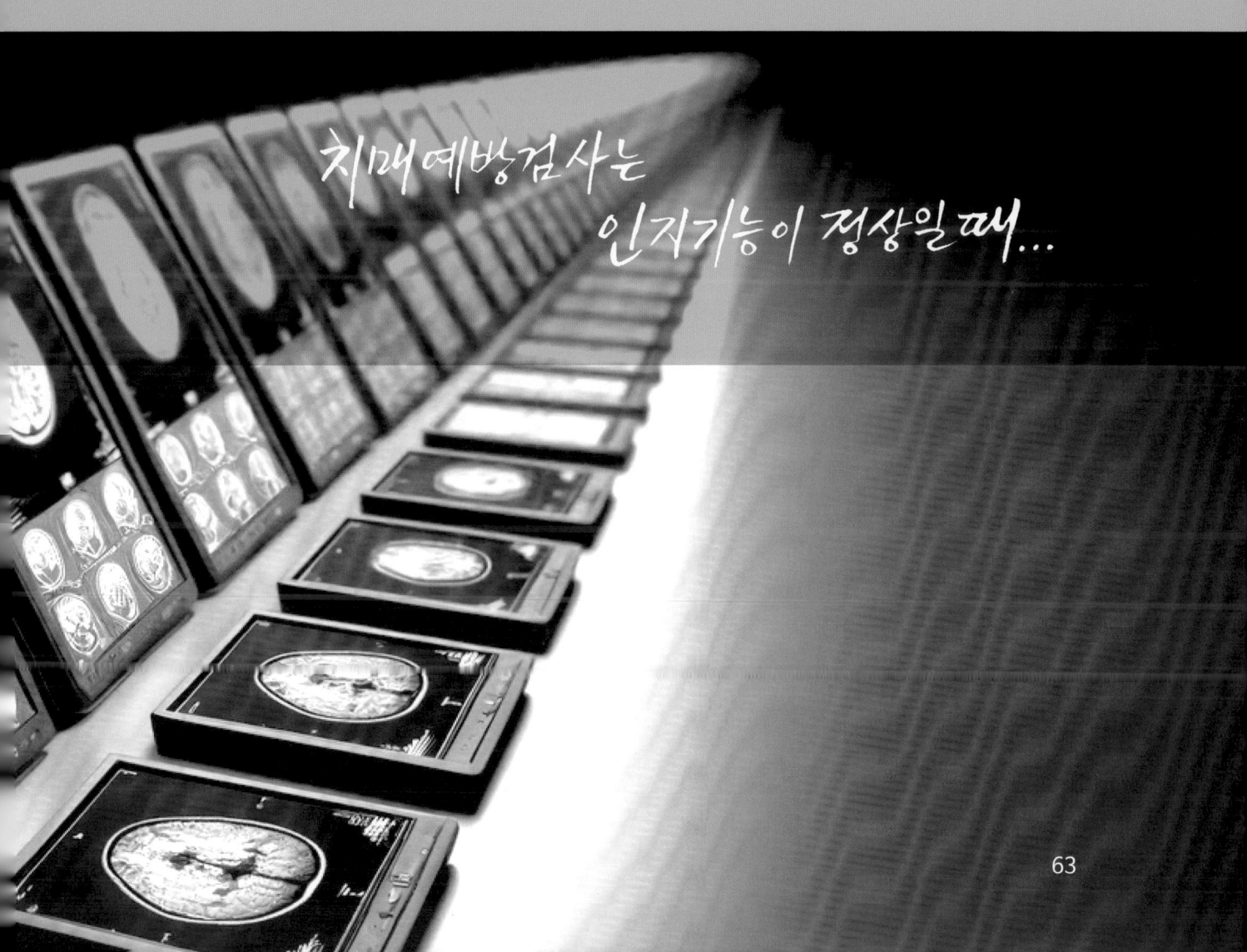

치매예방검사는 인지기능이 정상일때...

치매예방검사에는 크게 4가지가 있다

1. 인지기능검사
1) 선별 인지기능검사 : MMSE라는 간단한 인지기능검사가 있다 .이는 5-10분 걸린다. 정상인들은 30점 근처이고 경도인지장애는 26점 근처이지만, 학력과 나이에 따라 정상치가 모두 다르다. 치매로 판단이 된 경우 20점 이상이면 아직 초기, 20-10점 사이면 중기, 10점 이하면 말기에 해당된다고 가늠해볼 수 있으나, 이것도 역시 학력, 나이에 따라 달라진다.

30	20	10	0
초기	중기	말기	

2) 정밀 인지기능검사 : 서울신경심리검사(Seoul Neuropsychological Screening Battery, SNSB)와 CERAD-K 같은 검사들이 있다. 이와 같은 정밀인지검사는 주의력, 언어능력, 시공간능력, 기억력, 전두엽 기능에 대한 소검사들로 이루어져 있고, 인지저하 여부와 일상생활능력 척도에 따라 인지 3단계 즉, 정상-경도인지장애-치매 중 어디에 해당되는지를 알려주고, 치매라면 초기-중기-말기인지를 알려준다.

2. 혈액 검사
1) 치매 위험 유전자 : e22, e23, e33, e24, e34, e44, 이와 같이 5개 중의 하나로 결정되고, 저위험군(e22, e23, e33), 중위험군(e24, e34), 고위험군(e44)으로 분류할 수 있다. (69쪽에 상세 설명).
2) 다른 혈액검사: 빈혈검사, 혈당, 고지혈증, 간/콩팥기능, 갑상선기능, 비타민검사, 매독반응검사 등을 통해 인지저하를 일으키는 다른 원인질환을 찾는다.

3. 뇌 MRI와 MRA (66, 67쪽에 상세 설명)
뇌 MRI는 뇌를, 뇌 MRA는 뇌혈관을 촬영한다. 이를 통해 큰 혈관 막힘, 작은 혈관 막힘, 뇌위축, 뇌동맥류, 뇌종양, 뇌출혈 등을 알 수 있다. 소음이 나는 자기장통 속에서 약 30분정도 움직이지 말아야 한다. 폐소공포증이 있는 사람은 수면 MRI를 할 수 밖에 없으나, 촬영 30분 전 항불안제를 복용하면 성공하는 사람들도 있다. 방사선 위험이 전혀 없으나 몸에 금속이 있거나, 심박동기, 인공와우, 뇌심부자극술을 받은 사람은 금기다.

4. 아밀로이드 PET-CT검사 (72쪽에 상세 설명)
뇌 속의 아밀로이드와 결합하는 물질에 추적자를 붙여서 정맥 주사한 후 촬영한다. 금식 등 특별한 준비가 필요치 않다. 촬영시간 자체는 30분 이내인데 정맥 주사를 맞고 약 1시간 정도 기다려서 촬영한다. MRI와 달리 촬영기계의 통이 넓직하고 소음이 나지 않는다. 방사선 노출이 있으나 소량의 동위원소를 사용하므로 염려하지 않아도 된다. 다만 자주 촬영하면 안된다. 예를 들어 백신 치료를 받는 경우, 치료 전후에 한 번씩, 즉 1~2년 간격을 두고 촬영하게 된다. 아밀로이드가 음성으로 나오는 사람은 보통 5년마다 반복 촬영하게 된다.

디지털 인지기능검사-서울 CST소개

현재 국내에서 널리 사용되고 있는 서울신경심리검사(Seoul Neuropsychological Scree-ning Battery, SNSB)와 CERAD-K는 우수한 검사다. 정밀한 검사로서 많은 정보가 제공된다. 다만, 단점이 있다면 시간이 너무 많이 걸리기 때문에 환자와 검사자가 지치고 검사 종료 후 리포트를 작성하는 데 시간이 많이 걸린다. 이런 점을 보완하기 위해 저자는 서울 CST(Cognitive Status Test)라고 부르는 비교적 짧으면서도 많은 정보를 제공하는 컴퓨터(갤럭시 탭) 기반 검사를 제작하였다.

서울 CST(또는 SCST)는 다음과 같은 특징이 있다.

1. 검사시간이 30분 정도로, 기존의 정밀인지기능검사 시간보다 짧다.
2. 디지털 검사이므로 검사가 끝나자마자 자동채점이 된다. 또한, 검사 도중 반응시간 등이 자동기록된다.
3. 총점이 100점 만점이기 때문에 직관적이다. 인지기능이 정상인 사람들은 60점 이상, 경도인지장애 환자들은 45점 근처, 초기 치매 환자들은 30점 근처로 나온다.
   물론 60, 45, 30이라는 점수로 정상-경도인지장애-치매로 나누지 않는다. 이 점수는 참고점수일 뿐, 각자 인지상태는 동년배 같은 학력, 같은 성별에 따라 백분율로 환산되는데 그 점수가 더 중요하다.
4. 총점 뿐만 아니라 5가지 인지 영역별 점수가 나온다. 이 점수들은 SNSB나 CERAD-K 점수와 비교하였을 때 높은 상관을 보였다.
5. 서울 CST는 정상-경도인지장애-치매를 구분할 수 있고, 5가지 인지영역을 측정하므로 경도인지장애의 하위 타입을 나눌 수 있다.
6. 500명 이상의 정상인에게 검사하여 정상치가 구축되어 있다.
7. 검사시간이 짧으므로 초기 검사 뿐만 아니라 추적 검사에 매우 유용하다.
   특히 제 6부 사례에서 소개한 것처럼 아밀로이드 백신 치료 환자의 추적에 많은 도움이 된다.
8. 단점이 있다면 디지털 문맹인 분들, 컴퓨터에 익숙하시 않은 분들이나 심한 치매 환자에게는 적용하기 힘들다.

Chin et al., 2022, JKMS; Na et al., 2023, Frontiers in Aging Neuroscience
Na et al., 2023, JKMS; Jang et al., 2020, TRCI

뇌 자기 공명 영상
뇌 MRI Magnetic Resonance Image

사람들은 뇌 MRI가 모두 똑같다고 생각한다. 그러나 장비가 다르고 찍는 방법이 모두 다르다. 치매팀, 뇌졸중팀, 뇌전증팀에서 촬영하는 프로토콜이 각각 다르다. 따라서 치매 검사 목적이라면, 비용이 저렴하다고 하여 촬영하기 보다는 다음과 같은 프로토콜이 포함되어 있는지 확인하면 좋다.

1. FLAIR 영상
이는 작은 혈관막힘이 있는지 보기 위해 가장 적합하다. 보통 축상면(수평면)으로 2mm간격으로 잘게 촬영하는 것이 좋다.

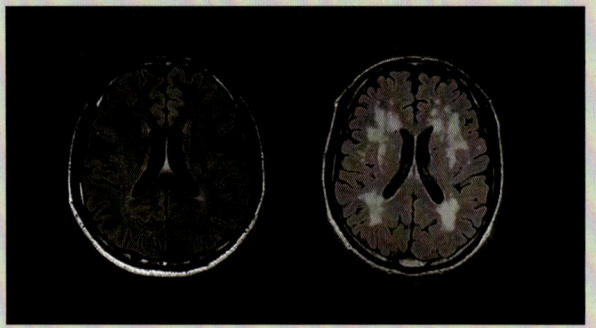

2. T1 강조 영상 0.5mm 가는 절편
뇌 위축여부를 보기 위해 0.5mm간격으로 잘게 촬영하는데 보통 시상면으로 촬영하고, 왼쪽 귀부터 오른쪽 귀까지 약 360장 정도의 단면이 나온다. 이렇게 촬영해 놓으면 나중에 각종 뇌 영역의 부피를 잴 수도 있고 3차원 영상을 제작할 수도 있다.

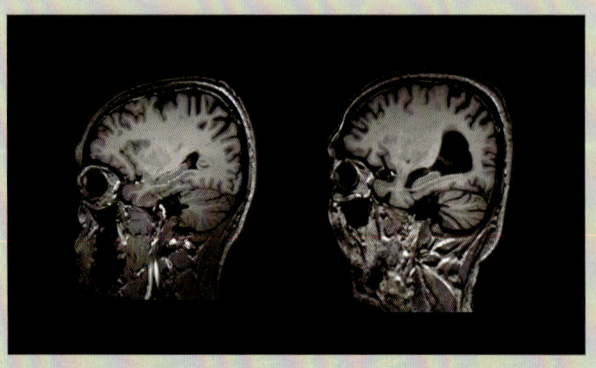

3. GRE 또는 SWI 영상
이는 미세출혈 여부를 보는 데 필요하다. 아밀로이드 백신치료를 하기 전에 미세출혈의 개수를 파악해야하기 때문에 중요하다.

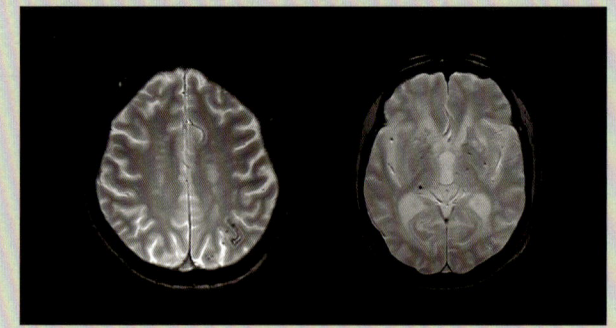

4. DWI 영상
이는 최근에 발생한 뇌경색, 그리고 급격한 인지저하를 일으키는 크로이츠펠트-야콥병을 감별하는 데 도움이 된다.

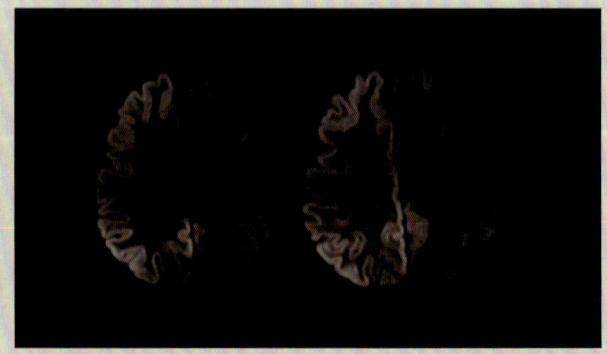

뇌 MRA 검사

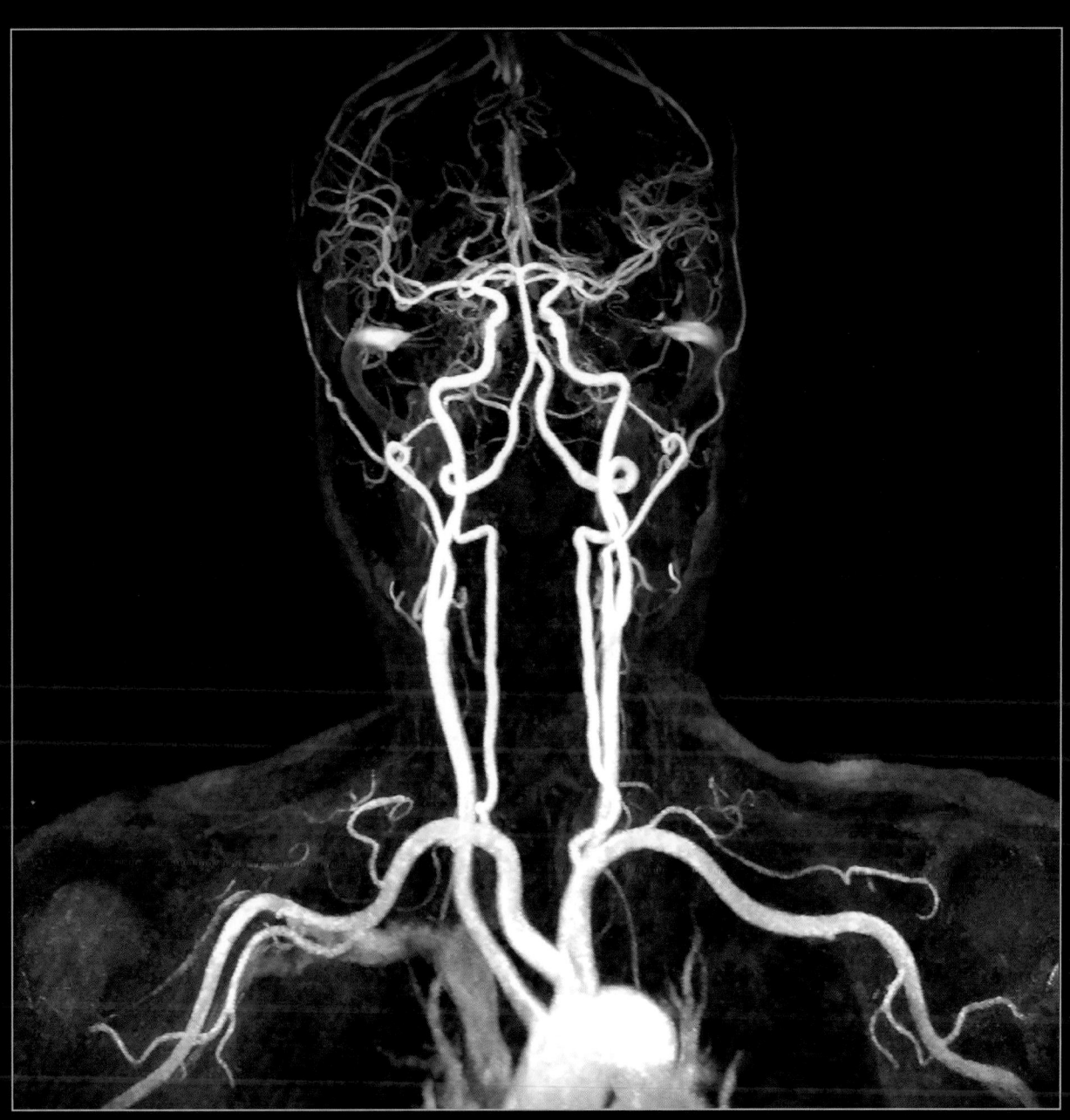

치매 유전자

치매 유전자에는
PS1 (presenilin 1),
PS2 (presenilin 2),
APP (Amyloid Precursor Protein),

이렇게 3가지가 있다. 이 유전자를 가지면 언젠가 100% 알츠하이머 치매에 걸리고, 더구나 30대~50대 사이에 발현한다. 아래 그림의 예시처럼 대를 거르지 않고 발생하기 때문에 가족성 알츠하이머병이라고 한다. 식구 중에 이런 사람이 있으면 반드시 증상이 나타나기 전 유전자 검사를 하여 아밀로이드 백신을 맞을 준비를 해야 한다. 참고로 이런 치매 유전자를 가진 사람이 결혼을 하여 아이를 낳는 경우, 시험관 아기를 만들고 그 단계에서 유전자 검사를 하여 유전자가 없는 경우 자궁에 착상시키는 방법을 통해 유전자 대물림을 막을 수 있다.

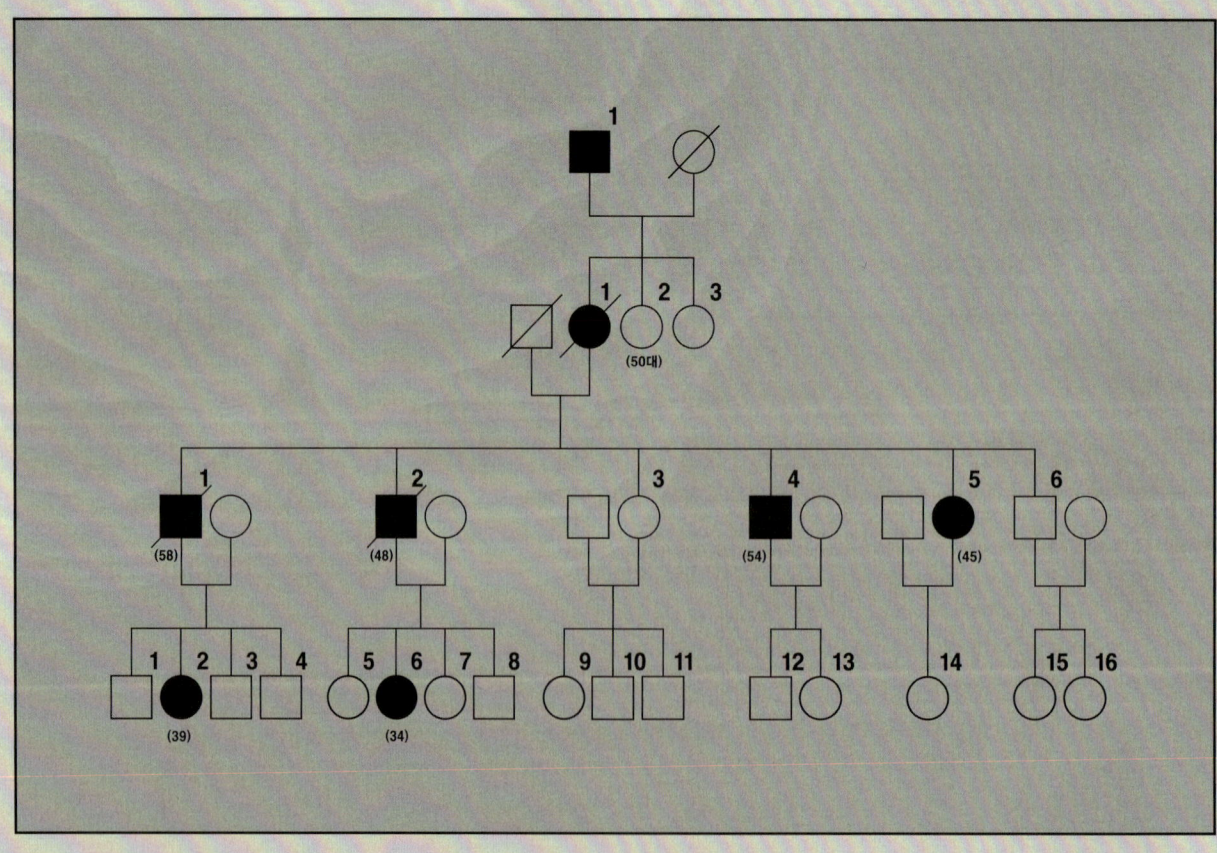

치매 위험 유전자

이에 비해 아포E 유전자는 치매 유전자가 아니고 치매 '위험' 유전자라고 부른다. 이 유전자가 있다고 하여 반드시 알츠하이머 치매에 걸리는 것이 아니라 알츠하이머병이 발생할 위험성이 있다는 뜻이다. 아포지단백 E(apolipoprotein E, 줄여서 아포E)은 정상적으로 존재하는 단백질이고 혈중에서 지질을 운반하는 역할을 한다. 아포E 단백질을 만드는 유전자를 아포E유전자라고 하고, 여기에는 3가지 대립유전자(아포E2, 아포E3, 아포E4)가 있다. 그리고 유전자는 쌍을 이루고 있기 때문에 사람들은 2, 3, 4의 조합에 따라 다음과 같은 6가지 유전형 중에 하나를 가지고 태어난다.

저위험군			중위험군		고위험군
22 (1%미만)	23 (8%)	33 (65~75%)	24 (1%미만)	34 (15~20%)	44 (1%)

정상인에서 아포E유전형의 분포. ( )는 대략의 %임. 예를 들어, 44타입은 국민 전체의 1%에서 나타나고, 34는 약 20%, 33은 약 65%에서 나타난다.

이와 같은 치매 유전자 / 위험 유전자 검사는 혈액 채취만 하면 되고, 변하지 않기 때문에 1회만 하면 된다.

인지기능이 정상인 60대, 70대, 80대가 뇌 속에
아밀로이드가 있을 확률이 각각 20%, 40%, 60%에 육박한다

유전형 34라면 아밀로이드 양성일 확률이 60대에 20%, 70대에 40%, 80대에 60%다. 뇌 속에 아밀로이드가 양성이면 이를 알츠하이머병이라고 하는데, 알츠하이머병이 있더라도, 다시 말해 뇌 속에 아밀로이드가 있다 하더라도, 현재 인지기능이 정상인 사람도 있고 경도인지장애인 사람도 있고, 치매인 사람도 있다. 예를 들어 아포E가 34인 사람이 70대에 이르렀을 때, 뇌 속에 아밀로이드가 양성일 확률은 40%이지만, 이미 치매에 걸려 있을 확률은 5% 정도이다. 여기에서 다시 강조하고 싶은 것은 인지기능이 정상일 때 아밀로이드 검사를 해보는 것이 좋다. 치매에 걸렸다면 이미 늦었을 가능성이 크기 때문이다.

아포E유전형이 33, 34, 44인데 60대, 70대, 80대에 이르렀고 아직 인지기능이 정상이라면 뇌 속에 아밀로이드가 양성일 확률은 다음과 같다.

아포E유전형	60대	70대	80대
33	10%	20%	35%
34	20%	40%	60%
44	60%	80%	90%
전체	18%	37%	65%

e23, e22 경우 e33보다 양성률이 낮지만 거의 비슷하다고 생각하면 되고 e24는 e34보다 양성률이 낮지만 거의 비슷하다고 생각하면 된다.

Rowe CC et al., Neurobiology of aging 2010
Jack CR et al., The Lancet Neurology 2014
Jansen WJ et al, JAMA 2015 doi:10.1001/jama.2015.4668

인지기능이 정상인 사람이 뇌 속에 아밀로이드가 있을 확률이
아포E 유전형에 따라 많은 차이를 보인다

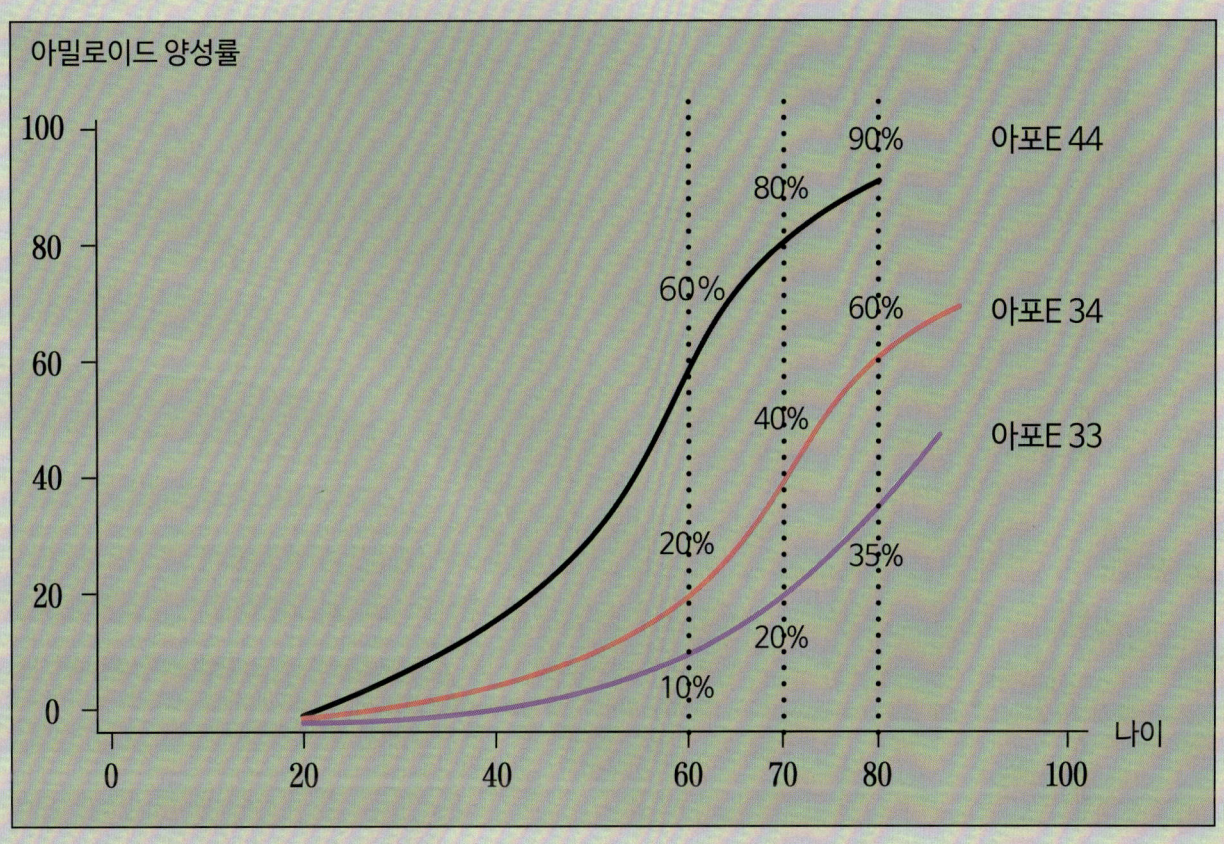

인지기능이 정상인 60대, 70대, 80대가 뇌 속에 아밀로이드가 있을 확률

뇌 아밀로이드 검사 2가지

뇌 속의 아밀로이드 유무를 검사하는 방법에는 2가지가 있다.
이를 비교하면 다음과 같다. 혈액검사를 통해서 뇌 속의 아밀로이드 유무를 보는 방법도 개발중에 있으나 정확도가 80~90% 이르는 검사는 아직 상품화 되지 않았다.

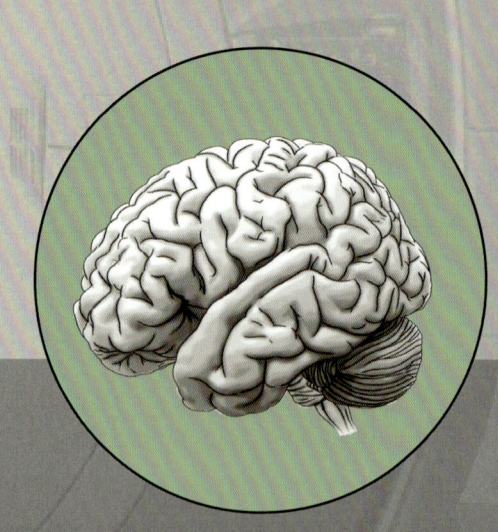

■ 아밀로이드 PET 뇌촬영

검사결과 나오는 수치	전체 뇌의 아밀로이드 양 측정 뿐만 아니라 영역별 수치가 나온다. 즉, 뇌지도를 그릴 수 있다
아밀로이드와 타우	아밀로이드만 측정. 타우 측정을 하려면 타우 PET을 따로 찍어야 하는데 현재는 연구 단계
통증 여부	검사과정에서 통증 없음 MRI 통보다 훨씬 크고 소음이 나지 않는다
동위원소 사용여부	동위원소 사용
비용	약 110 ~ 130만원

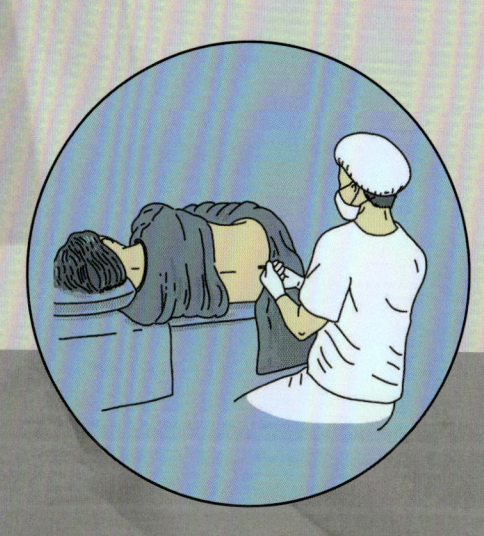

■ 뇌척수액 검사

검사결과 나오는 수치	전체 아밀로이드를 대표하는 수치 하나로 나옴
아밀로이드와 타우	아밀로이드와 타우 모두 측정
통증 여부	검사과정에서 통증 수반
동위원소 사용여부	동위원소 사용하지 않음
비용	약 40만원

Flutemetamol (비자밀, Vizamyl)이라는 리간드를 사용한
아밀로이드 PET 샘플사진

아밀로이드 음성

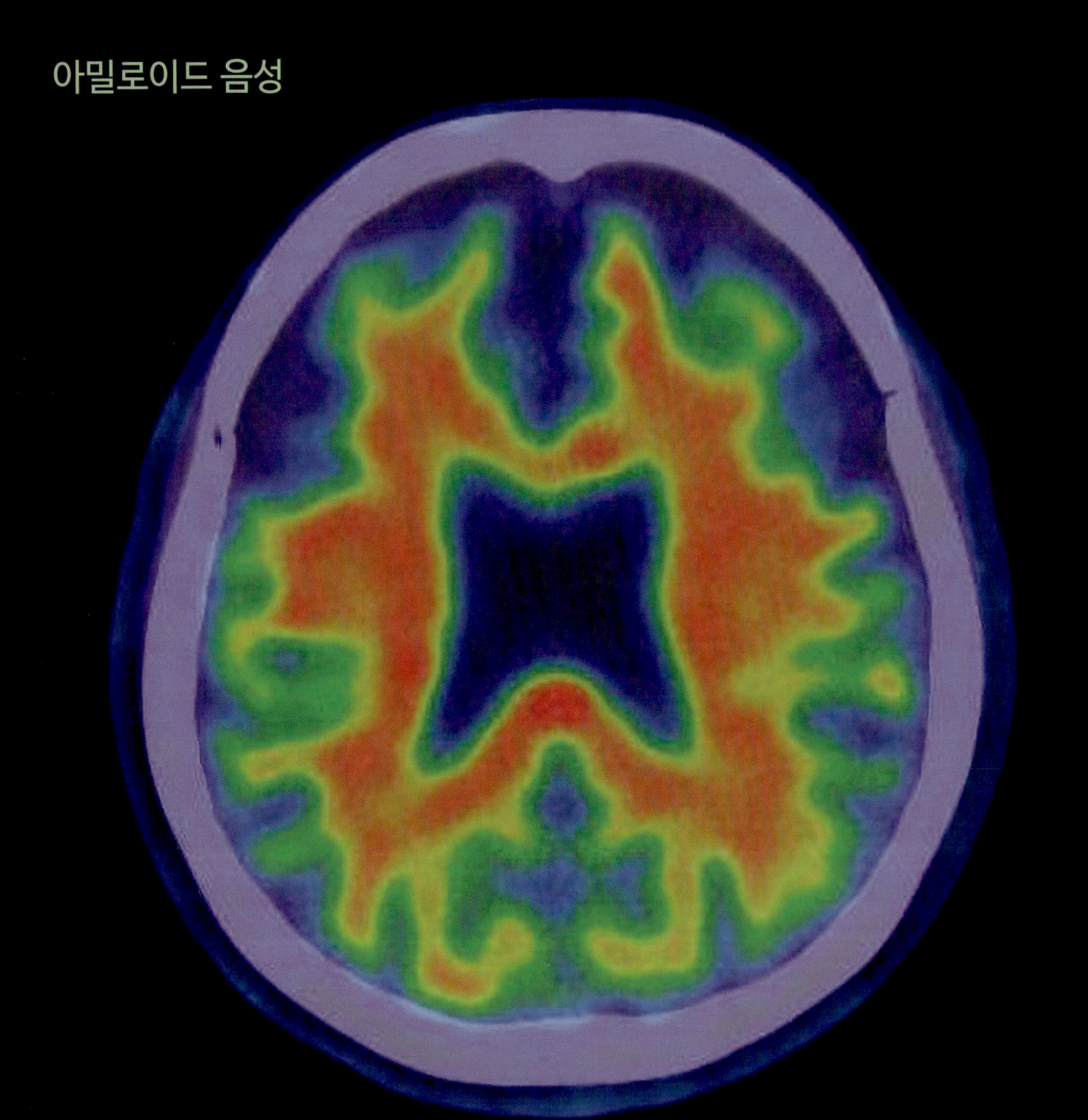

아밀로이드 양성

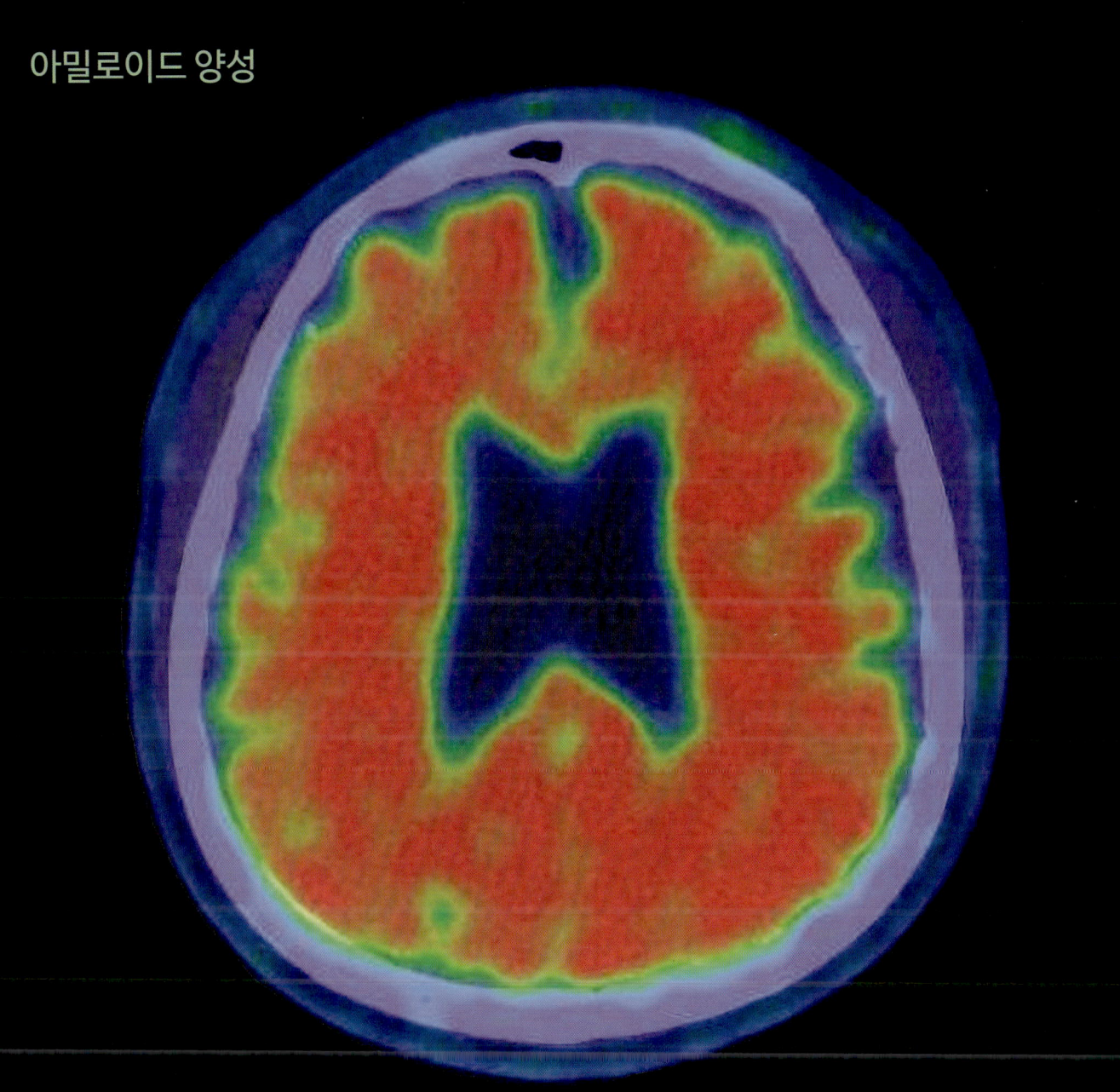

아밀로이드 양성인 경우에는 뇌 표면 즉, 뇌 피질까지 빨간 음영을 볼 수 있음.
뇌 피질에 아밀로이드가 있느냐 없느냐가 중요함.

Florbetaben (뉴라첵, Neuraceq)이라는 리간드를 사용한
아밀로이드 PET 샘플사진

아밀로이드 음성

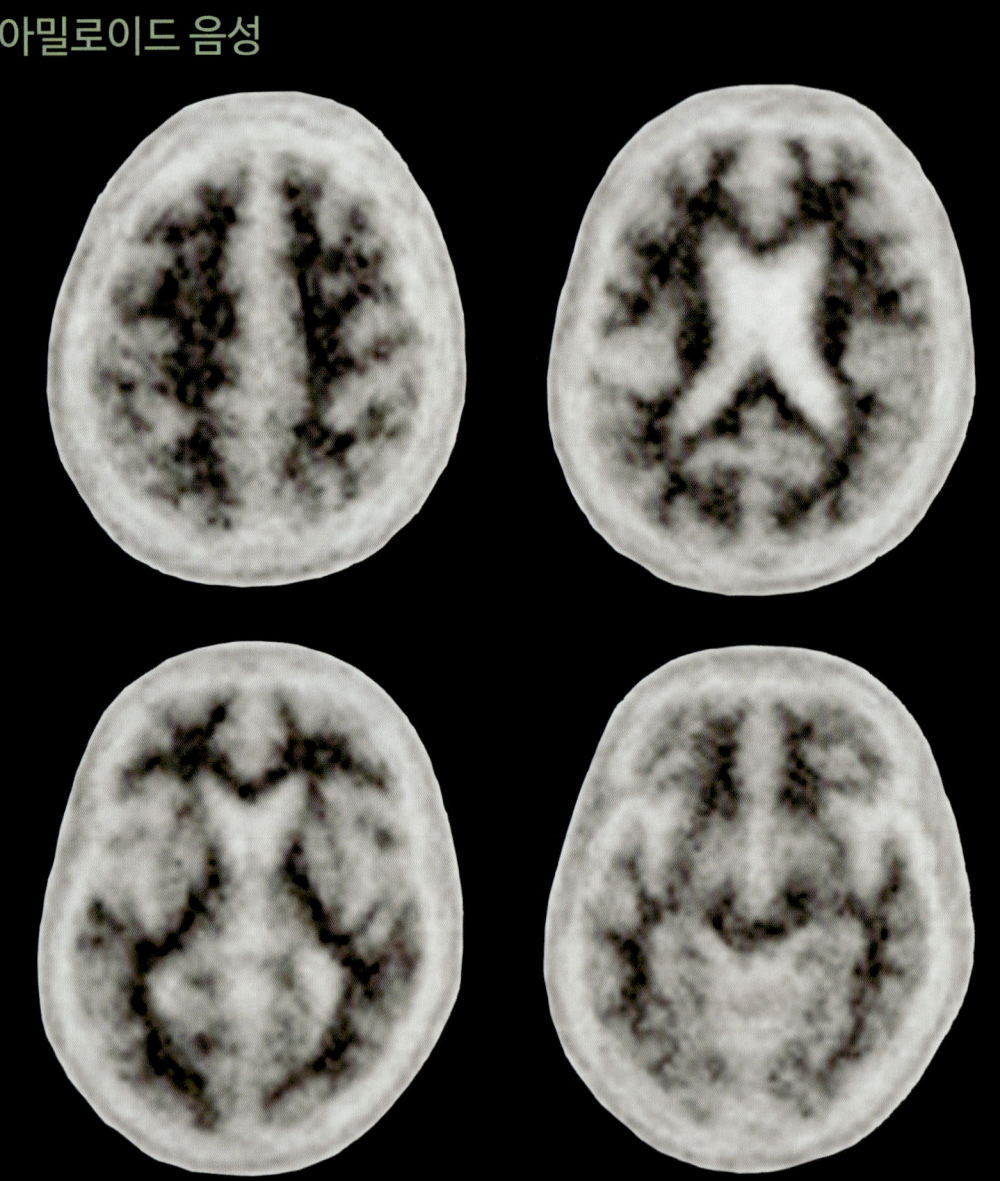

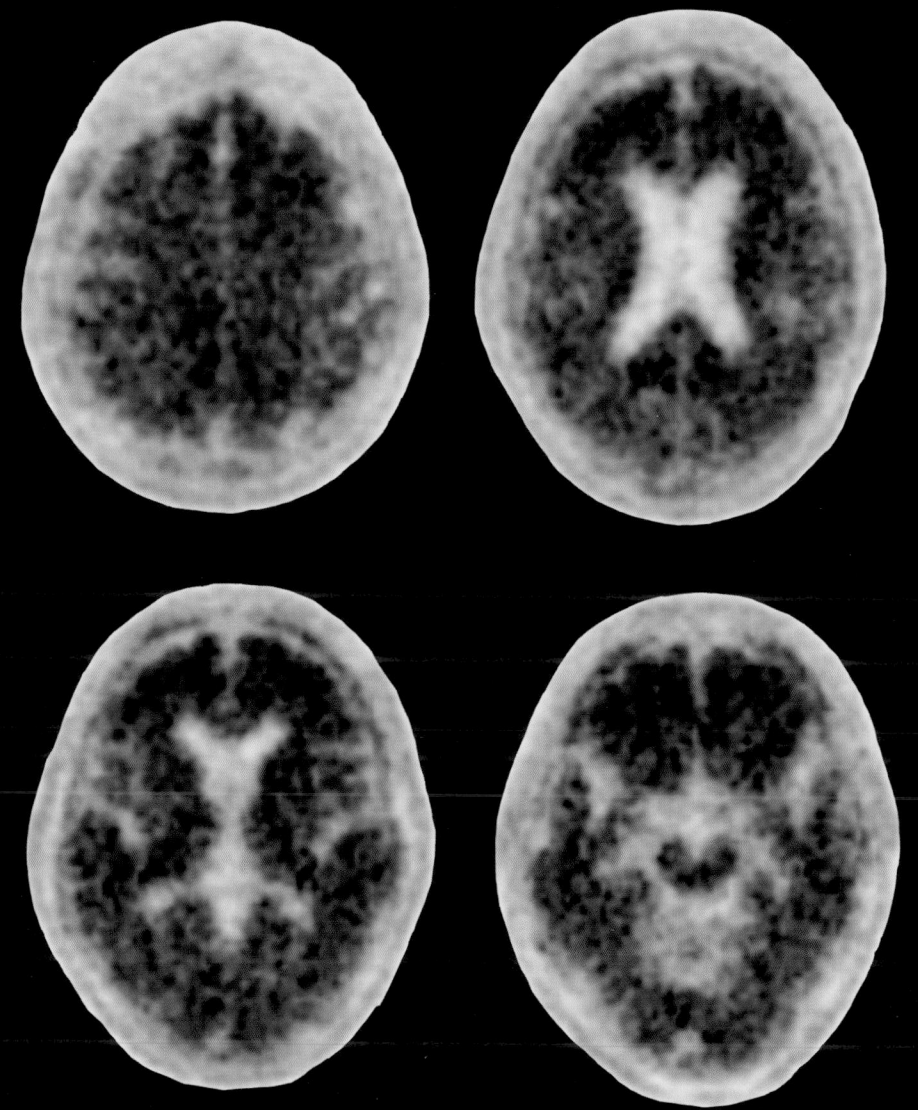

아밀로이드 양성

아밀로이드 PET에서 뇌 속에 축적된 아밀로이드 양을 수치로도 나타낼 수 있다
센틸로이드(centiloid) 값으로 제공 가능

아밀로이드 PET 뇌촬영을 한 다음 아밀로이드가 양성인지 음성인지에 대한 판독은 통상 핵의학과 전문의가 육안으로 결정한다. 그러나 그 판독이 애매할 때가 많다. 음성으로 판독이 되었으나, 뇌의 일부 영역에서는 양성인 것 같은 경우도 있고, 양성과 음성의 경계로 판독이 나면 양성으로 해야 할지, 음성으로 해야 할지 고민이 된다. 특히 육안 판독만을 가지고 아밀로이드 백신 치료를 할지 말지를 결정해야 하는데, 저자는 많은 고민을 하였다. 왜냐하면 백신치료가 고비용이고, 부작용도 있고, 적어도 1년 이상 치료를 해야 하기 때문에 환자와 보호자 입장에서 매우 큰 결정이기 때문이다. 저자가 해피마인드 의원에서 아두카누맙 치료를 시작한 2022년 5월 당시만 해도 적절한 방법이 없었다. 다행히 2023년 말부터 센틸로이드라는 값이 제공이 되어 백신치료를 하는 데 많은 도움을 받게 되었다. 센틸로이드 값은 알츠하이머병이 전혀 없는 사람은 값이 0근처이고, 전형적인 알츠하이머병 환자들은 100근처이다. 수치가 마이너스로 나오기도 하고 100이상 200까지도 나오는데 아래 표에서처럼 50이상이면 알츠하이머병 가능성이 매우 높다. 저자가 경험한 바 센틸로이드 값은 아밀로이드 백신 치료에서 다음과 같은 이유로 꼭 필요하다.

치료를 할지 말지를 결정하는 데 필요 : PET 육안 판독이 경계로 나왔는데, 센틸로이드 값이 10이하이면 치료를 하지 않았다. 반대로 육안 판독이 경계로 나왔으나 센틸로이드 값은 60~80정도 되는 사람들이 있었는데, 이런 사람은 치료를 시작하였다.

치료 기간을 설정하는 데 필요 : 2022년 4월 아두카누맙 치료를 시작할 당시에는 육안 판독만으로 치료 기간을 예상할 수 없었다. 그러나 후향적으로 관찰해 보니, 센틸로이드 값이 150~200인 사람들은 치료 기간이 길 수 밖에 없다는 것을 알게 되었다.

치료 효과를 판정하는 데 필요 : 아밀로이드 백신 치료의 효과를 판정함에 있어 육안으로 음성이 나오는 것을 기준으로 하고 있으나, 백신 임상 연구에서 센틸로이드 값이 20~25이하이면 안정권으로 여기고 있다. 따라서, 치료를 종료할지를 결정하는 데 센틸로이드 값이 꼭 필요하다.

센틸로이드 값의 의미
생전에 구한 센틸로이드 값과 뇌기증 후 현미경으로 본 아밀로이드 양를 비교한 결과

센틸로이드 10 미만 = 신경반(Neuritic plaques) 없음. 알츠하이머병 배제 가능
센틸로이드 12~24 = 중간 정도의 신경반(Neuritic plaque)이 관찰
센틸로이드 26 이상 = 6년 이내에 치매로 진행할 가능성이 높음
센틸로이드 50 이상 = 알츠하이머병의 가능성이 상당히 높음

Amadoru et al, Alzheimers Res Ther 2020. 10.1186/s13195-020-00587-5 / Hanseeuw BJ et al, Eur J Nucl Med Mol Imaging 2021

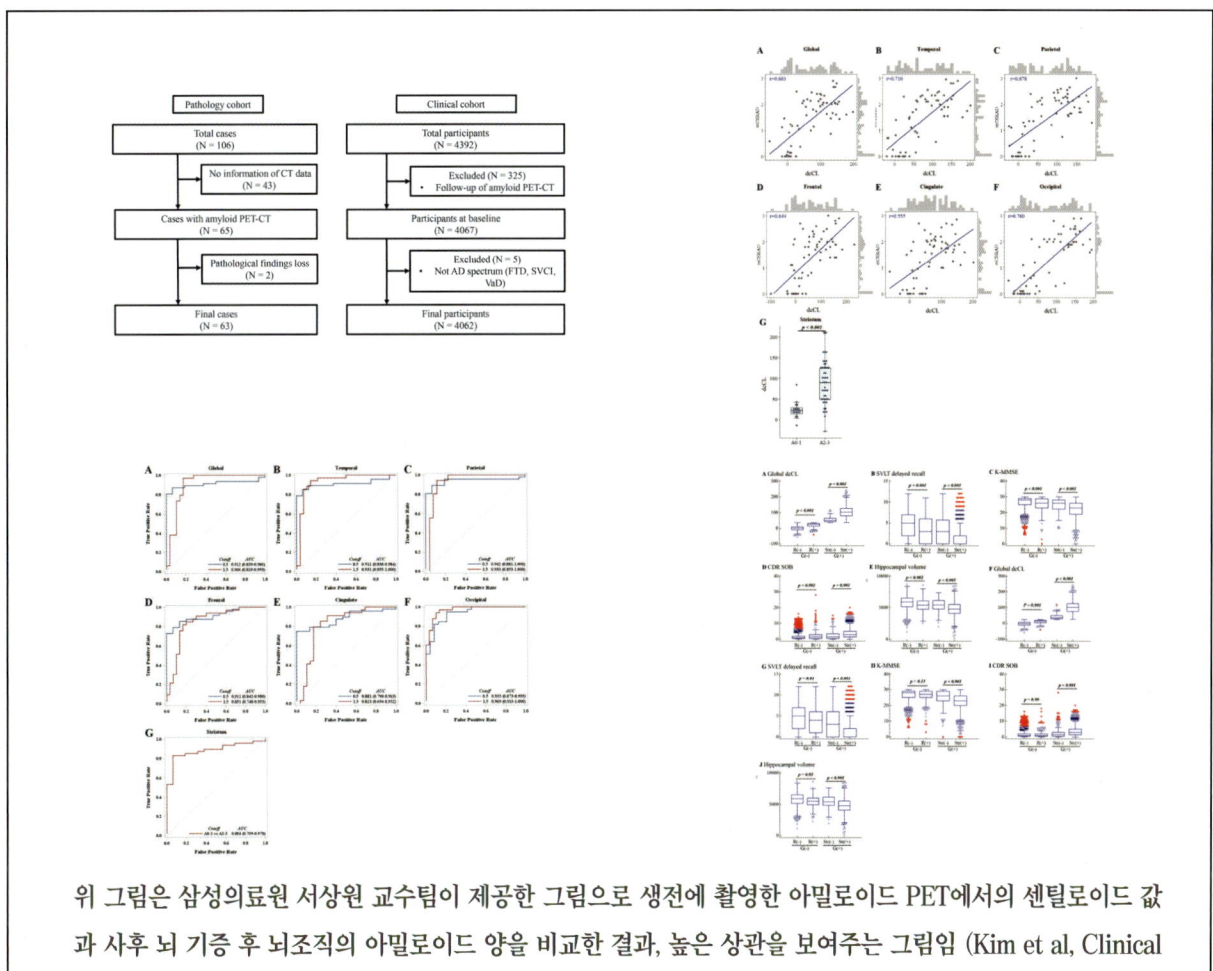

위 그림은 삼성의료원 서상원 교수팀이 제공한 그림으로 생전에 촬영한 아밀로이드 PET에서의 센틸로이드 값과 사후 뇌 기증 후 뇌조직의 아밀로이드 양을 비교한 결과, 높은 상관을 보여주는 그림임 (Kim et al, Clinical Nuclear Medicine 2023)

이 책에서 제시하는 센틸로이드 값은 삼성서울병원 신경과 서상원 교수와 뷰브레인팀에서 제공한 것이다. 일반적으로 센틸로이드 값을 구할 때 3D T1 MRI가 필요하나, 서상원 교수가 개발한 Amylo라는 솔루션은 MRI가 필요없다.

PET을 촬영할 때 CT를 동시에 촬영하는데, 이 CT를 기반으로 값이 자동적으로 구해진다. 실제로 해피마인드 의원에서 CT기반 센틸로이드 값과 MRI기반 센틸로이드 값을 구했을 때 일치도가 높았는데, 다만 MRI기반으로 센틸로이드 값을 구할 때는 값이 구해지지 않는 경우도 많고 시간이 많이 걸리는 데 비해 서상원 교수가 개발한 CT기반 센틸로이드 값의 경우 900여명을 구해 보았을 때 실패율(값이 구해지지 않는 확률)이 3%밖에 되지 않았고, 값을 입력한 후 수 분이내에 구해졌다. 육안 판독과 센틸로이드 값이 큰 차이를 보이는 경우도 있었으나 이는 매우 드물었다.

제5부

아밀로이드 백신치료
(항아밀로이드 항체치료)

알츠하이머병은 뇌 속에 있는 아밀로이드가 뇌세포를 손상시키면서 서서히 진행하는 병이기 때문에 병의 주범인 아밀로이드를 제거하는 것이 가장 효과적인 방법이다.
아밀로이드를 제거하는 백신 치료제 2가지가 미국 FDA의 승인을 받았고, 그 중에 레카네맙은 2024년 5월 국내에서도 승인을 받았다.

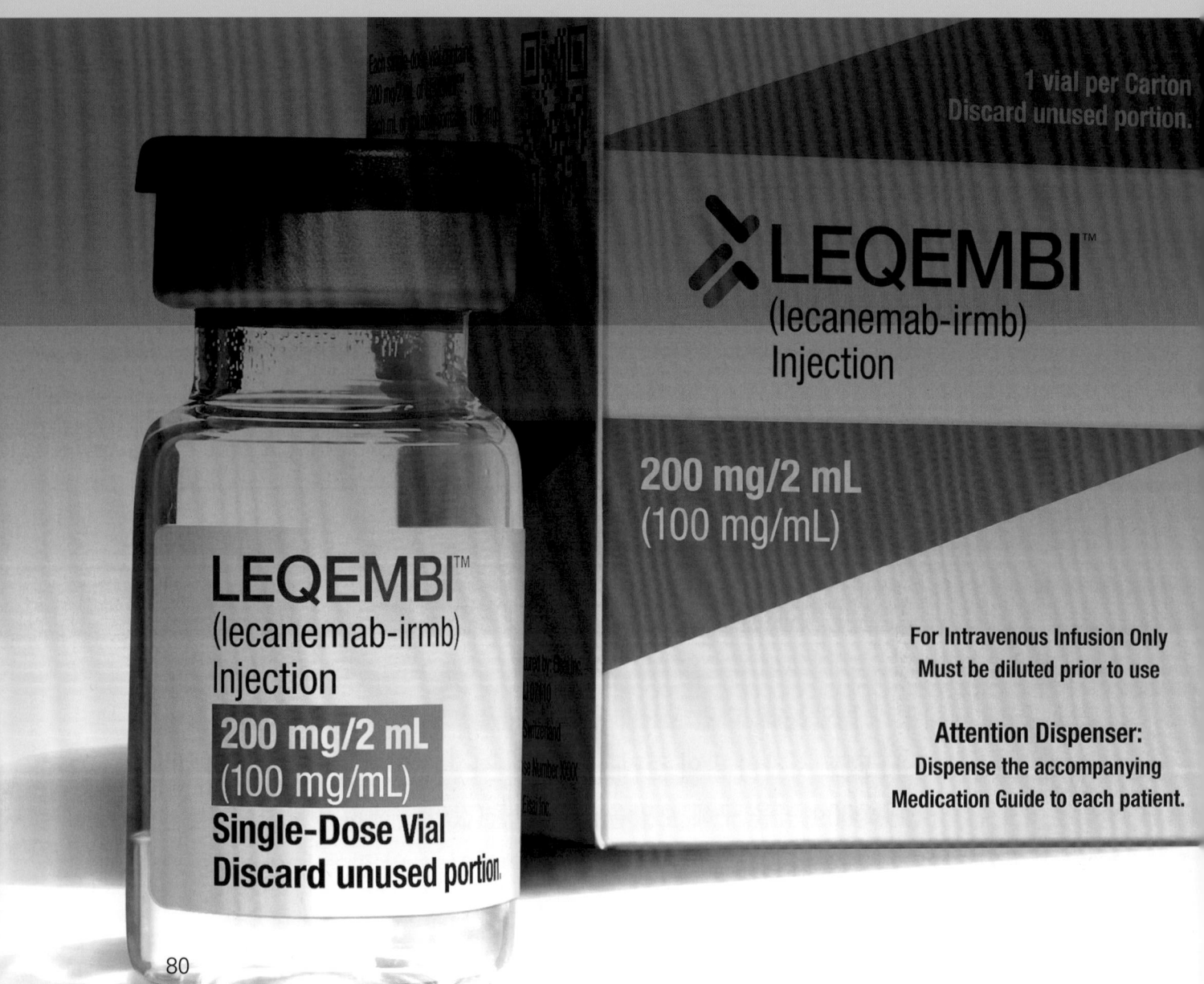

현재 치매 약제로 알려진 경구약들은 뇌 속에 아밀로이드를 조금도 감소시키지 못하기 때문에 약을 먹더라도 갈수록 나빠진다. 아밀로이드를 제거하는 백신 치료도 늦게 시작하면 효과가 경감된다.
사례 5에 소개한 분처럼 증상이 없을 때 발견하여 모두 제거하는 것이 가장 바람직하다. (148쪽 참조)

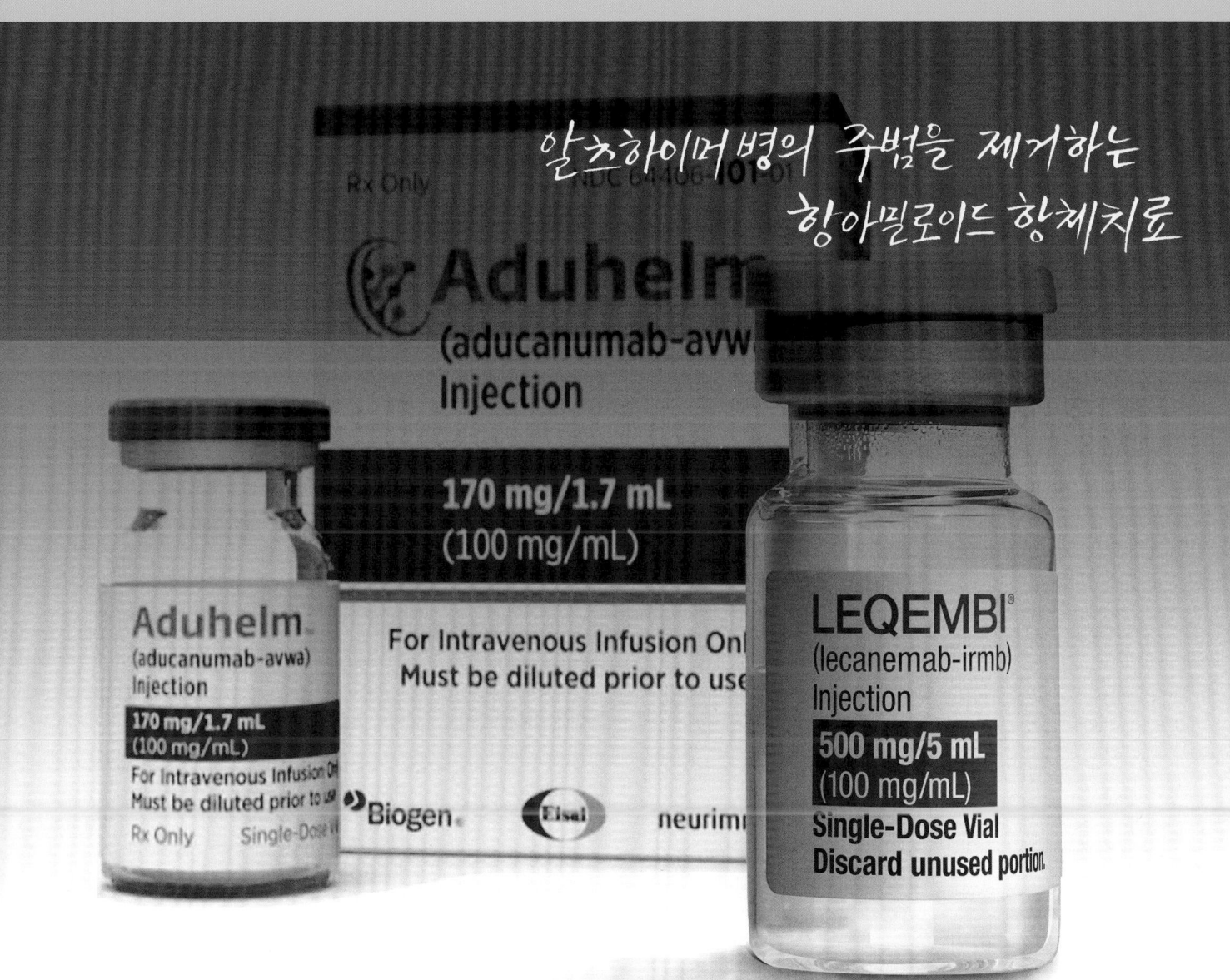

알츠하이머병의 주범을 제거하는 항아밀로이드 항체치료

아밀로이드 백신(항아밀로이드 항체치료)이란?

뇌 속에 있는 아밀로이드를 제거하는 정맥주사로서, 아밀로이드 치료제(항체, 그림에 흰색 Y자로 표시됨)가 아밀로이드(항원, 갈색 실모양으로 표시됨)와 결합하여 혈중으로 혹은 혈관벽을 타고 제거된다.

보통 한 달에 1번 내지 2번 정맥 주사를 맞고, 1년 내지 2년 동안 맞는다.

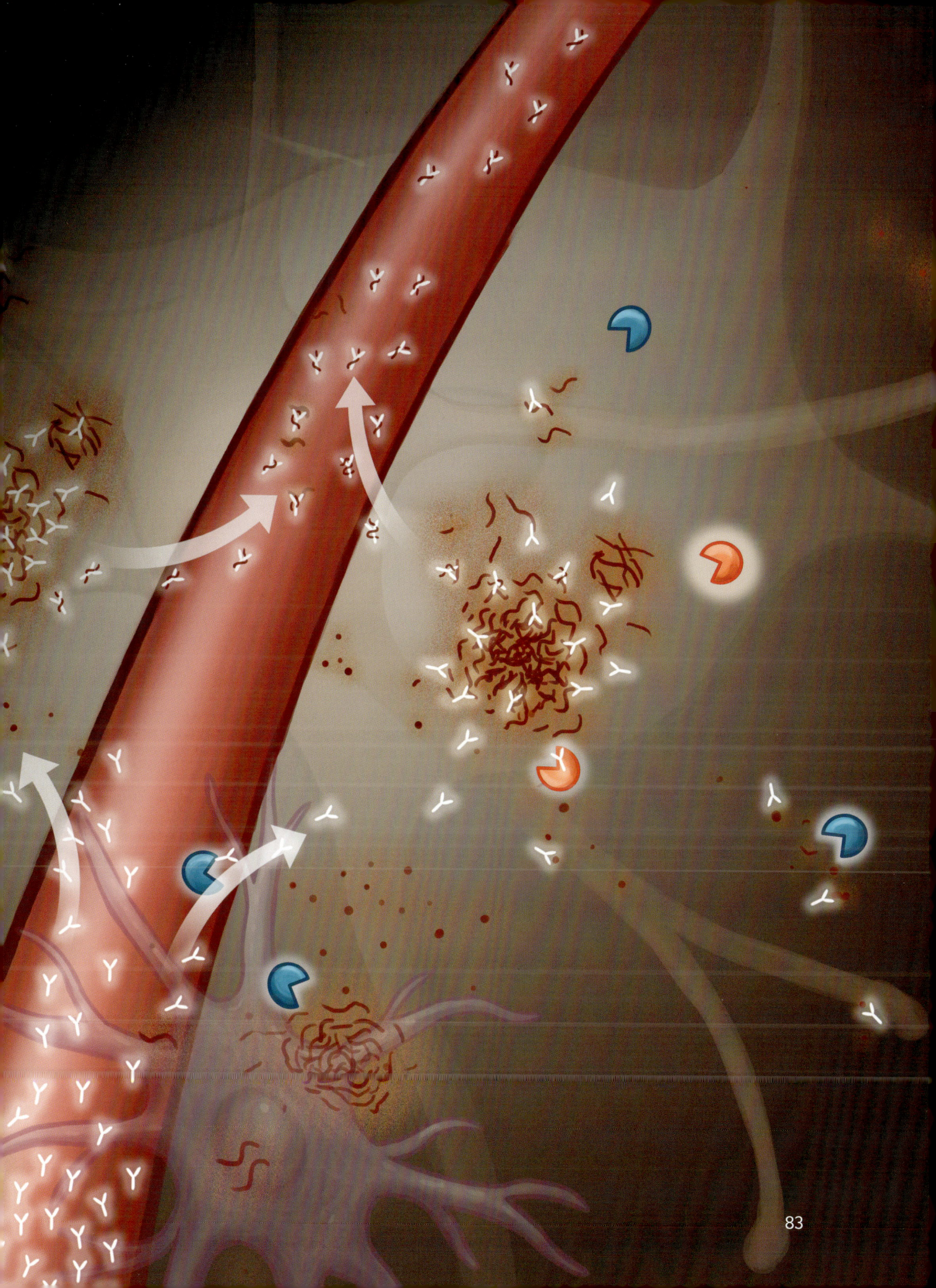

아밀로이드 백신 치료제 3가지

2023년 12월 현재, 미국 FDA 승인된 또는 조만간 승인 가능성 있는 치료제만 언급하였다.

백신 치료제	투여경로	주사간격
약품명: 아두카누맙 (Aducanumab) 상품명: 아두헬름(Aduhelm), 회사: Biogen	정맥	1달마다
약품명: 레카네맙 (Lecanemab) 상품명: 레켐비(Leqembi), 회사: Eisai/Biogen	정맥	2주마다
약품명: 도나네맙 (Donanemab) 상품명: 키썬라(Kisunla), 회사: Ely Lilly	정맥	1달마다

효과(18개월 투여시 증상악화억제효과)	부작용(뇌부종)	미국 FDA 승인
23%	35.2%	2021년 6월
27%	12.6%	2023년 1월 (2024년 5월 국내 FDA도 승인 받음)
35%	24.0%	2024년 7월 승인

아밀로이드가 제거되는 것은 분명하다

투여 전		1년 투여 후	
	위약군		가짜약(위약)을 투여 받은 사람의 아밀로이드 PET을 비교해보니 전후로 차이가 없었다.
	3 mg/kg (저용량)		이에 비해 저용량, 중간 용량, 고용량의 아두카누맙을 맞은 사람들은 용량이 많아질수록 치료 후 PET에서 치료 전 PET에 비해 아밀로이드 양(빨간색으로 표시됨)이 현저하게 줄어든 것을 볼 수 있다.
	6 mg/kg (중간 용량)		
	10 mg/kg (고용량)		

Sevigny J et al, Nature 2016

Aducanumab (아두카누맙)

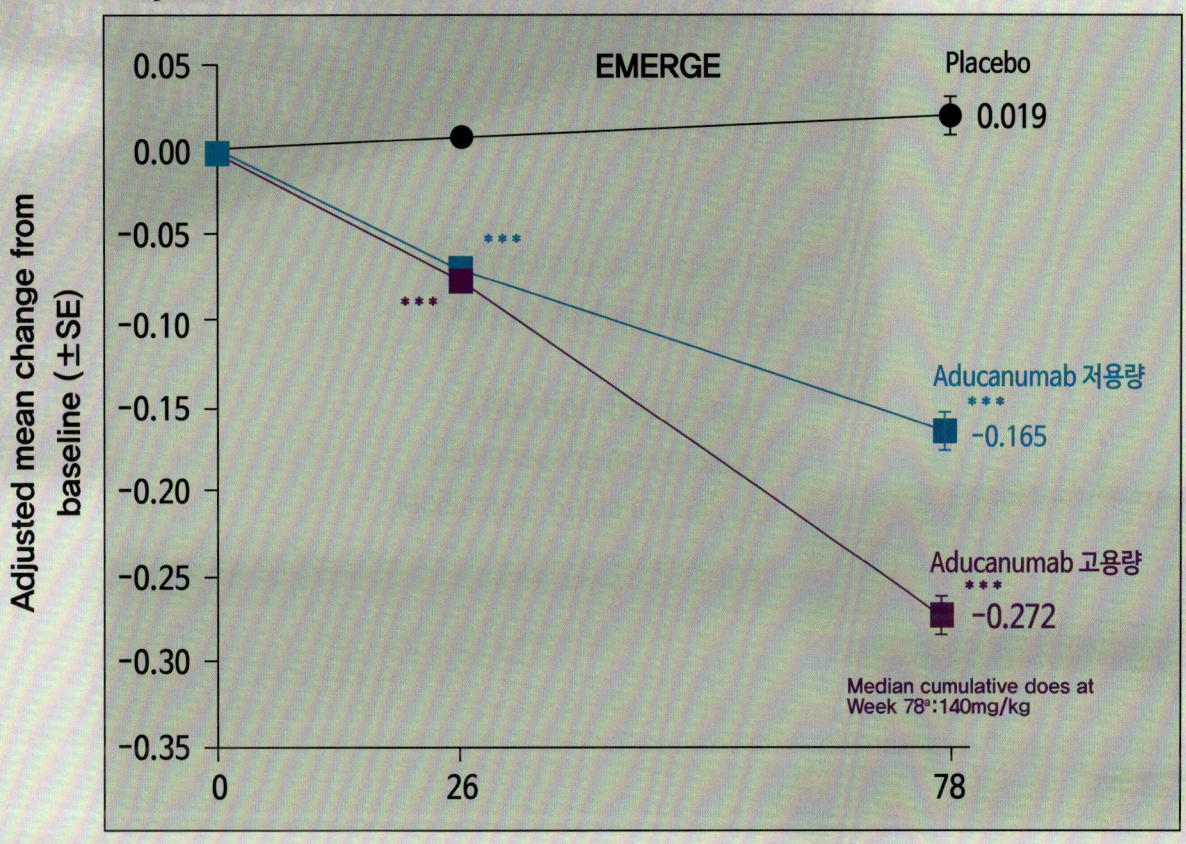

EMERGE라고 불리는 임상 3상 연구에서 1년 6개월 아두카누맙을 투여하고 치료 전과 아밀로이드 양을 비교한 결과, 현저하게 감소한 것을 볼 수 있다.

아밀로이드가 제거되는 것은 분명하다

Lecanemab (레카네맙)

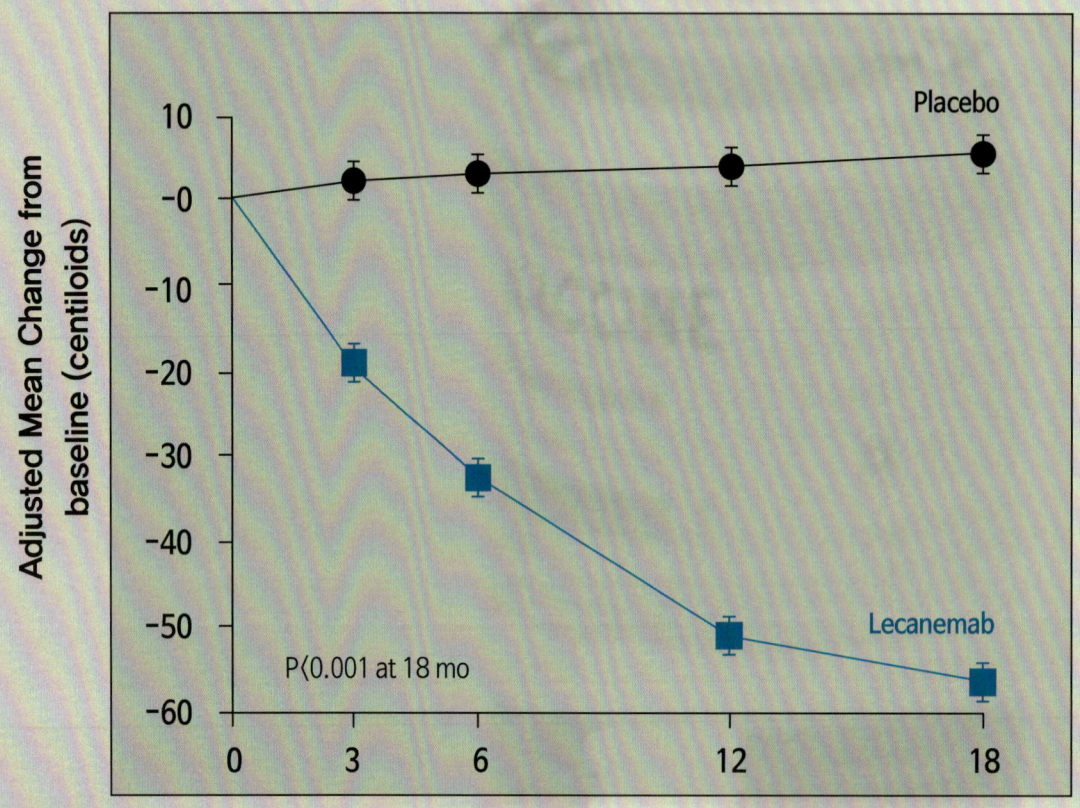

레카네맙 투여 후에도 투여 전에 비해 아두카누맙과 같이 아밀로이드 양이 현저하게 준 것을 볼 수 있다.

Donanemab (도나네맙)

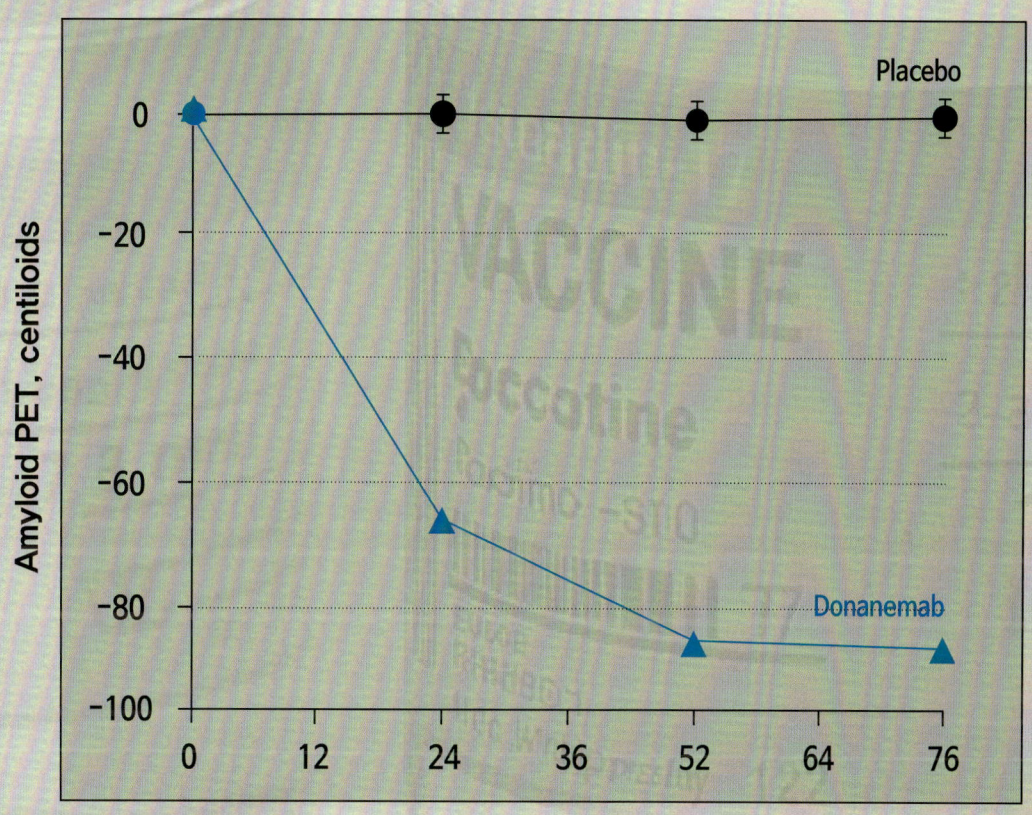

도나네맙 투여 후에도 투여 전에 비해 아두카누맙, 레카네맙과 같이 아밀로이드 양이 현저하게 준 것을 볼 수 있다.

아밀로이드가 제거되나 인지기능이 호전되는 것은 아니다
그러나 '인지저하 억제 효과'가 분명히 있다

아밀로이드가 제거되는 것은 분명하고 백신 치료하지 않은 사람에 비해 덜 악화되는 것도 분명하다. 그러나 인지기능이 호전되기를 기대하면 안된다. 악화가 중지되는 사람도 있으나 치료 후에도 악화될 수 있고, 개인차가 있다.

아두카누맙

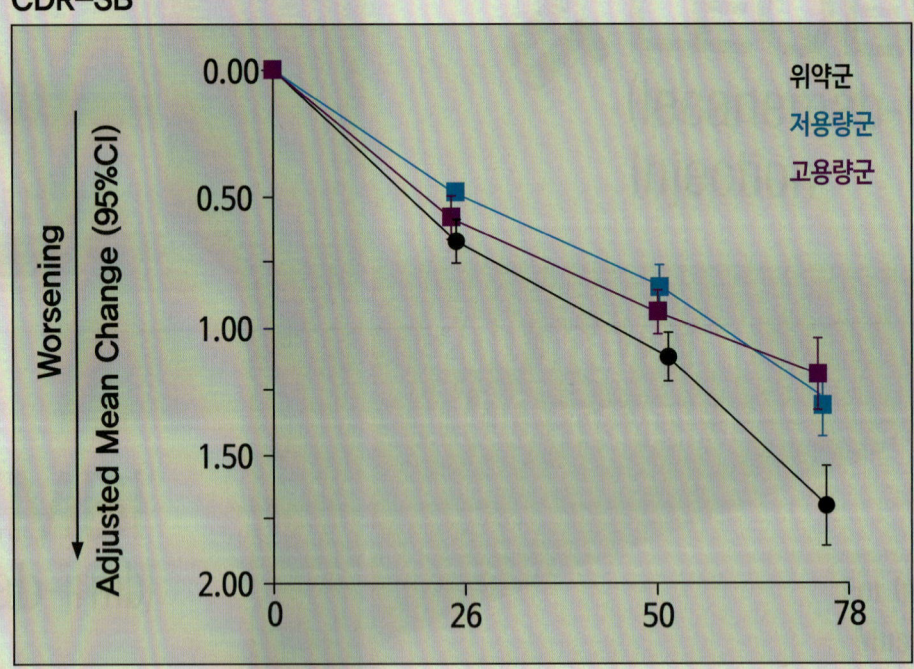

레카네맙

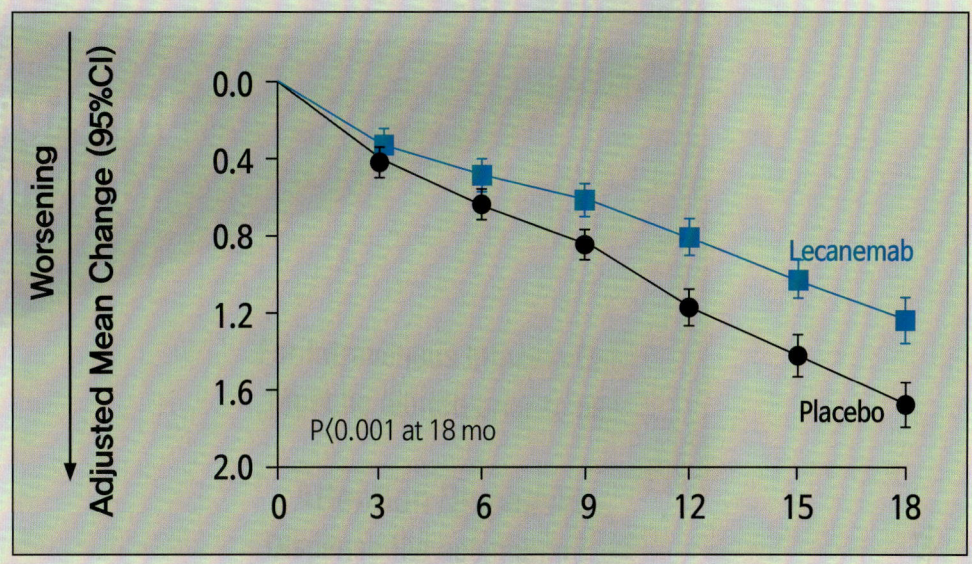

도나네맙

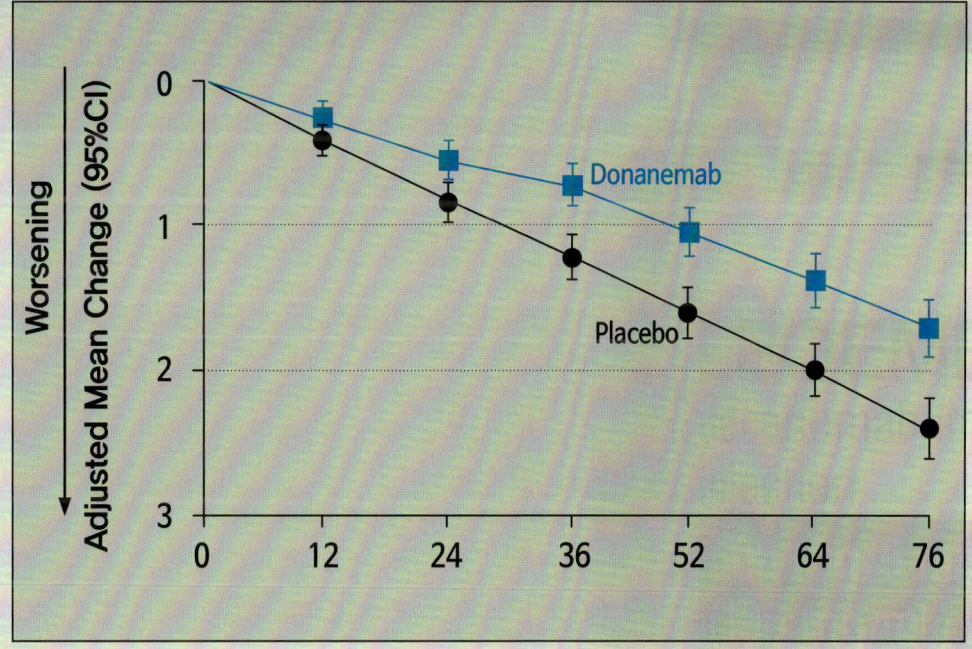

한 때 아밀로이드 가설이 틀렸다고 생각하였으나
이제는 '아밀로이드 가설'이 정설로 받아들여지고 있다

아밀로이드 가설이 틀렸다

과거에 Bapinuzumab, Solanezumab같은 아밀로이드 치료제에 대한 임상연구가 있었는데 임상적으로 치료군과 위약군의 차이가 없었다. 그래서 뇌 속에 있는 아밀로이드를 제거해봤자 환자의 증상에는 전혀 변함이 없었다라고 결론을 내렸다. 다시 말해서 아밀로이드가 알츠하이머병의 주범이 아니다, 아밀로이드는 알츠하이머병이 진행하면서 곁다리로 생기는 부산물일 뿐이다라는 의견 즉, 아밀로이드 가설이 틀렸다라는 의견이 팽배하였다.

레카네맙

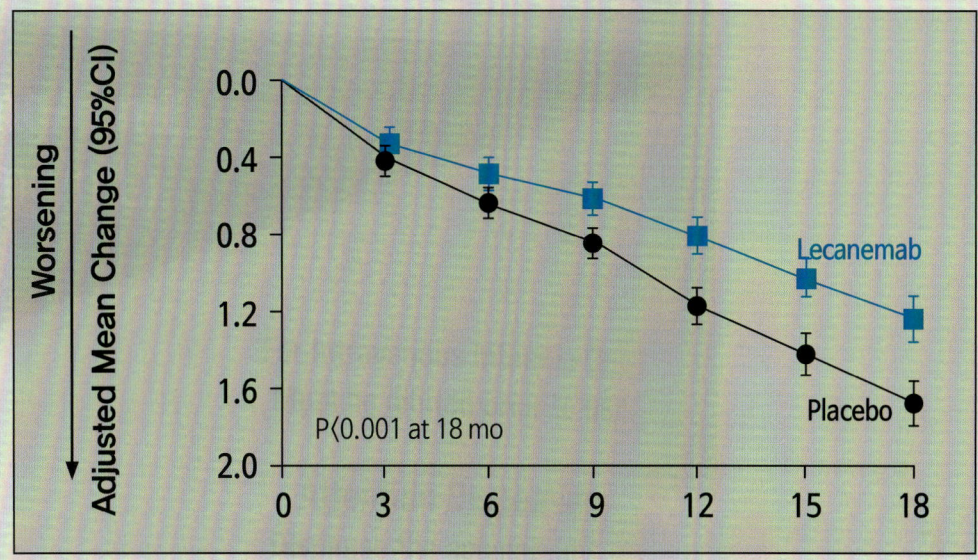

도나네맙

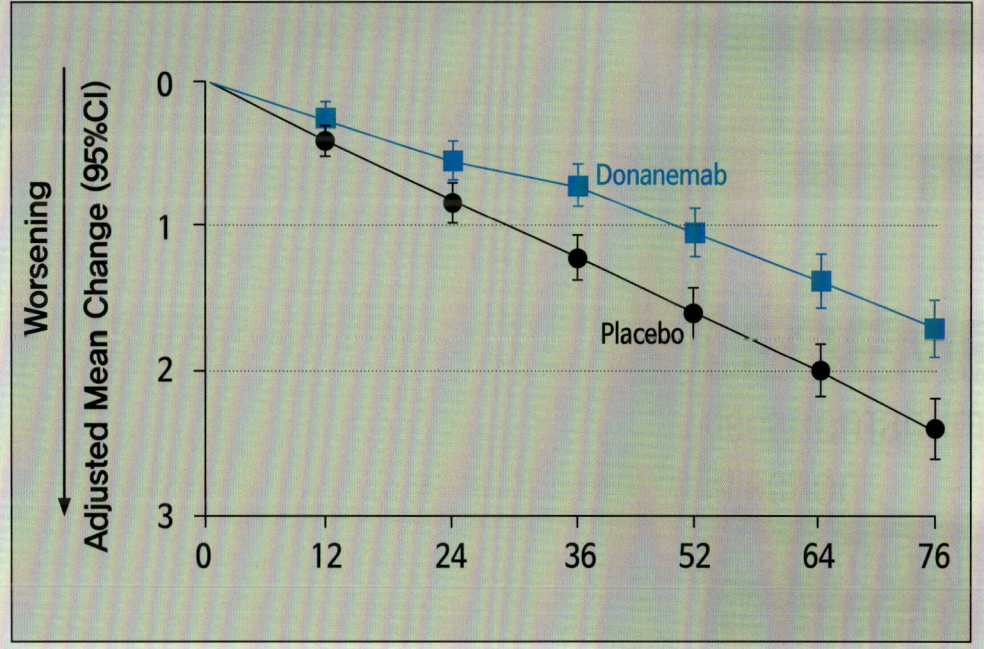

한 때 아밀로이드 가설이 틀렸다고 생각하였으나
이제는 '아밀로이드 가설'이 정설로 받아들여지고 있다

아밀로이드 가설이 틀렸다

과거에 Bapinuzumab, Solanezumab같은 아밀로이드 치료제에 대한 임상연구가 있었는데 임상적으로 치료군과 위약군의 차이가 없었다. 그래서 뇌 속에 있는 아밀로이드를 제거해봤자 환자의 증상에는 전혀 변함이 없었다라고 결론을 내렸다. 다시 말해서 아밀로이드가 알츠하이머병의 주범이 아니다, 아밀로이드는 알츠하이머병이 진행하면서 곁다리로 생기는 부산물일 뿐이다라는 의견 즉, 아밀로이드 가설이 틀렸다라는 의견이 팽배하였다.

아밀로이드 가설이 맞다

- 바이오젠 제약회사는 아두카누맙에 대하여 큰 임상연구 두 개(각각 1600명 대상)를 거의 동시에 했는데, 하나는 미국과 유럽 중심(EMERGE)이었고, 또 하나는 전세계(아시아 포함 ENGAGE)를 대상으로 하였다.

  그런데 EMERGE에서는 결과가 좋게 나왔고, ENGAGE에서는 효과가 미미하였다. (논란의 소지). 그러나 분명한 것은 충분한 용량 또는 고용량을 맞은 사람들은 인지저하 억제 효과가 분명하였고, EMERGE와 ENGAGE 모두 효과가 있었다. 그리고 인지저하 억제 효과가 위약군에 비해 23%였다. 이 고용량 데이터로 2021년 6월 미국 FDA승인을 받았다.

- 2022년 9월 레카네맙(Lecanemab) 연구결과 발표:
  아밀로이드가 제거되면서 인지저하 억제 효과가 27% 라고 발표 →
  2023년 1월 신속승인 → 2023년 7월 완전승인 되었다.

- 2023년 7월 도나네맙(Donanemab) 연구결과 발표: 34% 인지저하 억제 효과가 있다는 것을 발표하여 아밀로이드 백신 치료 효과가 있음을 다시 한번 확인하였다.

- 그 동안 뇌 속에 있는 아밀로이드를 제거하는 것이 과연 옳은 일인가를 주장하면서 아밀로이드 가설을 부정하는 사람들이 있었는데, 아밀로이드를 제거하는 것이 옳다는 것이 정설로 받아들여지게 되었다.

아밀로이드를 제거함에도 불구하고
왜 인지기능이 점차 나빠질 수 있나?

1) 뇌세포는 다른 세포와 달리 재생 능력이 거의 없다. 따라서 뇌세포가 손상되기 전, 즉 증상이 거의 없을 때 치료하는 것이 가장 효과적이다.

2) 오른쪽 그래프처럼 병이 악화되는 속도가 빠른 경우 (특히 아두카누맙의 경우 서서히 증량을 해야 하기 때문에) 약효가 따라잡는 데 시간이 걸리고, 그 사이에 악화될 수 있다.

3) 혼합성 치매
인지장애를 일으키는 원인 질환을 한 가지가 아닌 여러 원인을 복합적으로 가지고 있는 경우가 있다. 대표적인 예가 루이소체 치매와 혈관성이다. 만약 뇌 속에 아밀로이드와 알파-시누클린(루이소체 치매와 파킨슨병을 일으키는 원인물질)을 동시에 가지고 있다면 아밀로이드를 제거한다고 해도 루이소체 치매에 의한 인지기능장애는 계속될 것이다.

4) 타우 단백질 영향 (가장 중요한 이유, 96, 97쪽에 더 자세히 설명):
처음에는 아밀로이드만 있다가 시간이 경과하면서 아밀로이드가 또 다른 독성 물질인 타우(더 정확하게는 과인산화된 타우)를 만든다. 과인산화된 타우는 뇌손상을 시키는데 이미 아밀로이드가 타우를 많이 만들어 놓은 경우, 아밀로이드를 제거한다고 해도 타우의 뇌손상은 계속 이어지게 된다. 그러므로 타우가 만들어지기 전에 치료하는 것이 좋다. 현재로서는 타우가 어느 정도 있는지 연구차원에서만 검사할 수 있는데, 앞으로는 아밀로이드 백신 치료를 하기 전에 타우의 존재여부를 알게 될 것 이다.

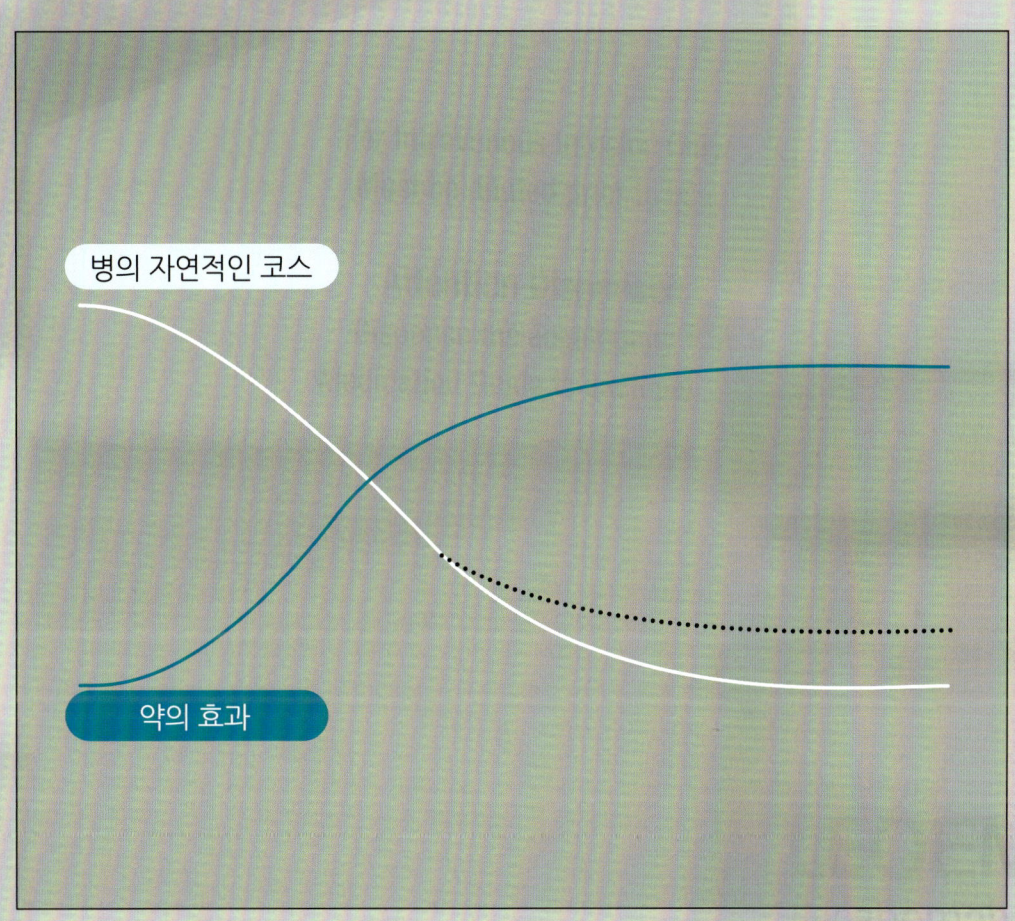

아밀로이드를 제거함에도 불구하고 악화될 수 있는
가장 중요한 이유는 '타우 단백질' 때문이다

뇌 속에 뇌세포들이 살고 있는데 이를 우리가 축구선수를 양성하는 환경으로 비유를 해보면 아밀로이드라는 나쁜 악당이 축구선수들을 괴롭히고 있다고 비유할 수 있다. 괴롭히는 정도가 아니라 다리도 부러뜨리고 머리도 깨는 상황이다. 그런데 시간이 경과할수록 아밀로이드라는 악당은 또 다른 나쁜 친구인 타우를 만들어낸다. 따라서, 아밀로이드 악당을 제거한다고 하더라도 타우라는 나쁜 친구가 계속 남아있어서 뇌세포를 손상시키는 것이다.

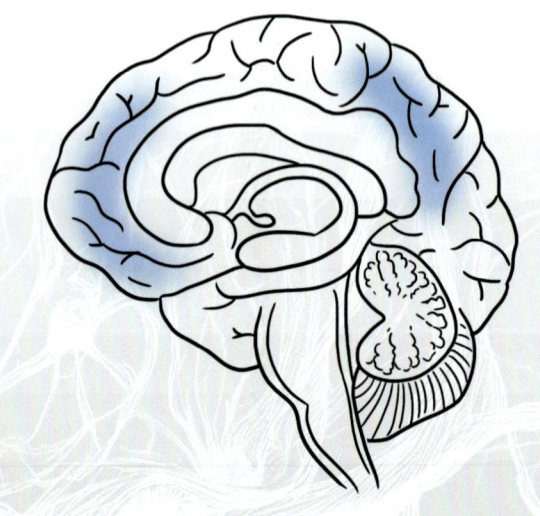

처음에는 아밀로이드(파란색)만 있다가 >>>

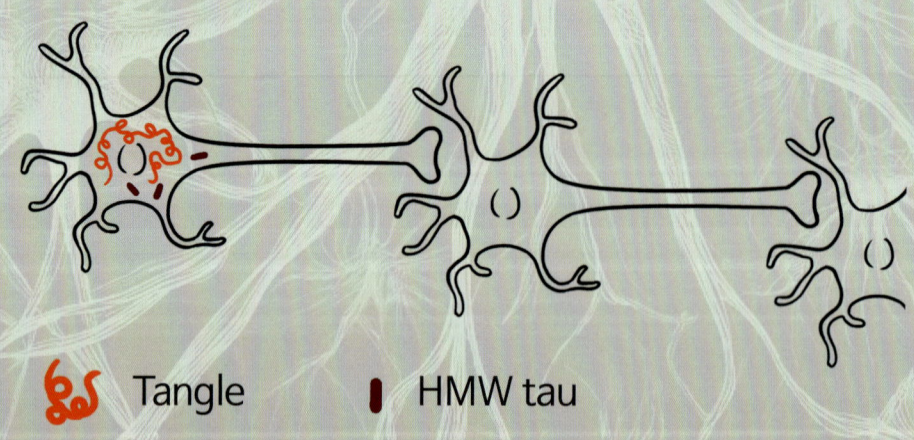

과인산화된 타우(벽돌색)가 만들어지면 마치 세균이 전파되는 것처럼 다른 신경 세포로 전파된다.

뇌세포의 악당인 아밀로이드는 시간이 경과하면
또 다른 악당인 타우를 만들어낸다

🟠 Tau   🔵 Aβ

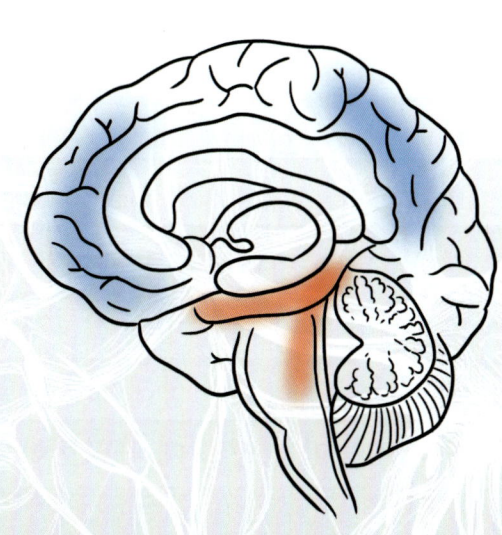

>>> 시간이 지날수록 타우(벽돌색)가 만들어진다 >>>

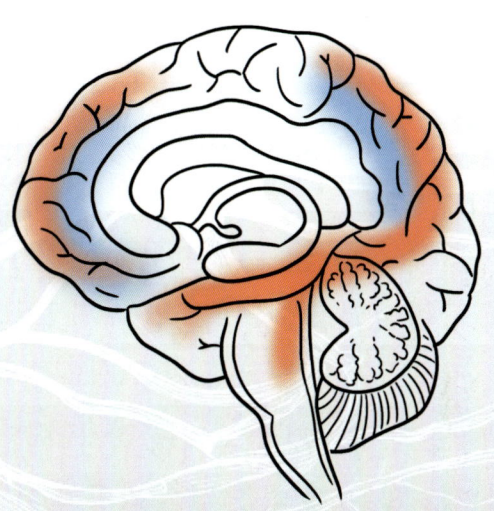

타우(벽돌색)가 처음에는 해마 근처에만 있다가 뇌 전체로 퍼진다

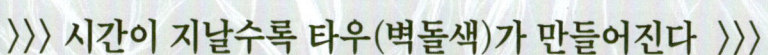

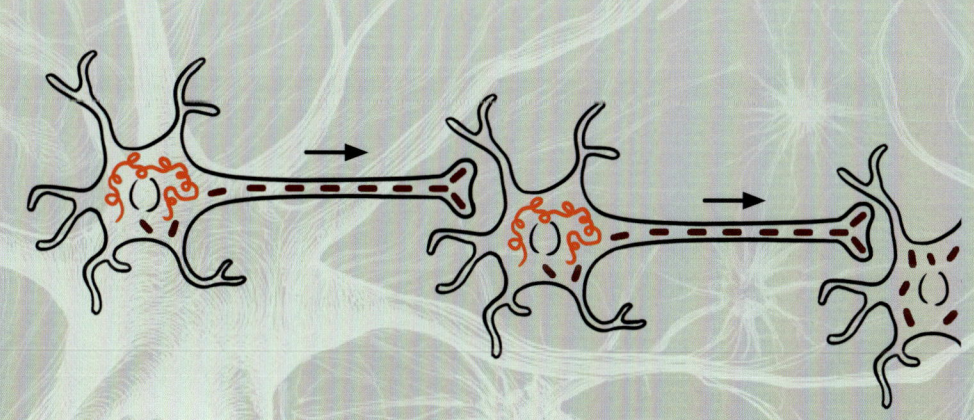

백신치료 빠르면 빠를수록 좋다

아밀로이드 PET 촬영을 해보니 뇌 속에 아밀로이드가 양성인 사람이 있는데, 그 당시 인지기능이 정상인 사람도 있고, 경도인지장애인 사람도 있고, 치매인 사람도 있다.

즉, 알츠하이머병이 있으나 현재 인지단계가 정상, 경도인지장애, 치매로 다양하다. 현재까지 경도인지장애/치매 환자를 대상으로 연구한 결과에 의하면, 아밀로이드를 조기에 제거할수록 인지 저하 억제 효과는 좋다. 다만 인지기능이 정상인 사람의 연구는 현재 진행 중이고, 아직 결과가 나오지 않았다. 왜냐하면 아밀로이드를 제거한 후에 치료 효과를 보려면 5년 내지 10년 동안 길게 추적을 해야 하기 때문이다. 결론적으로 경도인지장애/치매 연구 결과를 확대 해석하면, 인지기능이 정상인 상태에서 아밀로이드가 있는지 없는지를 검사하고, 만약 양성이면 인지기능이 정상일 때 아밀로이드를 제거하는 게 좋을 것이 가장 좋은 시나리오다.

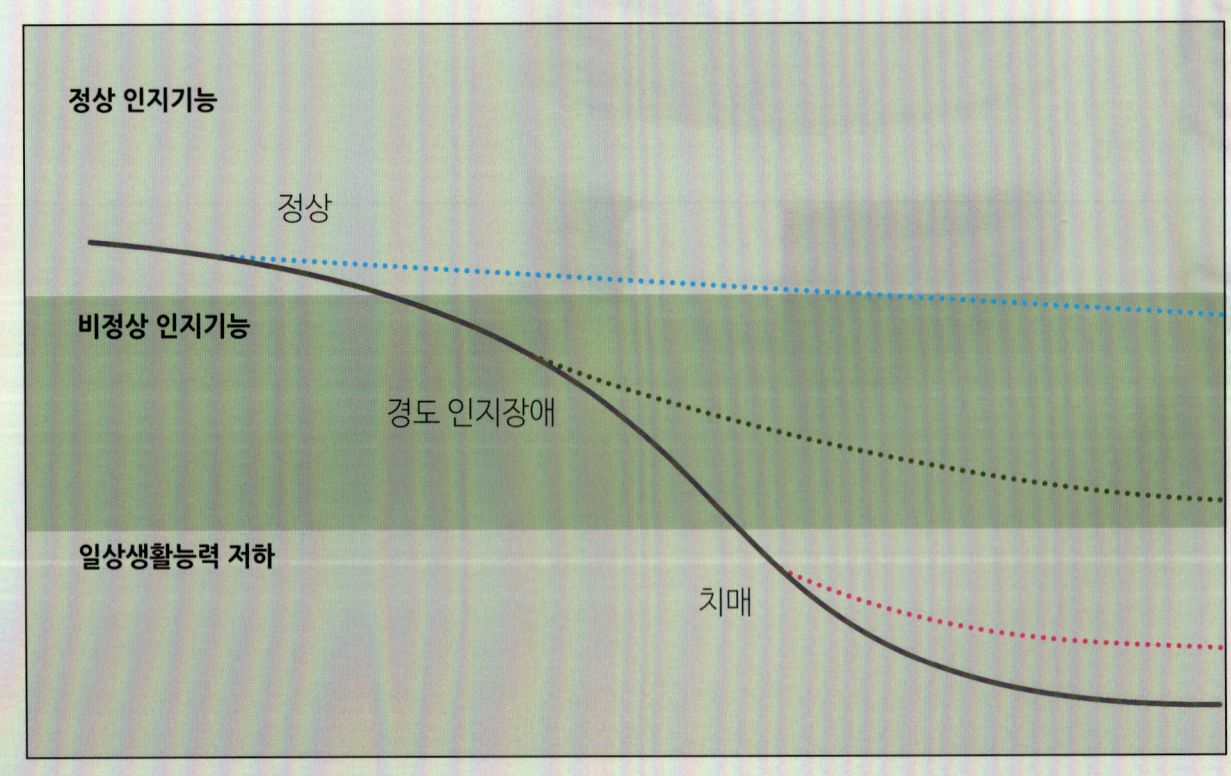

아밀로이드 백신치료 금기사항

아밀로이드 백신치료를 하고 싶어도 다음과 같은 경우는 금기사항으로 되어 있다.

1. 항응고제를 사용하는 경우
혈관 내에 피떡이 생기지 않게 하기 위해 사용되는 약을 강도에 따라 3단계로 분류할 수 있다. (1)항혈소판제: 아스피린, 플라빅스 등 (2)항응고제: 와파린, NOAC 계통(엘리퀴스, 프라닥사, 자렐토, 릭시아나) (3)혈전용해제: 급성기 뇌경색에서 정맥주사 이 중에서 항혈소판제는 괜찮으나 항응고제를 복용하는 사람들은 출혈 위험성이 높기 때문에 백신 치료를 받을 수 없다.

2. MRI를 자주 촬영해야하는데, MRI 촬영이 불가능한 경우
예를 들어 심장박동기, 인공와우, 뇌심부자극기 시술을 한 사람은 불가능하다. 심장박동기 시술을 최근에 한 경우, 심장박동기의 종류에 따라 MRI 촬영이 가능한 경우가 있으므로, 시술한 병원에 문의를 해 보아야 한다.

3. 아밀로이드 혈관병증으로 진단된 경우
아밀로이드 혈관병증이란, 알츠하이머병과 유사한 병으로서 아밀로이드가 뇌실질보다는 혈관벽에 많이 쌓여 있는 질환을 말한다. 아밀로이드 혈관병증은 뇌 MRI에서 표면철침착증(CSS, 110, 111 쪽에 설명)이 있거나 미세출혈이 5개 이상 있을 때 의심한다. 이런 경우 백신 치료 도중 뇌출혈을 잘 일으키므로 아밀로이드 백신치료의 금기 사항으로 되어 있다.

그 밖에 알러지가 심한 사람, 심한 전신질환(예를 들어 조절이 잘 안되는 당뇨, 간질환, 신장질환, 심장질환 등), 자가면역성질환이 활발한 상태, 수유/임신 상태인 경우 금기로 되어 있다.

아밀로이드 백신 부작용 2가지

1. 뇌부종 (ARIA-E)

베타 아밀로이드는 항원으로, 백신 치료제는 항체로 작용하기 때문에 항원과 항체의 결합 즉, 면역 반응 과정에서 뇌부종이 생길 수 있다. 이는 마치 투베르쿨린 반응검사나 알러지 검사에서 주사를 맞은 자리에 부종이 생기는 것과 마찬가지다.

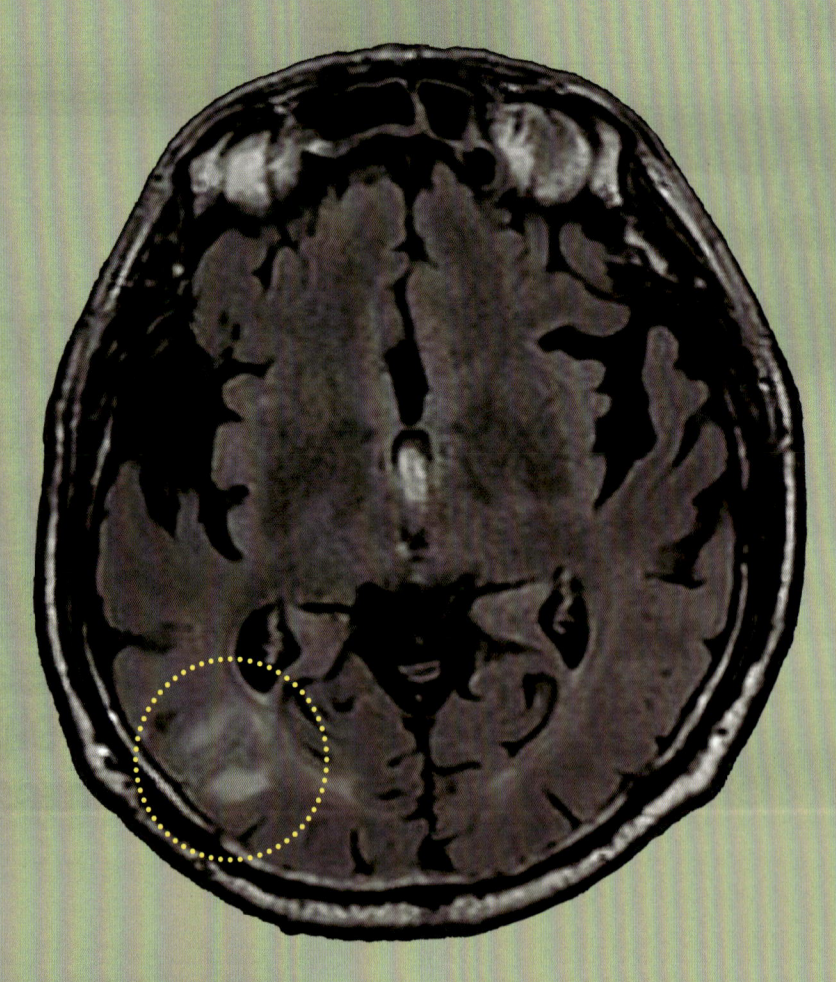

ARIA-E: Amyloid Related Imaging Abnormalities-Edema

2. 뇌출혈 (ARIA-H)

베타 아밀로이드는 뇌실질에도 쌓이지만 미세동맥의 벽에도 많이 쌓여있다. 동맥벽에 있는 아밀로이드(항원)와 백신 치료제(항체)가 결합이 되면, 상기 언급한 바와 같이, 부종도 생기지만 또한 혈관벽이 약해지고 부풀면서 출혈의 원인도 된다. 대부분은 미세출혈로 나타나지만 드물게 큰 출혈이 생기는 사람도 있다.

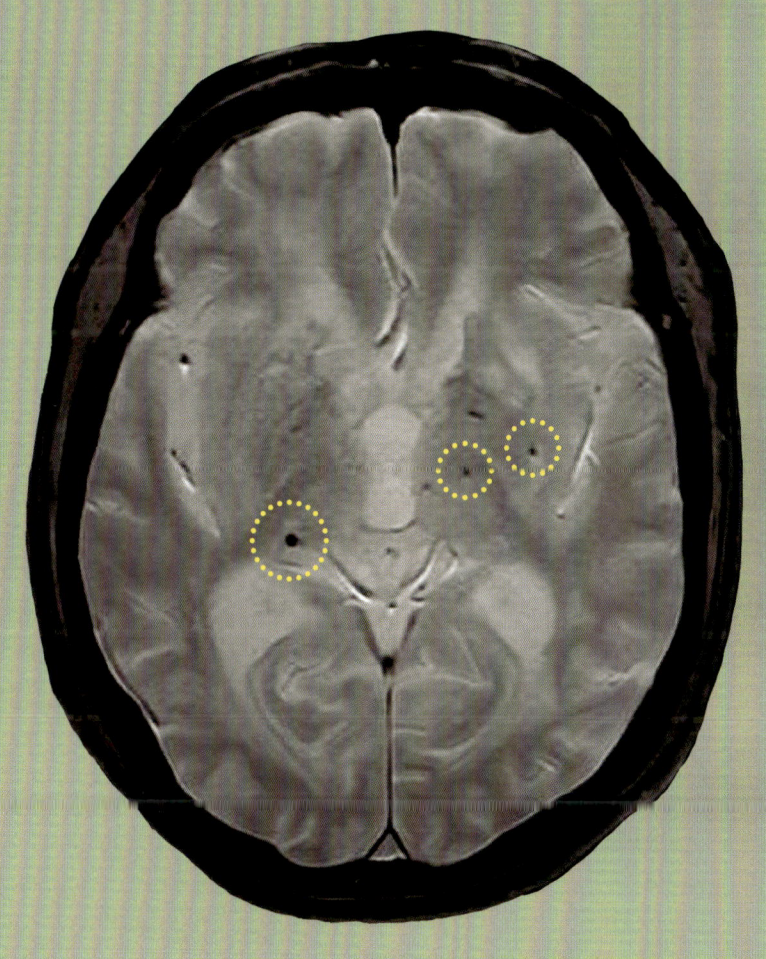

ARIA-H: Amyloid Related Imaging Abnormalities-Hemorrhage

3단계 중의 1단계 : 무증상 뇌부종

무증상 뇌부종이란, 증상은 없는데 MRI를 정기적으로 촬영했을 때 보이는 부종이다. 이런 경우 뇌부종이 작은 편이다. 아두카누맙의 경우 무증상 뇌부종이 차지하는 비율은 전체 환자의 약 30%에 해당한다.

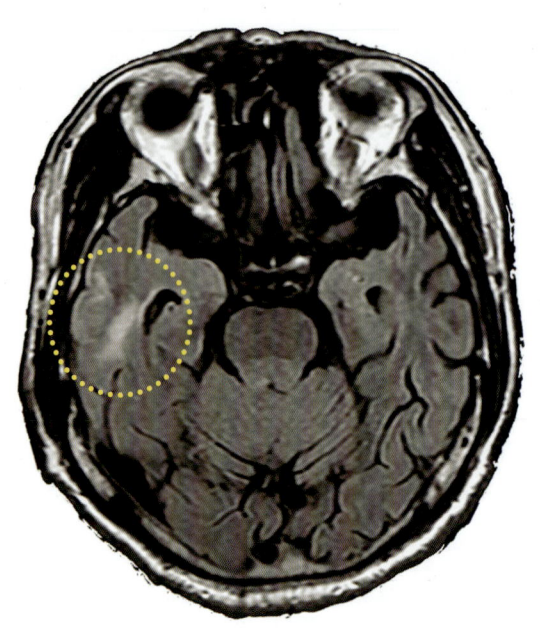
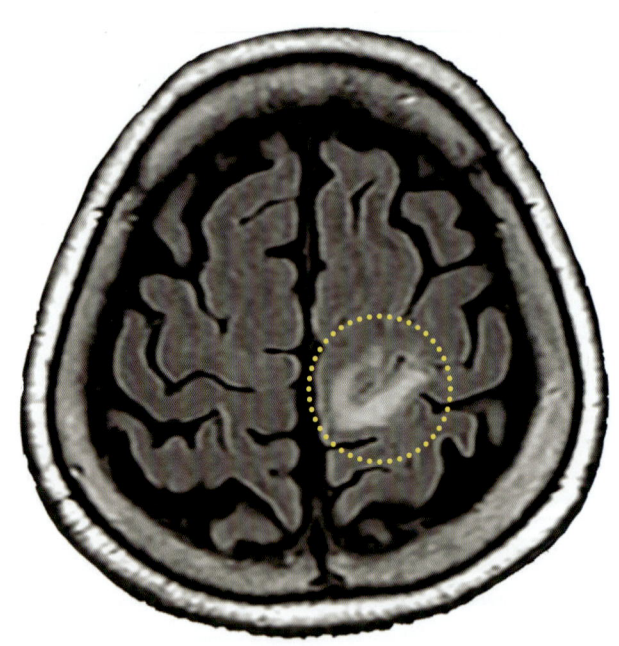

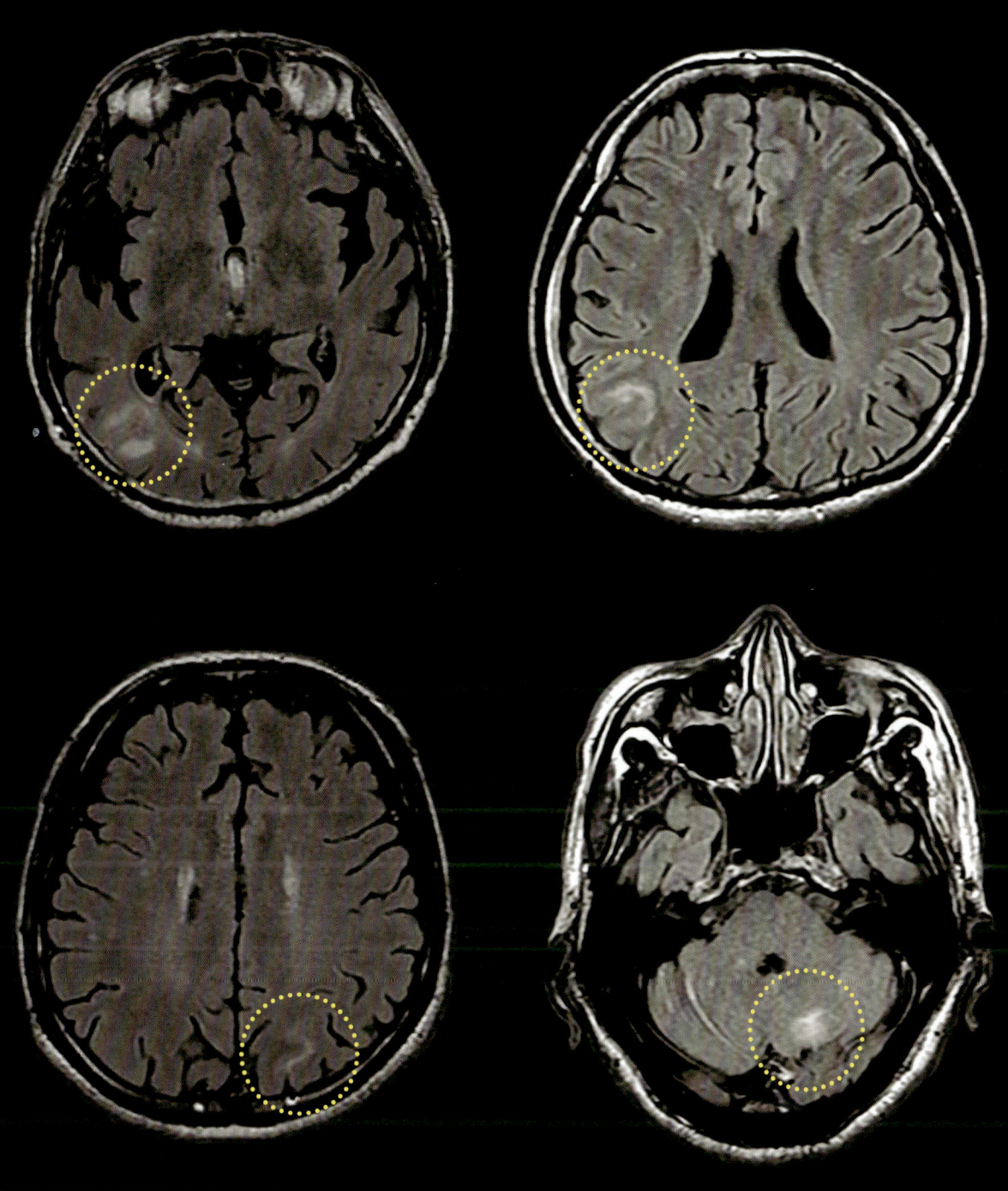

해피마인드 의원 아두카누맙 투여 중 나타난 무증상 뇌부종의 예시

3단계 중의 2단계 : 경한 유증상 뇌부종

2단계 부종은 비교적 사이즈가 크고 이 때는 증상이 생기는데 두통, 어지럼증, 중심을 못 잡는 증상, 잘 안 보이는 증상 등이 생길 수 있다. 부종은 시간이 지나면 저절로 소실되고 부종이 없어진 걸 확인한 다음 투여를 재개한다. 이와 같은 경한 유증상 뇌부종은 아두카누맙의 경우 전체 환자의 10%에 해당한다.

해피마인드 의원 아두카누맙 투여 중 나타난 경한 유증상 뇌부종의 예시

아두카누맙 부작용 시 나타나는 임상증상

- 두통
- 어지럼증
- 메스꺼움
- 눈이 침침
- 걸을 때 넘어지려고 함
- 평소와 다른 피로감

저자는 118쪽에 언급한 대로 국내에서 처음으로 아밀로이드 백신치료를 하고 있는데, 백신치료를 하는 도중 치매가 초기에서 중기로 발전한 경우가 있었다. 이런 경우 부작용 모니터링에 두가지 문제가 있었다.

첫째, 위에 언급한 부작용을 잘 호소하지 못하여 부작용 모니터링을 하는데 어려움이 있었다.
둘째, 부작용 모니터링을 위해 MRI를 한달 간격으로 촬영할 때 환자가 MRI통 속에서 견디질 못하거나 움직여서 협조가 안될 때가 있었다.

따라서, 치매 중기에 백신치료를 할 때 이런 점을 고려해야 한다.

3단계 중의 3단계: 심한 유증상 뇌부종

아두카누맙의 경우 전체 환자의 1%에서는 생명을 위협하는 심각한 부작용이 발생한다. 이때는 혼동상태를 보이고 경련을 일으키고 의식이 저하될 수 있다.

이런 경우 병원에 입원하여 부종을 빼는 약을 투여해야 한다. 증상이 심각해 중환자실에 입원할 수도 있다. 아두카누맙 임상시험을 하는 과정에서 전세계 환자 3200명 정도가 아두카누맙을 투여 받았는데 이 중 한 분이 사망을 하였다고 매스컴에서 보도된 바 있다.

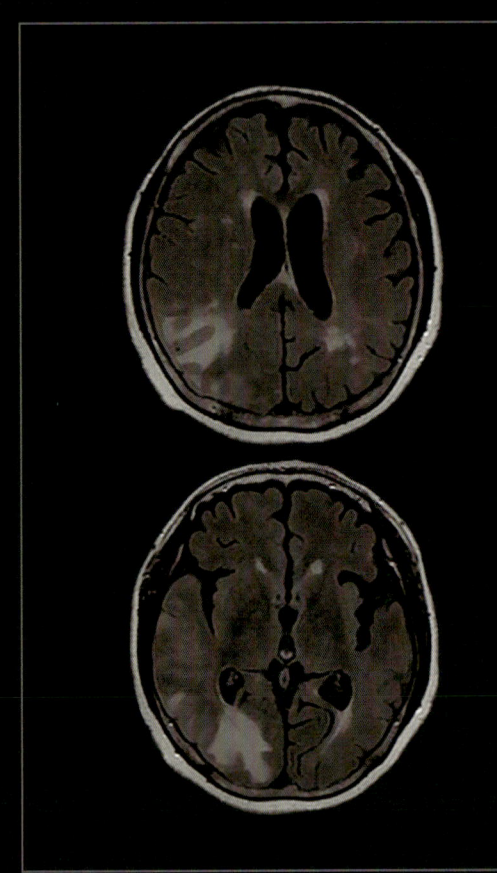

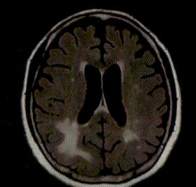 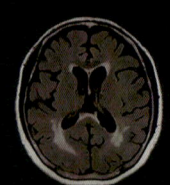 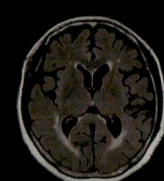 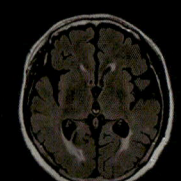

해피마인드 의원 아두카누맙 투여 중 나타난 심한 뇌부종의 예시

MRI 수평 단면에서 여러 단면에 흰색 음영이 보이는데 이것이 뇌부종이다. 뇌부종은 일종의 염증에 의해 혈액 성분이 혈관 근처로 빠져 나가서 물기가 증가한 것으로 보면 된다. 물기가 증가하면 MRI에서는 흰색으로 보인다. 이렇게 심한 뇌부종이라도 맨 아랫줄 사진과 같이 수개월 내에 모두 소실된다.

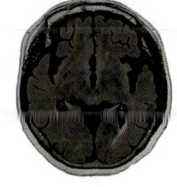 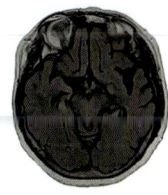 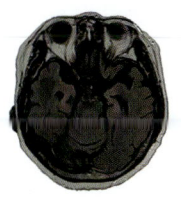 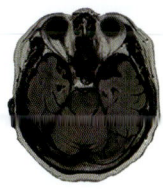

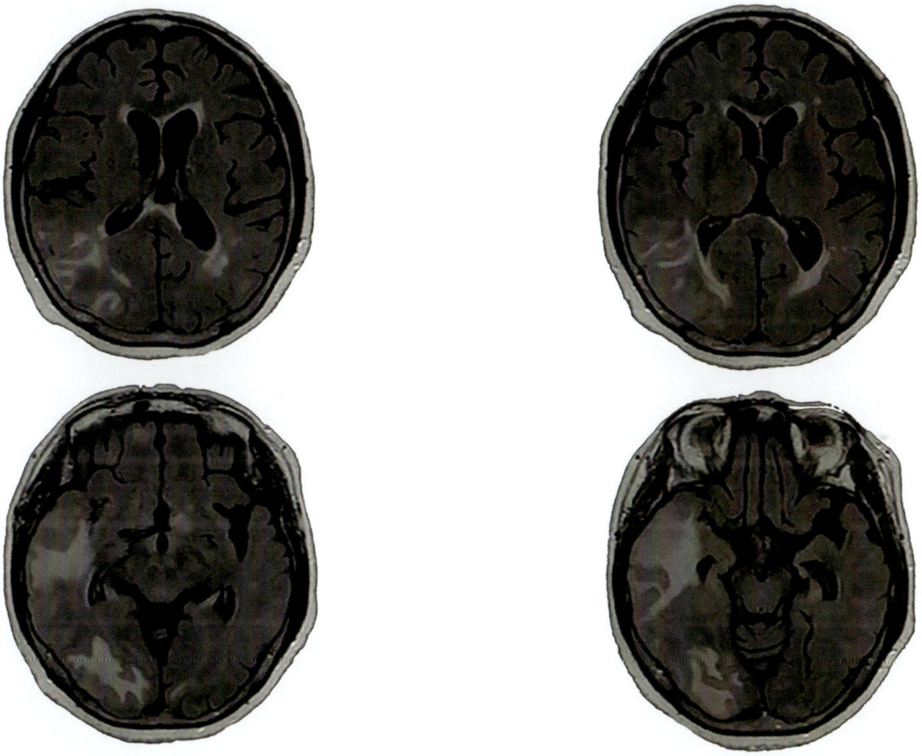

뇌부종 발생 2개월 후에 촬영한 MRI에서 뇌부종이 거의 소실된 것을 볼 수 있다.

두번째 부작용은 뇌출혈이고 미세출혈과 큰 출혈이 있다

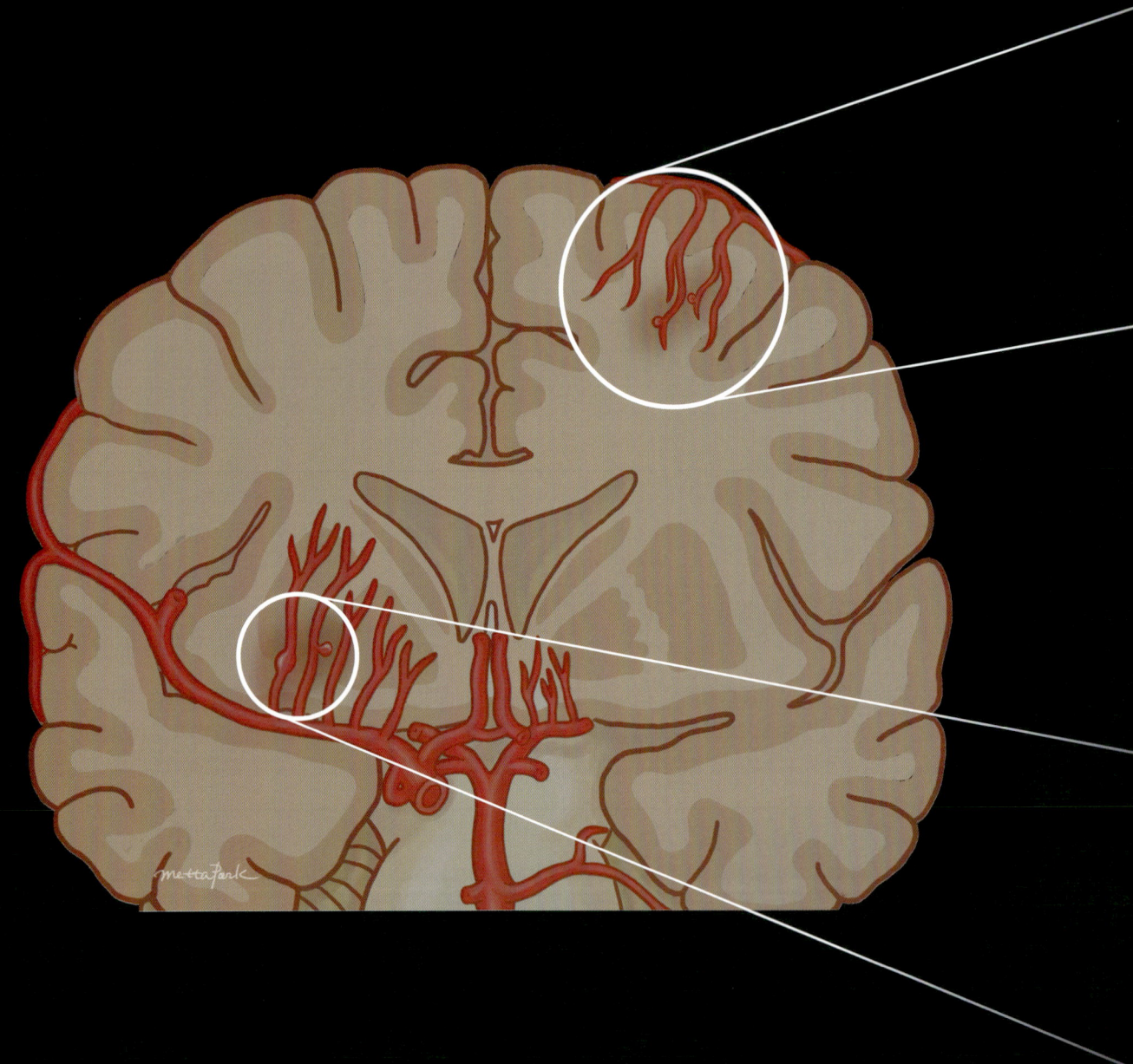

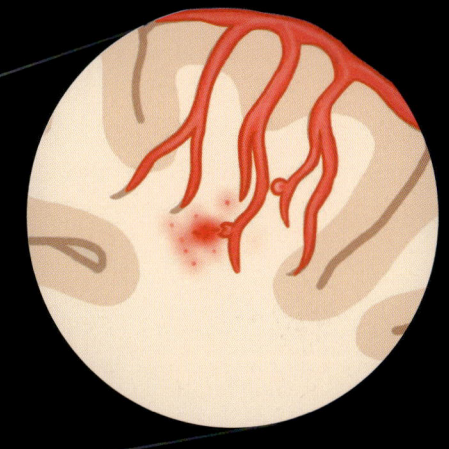
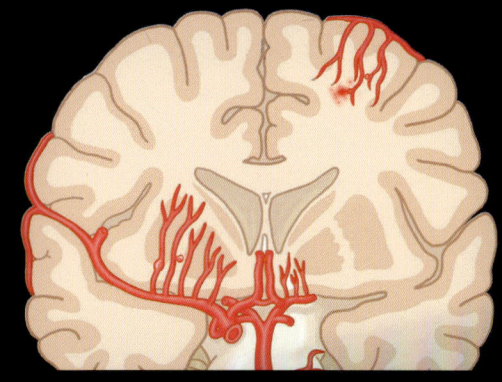

미세출혈

미세혈관벽에 아밀로이드가 쌓여 있고, 여기에서 항원 항체 반응이 일어나면 혈관벽이 약해져서 혈관꽈리가 발생하고 이것이 작게 터지면 미세출혈이 생긴다. GRE라는 MRI 촬영해보면 까만 점으로 보인다. 언급한 혈관꽈리가 크게 터지면 큰 출혈이 생긴다.

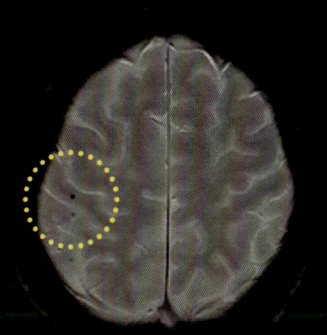
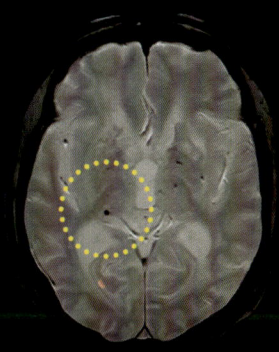

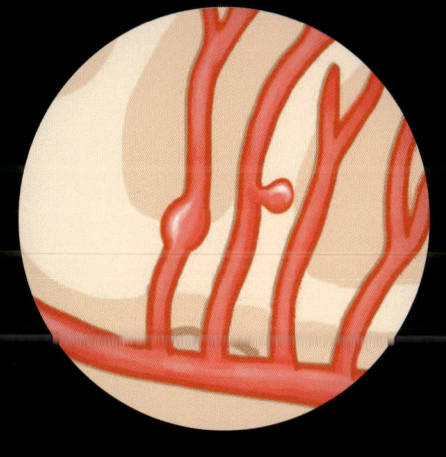
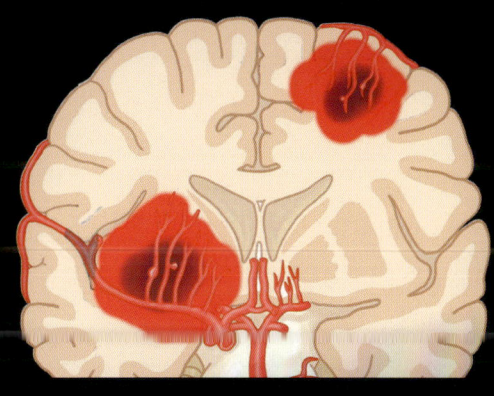

큰 출혈

표면철침착증이 나타나는 기전

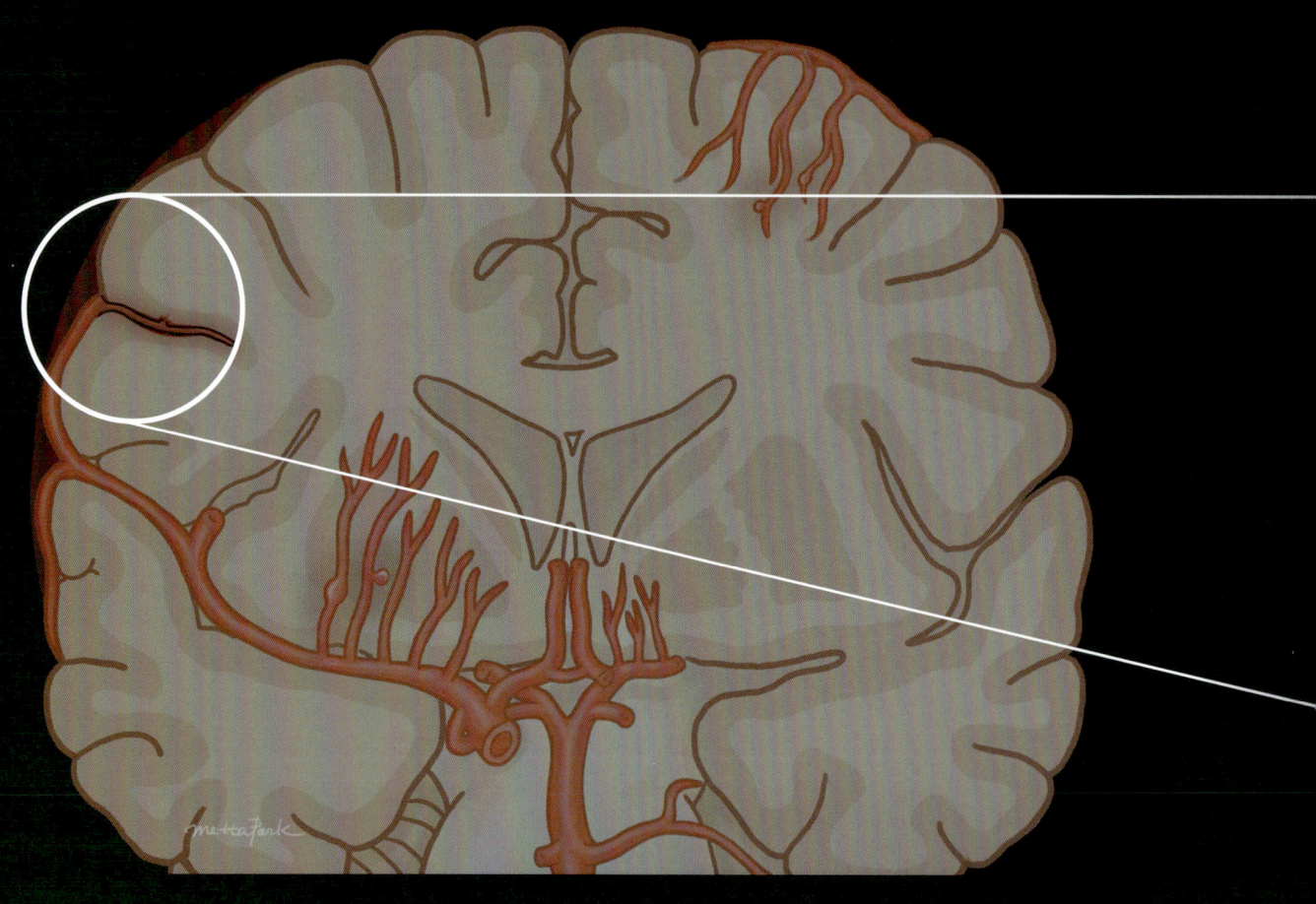

위에 언급한 혈관꽈리가 뇌 표면 주름의 골짜기(뇌고랑)에 숨어 있는 경우, 이것이 터지면 뇌표면을 따라 피가 퍼지면서 작은 지주막하 출혈을 일으킨다. GRE라는 MRI를 촬영해 보면 뇌고랑을 따라 마치 철길처럼 까만 선이 있는 것을 볼 수 있다. 까맣게 보이는 이유는 출혈이 되면서 헤모글로빈 속에 있는 철 성분이 밖으로 빠져 나와서 뇌고랑에 침착이 되기 때문이다. 그래서 철침착증이라고 부르고, 이 철침착증은 미세출혈보다는 더 심각한 출혈이다.

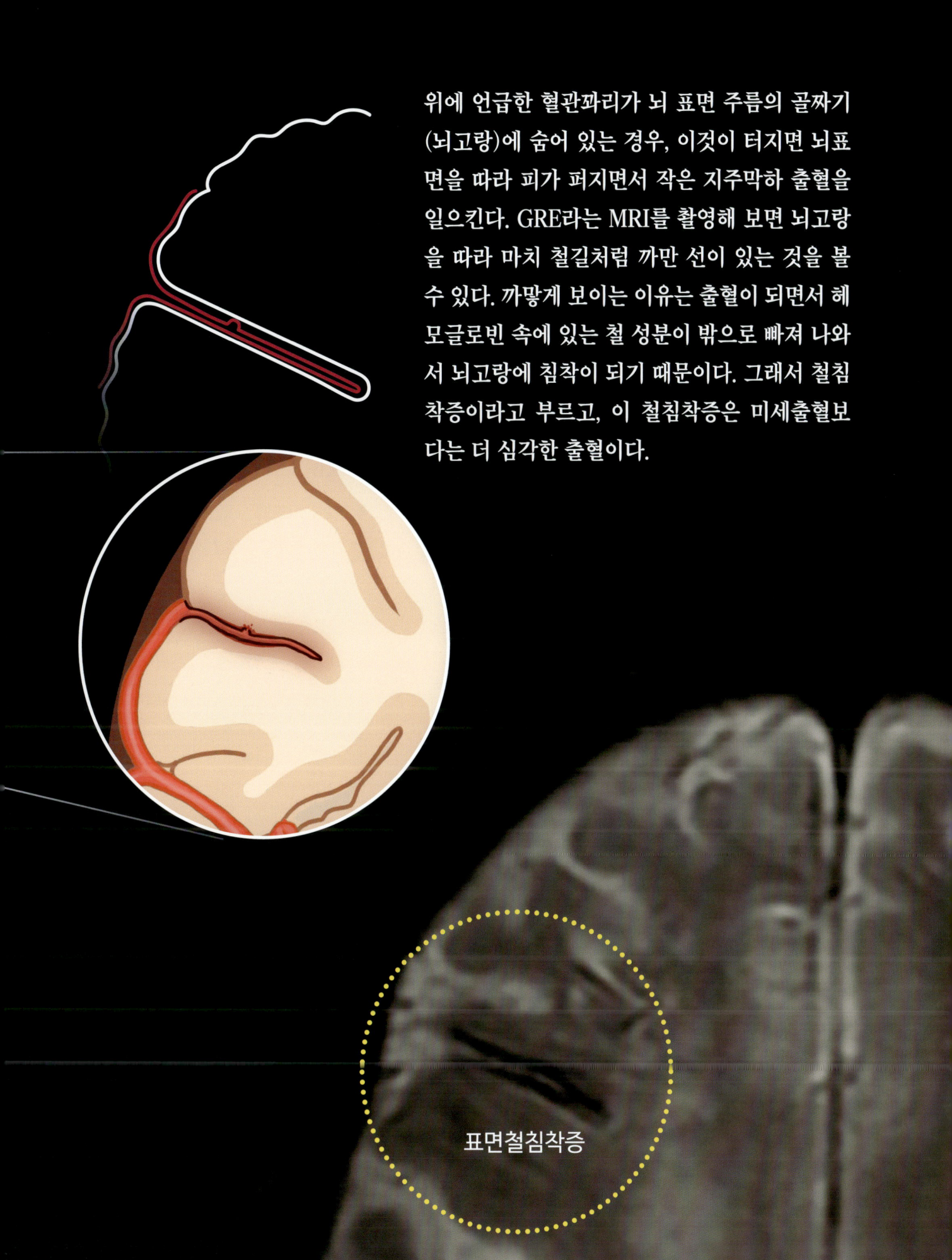

표면철침착증

3가지 약제에 대한 부작용 비교

뇌부종

약제	유전자 타입	뇌부종 전체	무증상 뇌부종	경미한 유증상 뇌부종	심각한 뇌부종
아두카누맙 (10mg/kg 투여 그룹 기준)	전체	35.2%	30%	10%	1%(1명 사망)
	e33/ e23	20.3%			
	e34	35.9%			
	e44	66%			

약제	유전자 타입	뇌부종 전체	무증상 뇌부종	경미한 유증상 뇌부종	심각한 뇌부종
레카네맙 (10mg/kg 투여 그룹 기준)	전체	12.6%	9%	2.8%	0.8%(3명 사망)
	e33/ e23	5.4%		1.4%	
	e34	10.9%		1.7%	
	e44	32.6%		9.2%	

약제	유전자 타입	뇌부종 전체	무증상 뇌부종	경미한 유증상 뇌부종	심각한 뇌부종
도나네맙 (10mg/kg 투여 그룹 기준)	전체	24%	17.9%	4.6%	1.5%(3명 사망)
	e33/ e23	15.7%			
	e34	22.8%			
	e44	40.6%			

뇌출혈

약제	유전자 타입	뇌출혈 전체	미세출혈	표면철침착증	1cm 이상의 뇌출혈
아두카누맙	전체	19.1%		14.7%	0.3%
	e33/ e23	12.4%		6.2%	0.6%
	e34	22.7%		19.1%	0.1%
	e44				

약제	유전자 타입	뇌출혈 전체	미세출혈	표면철침착증	1cm 이상의 뇌출혈
레카네맙	전체	17.3%	14.0%	5.6%	0.6%
	e33/ e23	8.3%			
	e34	8.4%			
	e44	12.1%			

약제	유전자 타입	뇌출혈 전체	미세출혈	표면철침착증	1cm 이상의 뇌출혈
도나네맙	전체	31.4%		15.7%	0.4%
	e33/ e23				
	e34				
	e44				

Aducanumab참고문헌 Salloway등 JAMA neurology 2021
Lecanemab 참고문헌: van Dyke 등 NEJM 2022
Donanemba 참고문헌 Sims등 JAMA 2023

레카네맙(레켐비), 미국과 일본에 이어
한국에도 승인되다

미국에서 2023년 1월에 승인된 레켐비가 2024년 5월 국내 식약처를 통과하였다. 수개월 간의 행정절차를 거쳐 2024년 말에 병·의원에 들어올 예정이다. 아두카누맙에 비해 부작용이 4분의 1밖에 되지 않고 효과도 더 좋은 것으로 알려져 있기 때문에, 아두카누맙을 168명이나 치료해 본 경험이 있는 저자로서는 많은 기대가 된다.

레켐비 투여 방법

레켐비는 아두카누맙과는 달리 서서히 용량을 증가시키지 않고, 처음부터 kg당 10mg를 정맥 투여한다. 아두카누맙은 1달에 한번 정맥 주사하지만, 레켐비는 2주에 한번 주사한다. 주사 시간은 1시간으로 아두카누맙과 동일하다. 공복은 필요 없지만 과식보다는 가벼운 식사를 권유한다. 또한 정맥주사를 위해 짧은 소매를 입고 오면 좋다. 투여 기간은 1년~1년 반 정도이지만, 환자의 상태에 따라 더 길어질 수 있다. 특히 센틸로이드 값이 높은 경우 그 값이 25이하로 내려갈 때까지 투여해야 하므로 시간이 더 걸릴 수 밖에 없다. 이런 면에서 치료 계획과 치료 종료 결정을 할 때 센틸로이드 값을 참고할 수 밖에 없다.

레켐비 효능

레켐비의 아밀로이드 제거 효과는 88쪽에 제시한대로 우수하다. 모든 아밀로이드 백신은 90쪽에 기술한 바와 같이 증상 호전을 기대할 수 없고 덜 나빠지는 것(악화 지연)이 목표다. 레켐비의 **악화 지연 효과**는 3개월부터 나타난다. 1년 반 투여했을 경우, 위약군에 비해 27% 덜 나빠진다. 이 정도의 효과를 보기 위해 고비용을 지불해야 하고, 부작용을 감수해야 하고, 1년 이상 매달 2번 주사를 맞는 것은 가성비가 떨어진다고 반박하는 사람이 있다. 그 말이 맞다. 더구나 경제적으로 어려운 경우 보람이 없다. 그러나 저자의 사견을 피력한다면, **악화지연효과** 27%같은 숫자는 그룹 분석에서 나온 숫자로서 개인차가 있다. 다시 말해, 호전되는 사람도 있고 훨씬 많이 악화되는 사람도 있다는 뜻이다. 또한 임상연구를 할 때, 연구결과에 영향을 미치는 교란변수를 최소화하기 위해 운동, 인지훈련 등 생활습관을 강조하지 않는다. 따라서, 백신으로 아밀로이드를 제거하면서 운동이나 인지훈련을 적극적으로 한다면 좀 더 좋은 결과가 있을지도 모른다.

레켐비 부작용

1. 심한 알러지 반응:
이것은 모든 단백질 약에 일어나는 과민반응으로서 매우 드물지만 아나필락시스라는 쇼크반응이 나타날 수 있다. 또한 호흡곤란, 두드러기/발진, 얼굴과 입술, 혀 등이 붓는 증상이 발생할 수 있다.

2. 정맥투여 당시 생기는 부작용:
레켐비로 인한 뇌부종은 다른 약에 비해 현저히 적은 편이지만, 투여 당시에 나타나는 부작용은 다른 약에 비해 높은 편이다. 25%에서 나타날 수 있다고 알려져있다. 발열, 오한, 근육통, 오심, 구토, 맥박이 느려지거나 빨라지면서 가슴이 뛰는 증상, 호흡 곤란 등이 나타날 수 있는데 첫번째, 두번째 정맥주사할 때 가장 흔하고 갈수록 빈도가 낮아진다고 한다. 이런 부작용 때문에 주사시간은 1시간이지만 병원 체류 시간은 3시간이 될 수도 있다. 레켐비 주사 때 공복을 할 필요는 없으나 가볍게 식사를 하는 것이 좋을 것 같다. 혹시 구토를 하는 경우 과식하면 자칫 흡인성 폐렴으로 이어질 수 있기 때문이다.

3. 아밀로이드 백신 치료 때 발생하는 ARIA(뇌부종과 뇌출혈):
112쪽 표에 표시한대로 뇌부종은 전체 평균 12.6%인데 아포E 유전자 33(또는 23), 34, 44 유형에 따라 각각 5.4%, 10.9%, 32.6% 이다. 뇌출혈은 전체 평균이 17.3%인데 유전자 33(또는 23), 34, 44 유형에 따라 각각 8.3%, 8.4%, 12.1%이다. 아두카누맙이나 도나네맙에 비해 매우 유리한 편이다. ARIA를 모니터링을 위해 MRI를 촬영하는데 치료 전 1년 이내, 5번째, 7번째, 14번째 투여 전에 촬영하되, 증상이 나타나면 촬영을 추가한다. MRI에서 큰 출혈이 보이거나 표면철침착증이 1개, 치료 시작 후 새로 발생한 미세출혈이 10개를 초과하면 치료를 중단하는 것을 권유한다. ARIA가 증상을 동반하는 경우, 두통, 어지럼증, 중심을 잘 못 잡는 증상, 잘 안 보이는 증상, 혼동을 보일 수 있고 중증인 경우에는 뇌졸중 유사증상, 발작을 보일 수 있다.

레켐비를 투여할 수 없는 환자 (자세한 것은 99쪽 참조)

1. 와파린이나 NOAC같은 항응고제를 사용하는 경우 뇌출혈의 위험이 있음.
2. 심장박동기, 인공와우, 뇌심부자극기 시술로 MRI를 자주 찍을 수 없는 경우: 심장박동기를 잠시 끄고 촬영한다 하더라도 백신 부작용이 의심되어 급하게 MRI를 찍어야 하는 경우 문제가 생길 수 있음.
3. 아밀로이드 혈관병증이 의심되는 경우: GRE라는 MRI에서 표면철침작증이 있거나 미세출혈이 다수 있는 경우
4. 치매가 중증인 경우도 레켐비를 투여 받을 수 있으나, 효과가 덜하다고 알려져 있음.
5. 그 밖에 약에 알러지 반응이 심한 사람, 임신 수유 중인 사람(30-40대에도 알츠하이머병에 걸릴 수 있음), 전신질환이 심해 신체 상태가 허약한 환자 등이 금기에 해당함.

제6부
해피마인드 의원 아두카누맙 백신치료 경험

2024년 5월 31일 현재, 해피마인드 의원에서 아두카누맙 치료를 받고 있는 분들은 모두 168명이다. 부작용 중 뇌부종은 168명 중 한 번이라도 뇌부종을 보인 분은 32명으로 19%로 나타났다.

아두카누맙의 뇌부종은 35.2%로 알려져 있으나 예상보다 적었고, 아포E 유전형에 따라 많은 차이를 보였다. 미세출혈은 168명 중 6명에게 보일 정도로 미미한 수준이었고, 이 중 2명은 미세출혈 뿐만 아니라 표면철침착증도 보였다.

2024년 5월 31일 현재, 168명 중 13명은 치료를 중단하였다. 중단 이유는, 약에 대한 불신감(5/13), 비용부담(3/13), 중풍 등 다른 지병 발생(3/13), 부작용 발생(1/13), 환자 본인 거부(1/13)였다.

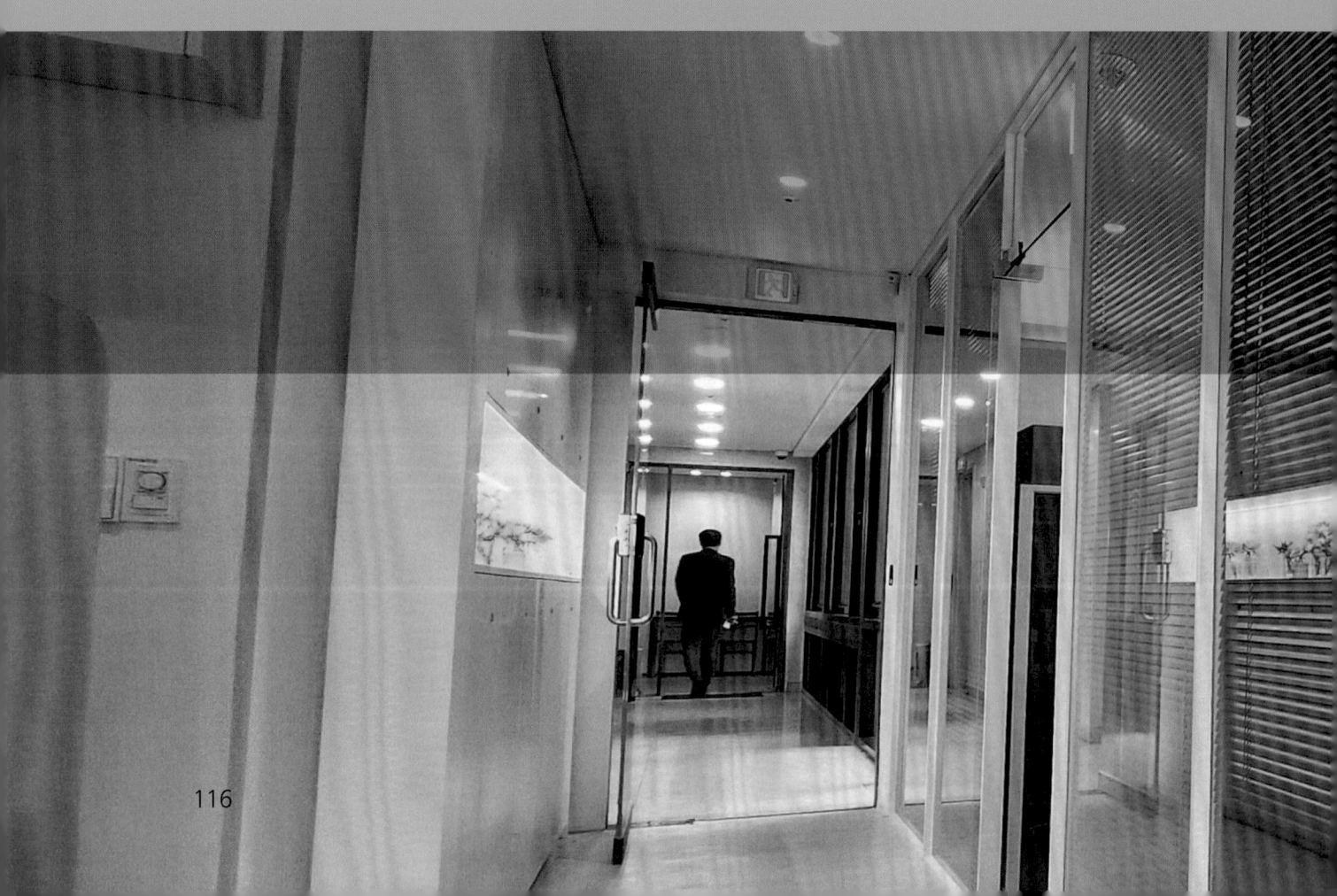

치료 효과 중 첫째, 아밀로이드 제거 효과는 다음과 같다. 2024년 5월 31일 현재, 치료 후 아밀로이드 PET 뇌촬영을 한 사람은 35명이었는데 이 중 2명만 기대치를 못 미칠 뿐 나머지 33명은 눈에 띄게 아밀로이드가 감소한 것이 목격되었다. 이들 33명 중 15명은 음성으로 전환되었고, 7명은 '거의 음성'이 되었다. 음성 전환이 덜 된 분들은 대부분 추가로 맞고 있거나, 일부 환자들은 경제적인 사정으로 보류를 하고 있는 중이다

둘째, 인지기능 효과는 기대 이상이었다. 서울 CST라는 100점 만점 짜리 인지기능 검사로 판정을 해 본 결과 약 69%는 유지가 되거나 호전을 보였고, 31%만 악화를 보였다.

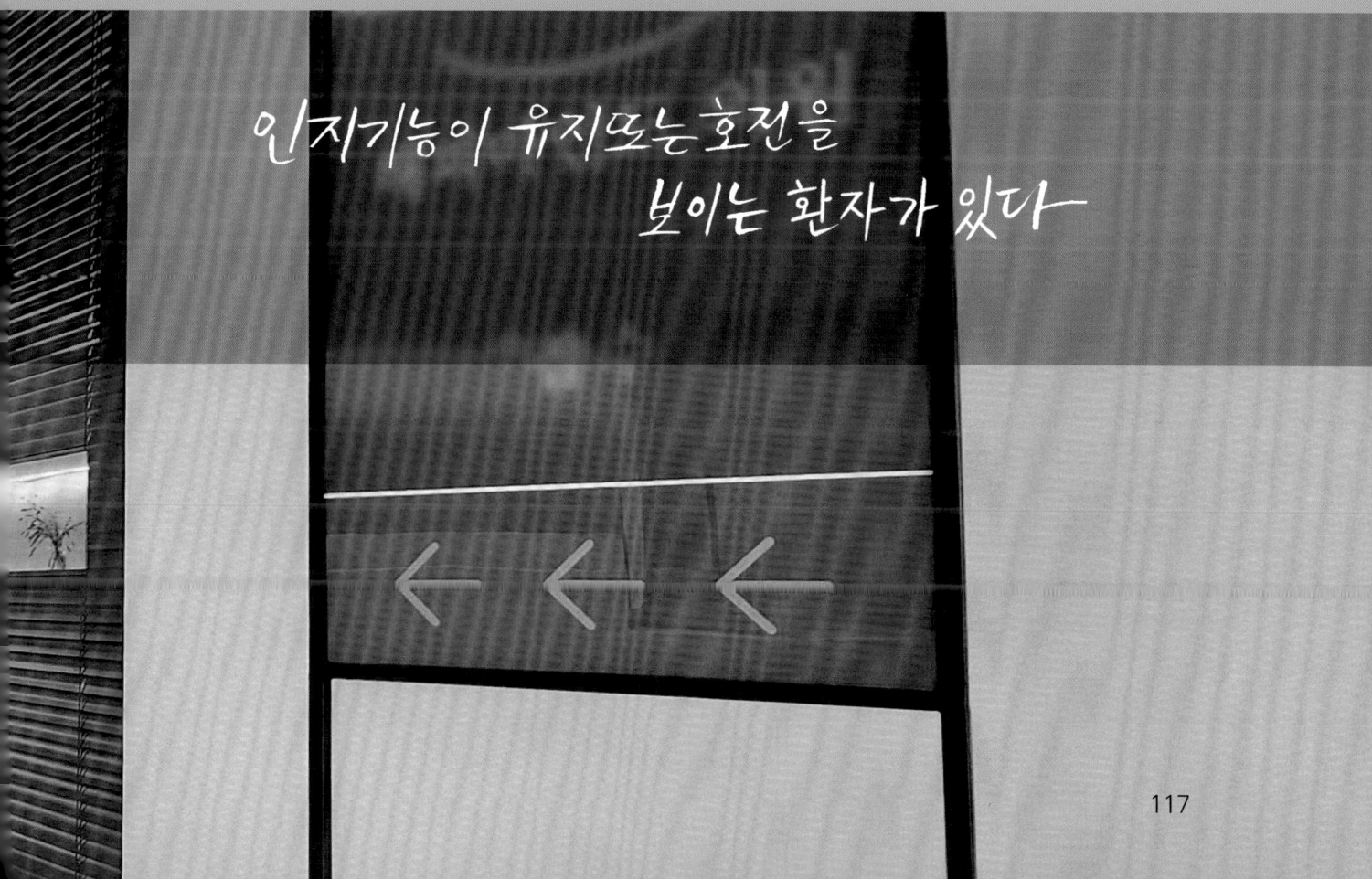

인지기능이 유지 또는 호전을 보이는 환자가 있다

해피마인드 의원 아두카누맙 투여 경위

아두카누맙은 2021년 6월 21일에 미국 FDA승인을 받았으나 국내에서 승인받은 약은 아니다. 그러나 아밀로이드 PET로 알츠하이머병이 확진되고 아두카누맙 치료 가이드라인에 합당한 경우 한국희귀필수의약품센터를 통해서 미국에서 직접 구입할 수 있는 통로를 열어 주었기 때문에 국내에서도 투여가 가능했다. 이는 마치 항암제가 급히 필요한 사람이 미국은 승인이 되고 국내는 아직 승인이 안되었을 때 희귀의약품 센터를 통해서 구입하는 것과 마찬가지인 방식이다.

해피마인드 의원에서는 2022년 5월부터 2024년 5월 31일까지 168명이 치료받았거나 받고 있다. 아두카누맙은 정맥주사(1시간 주사)이고 한 달에 1번으로, 12번 내지 20번 정도 맞게 된다. 다음 페이지 위쪽 상단에 있는 그림과 같이 처음에는 kg 당 1mg로 시작하여 점차 kg 당 10mg(10배 용량)까지 증량한다. 저용량에서는 부작용이 생기지 않다가 고용량으로 가파르게 증량할 때 부작용이 가장 많다가 10배 용량을 6번 정도 투여하면 그 다음에는 별로 부작용이 없는 편이다.

따라서, 부작용을 최소화하는 첫번째 방법으로 유전자 타입에 따라 증량하는 방법을 달리 하였다. 즉 아포E 34 또는 44인 경우, 천천히 증량하였다. 부작용을 최소화하는 두번째 방법으로서 3배 용량 이후부터 10배 용량 6회까지 투여 직전 매달 MRI를 촬영하였다.

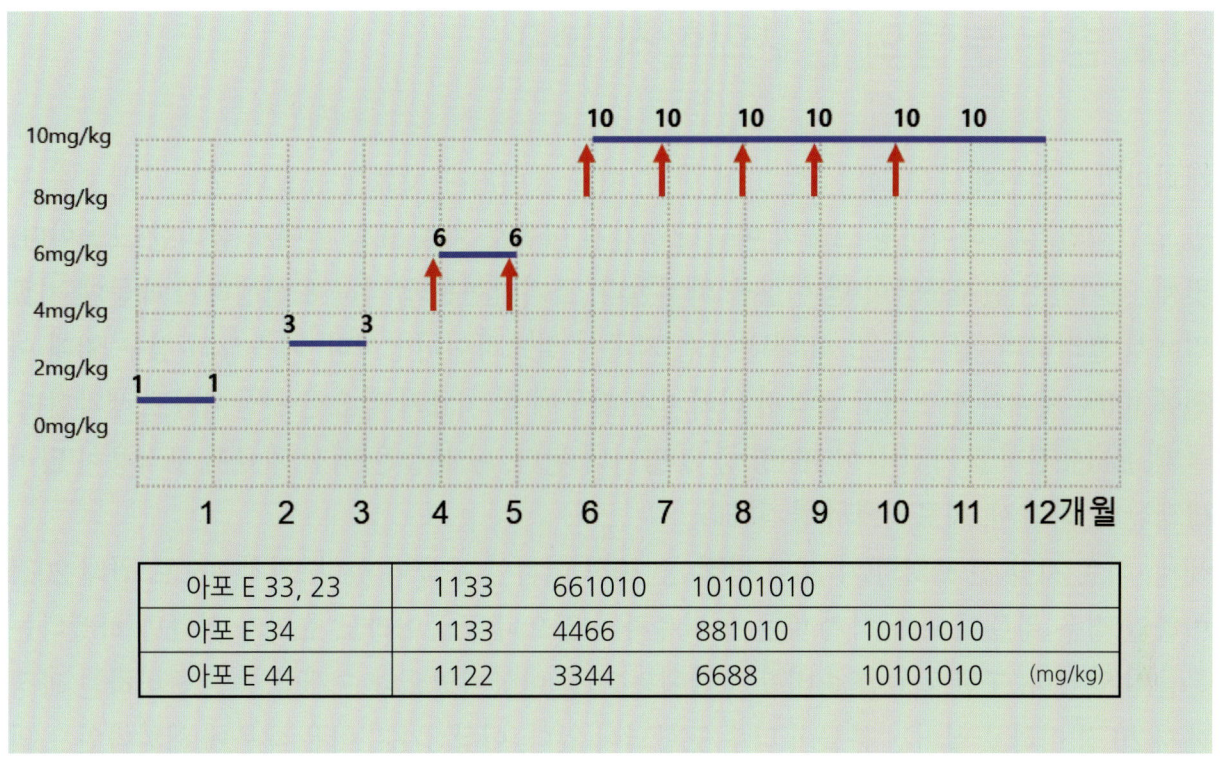

약 비용: 한국희귀필수의약품센터를 통해서 구입하는 약값의 비용은 대략 2500만원에서 3500만원 사이였다. 이 비용은 환자들이 직접 한국희귀필수의약품센터를 통해서 미국 회사에 지불하는 비용이었다(해피마인드 의원에서 받는 비용이 아님). 이 비용이 개인차가 있는 이유는 환자의 체중(kg)당 구입하고, 환율이 수시로 변하기 때문에 개인차가 있었다.

참고로 2024년 1월 31일 이후에는 신규신청을 받지 않고 있다.
그 이유는 아두카누맙의 효능, 부작용 같은 이유가 아니라 아두카누맙을 생산하는 바이오젠 회사가 두번째 신약인 레카네맙도 생산하는데 아마도 생산라인을 레카네맙으로 일원화하기 위해 아두카누맙의 신규 등록을 받지 않는 것 같다.

해피마인드 의원에서
치료 받는 분들의 인구의학적 분포

해피마인드 의원에서 2024년 5월 31일 현재, 치료 중이거나 치료를 종료한 분들의 분포를 보면 일반적인 알츠하이머병 그룹이 아니다. 3가지 이유로 치료 효과 면에서 불리한 그룹이다. 첫째, 조기발현 환자분들이 반 이상을 차지한다. 조기발현은 급격하게 진행하기 때문에 치료면에서 불리하다. 참고로 30-40대 분들은 가족성 알츠하이머병이다. 가족성의 경우 50대 이전에 100% 치매가 발현되고 급격히 나빠지기 때문에 꼭 치료가 필요한 분들이라고 생각한다. 둘째, E44유전자를 가진 분이 168명 중 20명이나 된다. 이 분들은 백신 치료시 부작용이 많이 발생한다. 따라서, 치료면에서 불리하다.

셋째, 치료 시작 전 MMSE가 30점 만점 중 20점 이하인 분들이 있다. 원칙적으로 원래 20점 이하인 경우 치료 효과가 적기 때문에 권유하지 않으나 조금이라도 효과가 있다면 하겠다는 분들이 있었다. 또한 치료를 준비할 무렵에는 20점 이상이었으나 수개월 동안 준비하는 과정에서 20점 이하로 떨어진 분들이 다수 포함되어 있다. 이상 3가지 이유 때문에 해피마인드 의원에서의 치료 효과를 일반화할 수는 없다.

(1) 연령별 분포 : 평균연령 약 68세

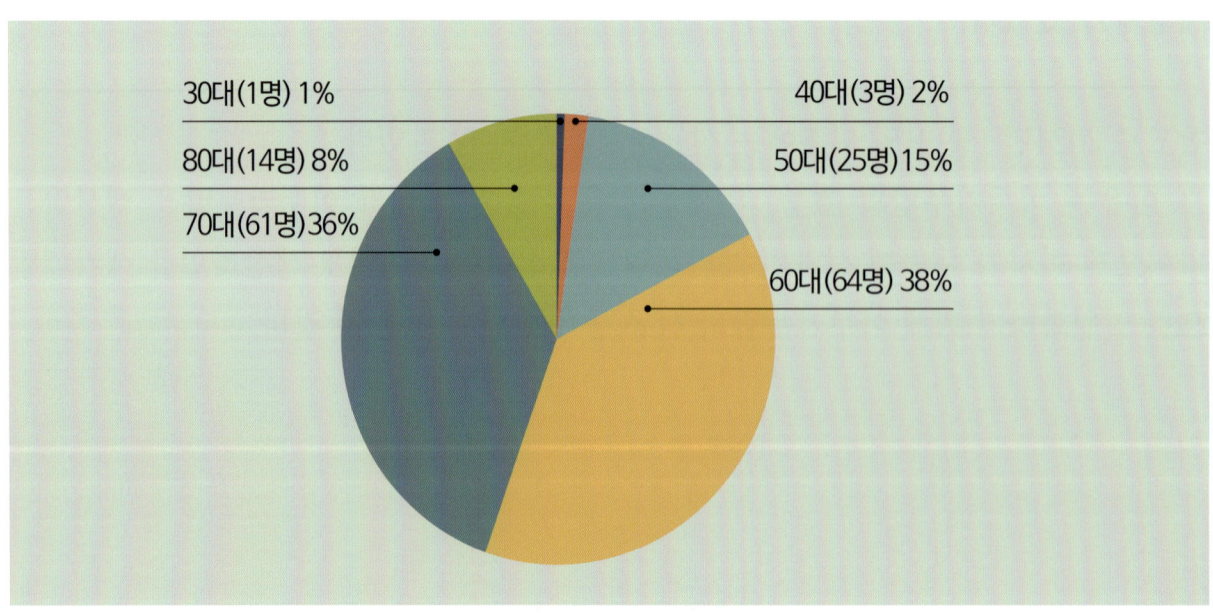

(2) 성별 분포 : 여성이 약 65%

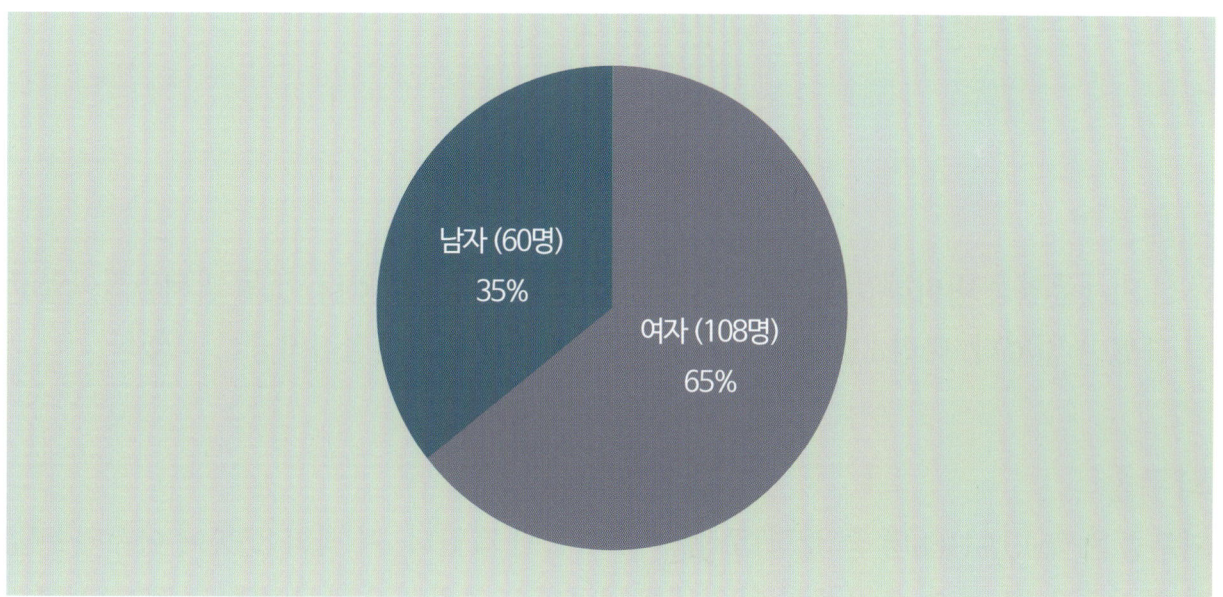

(3) APOE(치매 위험 유전자) 유형별 분포 (e34 또는 e44: 전체의 약 57%)

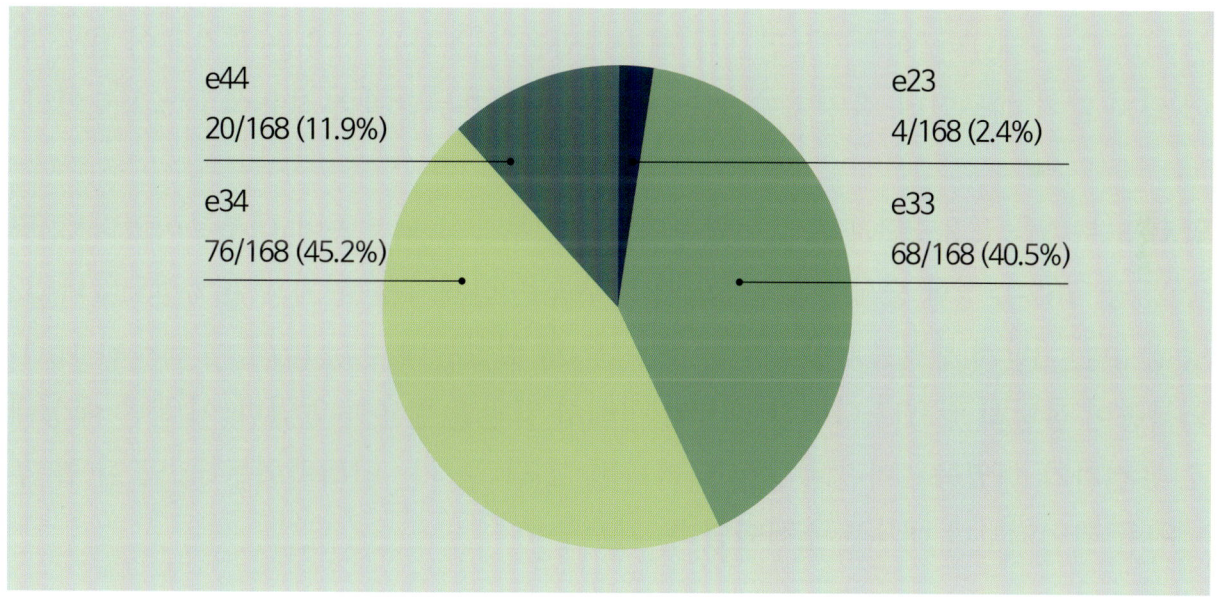

(4) 치료 시작 전 MMSE 점수 (30점 만점)

〉26 점 이상	25 ~ 20 점	〈 20점 미만
56명	82명	30명

해피마인드 의원에서 치료받은 분들에게서 보인 부작용

미세출혈

우선 미세출혈은 미미하였다. 168명 중 5명 밖에 나타나지 않았다. 모두 미세출혈이었고 큰 출혈은 없었다. 다만 2명에서 미세출혈 뿐만 아니라 표면철침착증도 보였다.

뇌부종

뇌부종은 약 19%(168명 중 32명)로 예상보다 훨씬 적었다. 이 책의 85쪽에 아두카누맙의 부작용은 35.2%라고 쓰여져 있으나 해피마인드 의원에서 막상 경험을 해보니 20%가 채 되지 않았다. 그리고 유전자 타입에 따라 뇌부종이 생기는 확률이 뚜렷하게 차이가 났다. 즉, 유전자가 23 또는 33인 경우 12.5%, 34인 경우에는 19.7%, 44인 경우에는 40%로 나타났다. 아두카누맙보다 레카네맙을 선호하는 이유는 부작용이 10% 밖에 되지 않기 때문인데, 유전자가 33인 사람은 아두카누맙의 부작용이 12%정도였다.

앞서 뇌부종을 1, 2, 3단계로 나누었는데 1단계 무증상 뇌부종이 대부분이었다(32명 중 25명: 78%). 경한 증상이 있는 2단계 뇌부종은 전체 부종 환자의 16%정도였다(32명 중 5명). 3단계 부작용처럼 보이는 경우는 1명 있었는데(106, 107쪽에 제시된 MRI) 뇌부종이 상당히 컸으나 다행히 증상이 경해서 입원할 필요가 없었다(이 분은 예상대로 유전자가 44였음). 이런 부종이 나타나면 그 달 주사는 건너뛰었는데, 약 한 달 후 MRI를 촬영해보니 대부분 소실되었다.

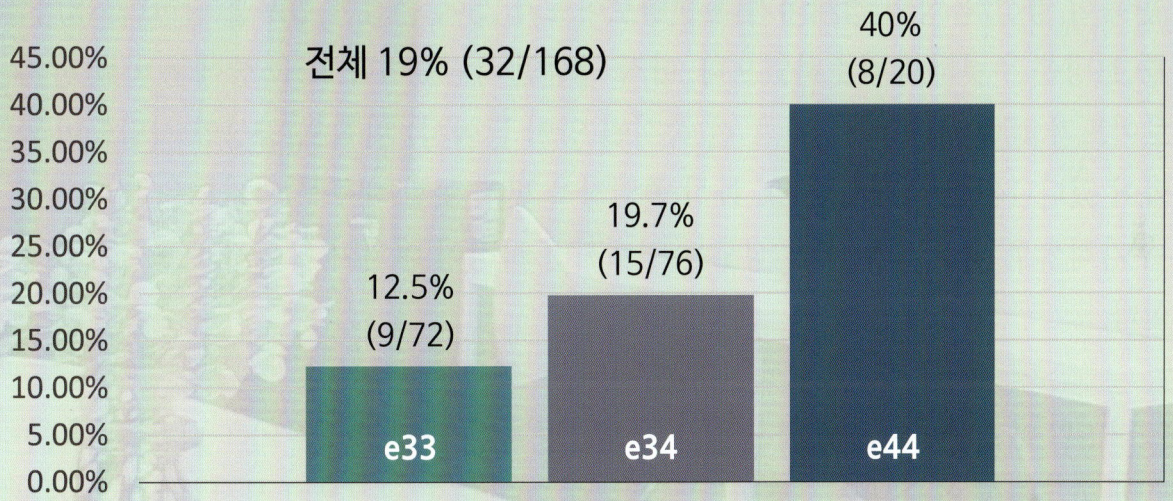

해피마인드 의원에서
치료받은 분들의 아밀로이드 제거 효과

치료 후 아밀로이드 PET을 촬영한 사람이, 2024년 5월 31일 현재, 35명이 있었는데, 2명은 제거 효과가 기대에 미치지 못하여 레켐비를 맞기를 희망하고 있다. 나머지 33명은 눈에 띄게 아밀로이드가 감소하였다. (1) 33명 중 15명은 양성에서 음성으로 판명되어 졸업장을 받았다. (2) 33명 중 7명은 '거의 음성'이 되었다. '거의 음성'이라 함은 육안 판독이 양성/음성의 경계이거나 센틸로이드가 25에 근접한 경우를 말한다. (3) 33명 중 11명은 뚜렷하게 감소하였으나, 아직 양성인 사람들이다. 이들 중에는 치료 전 센틸로이드가 150이상이라서(치료 전 축적된 양이 많아서) 아직도 양성인 사람들이 포함되어 있다(144쪽 사례4 참조). 음성 졸업장을 받지 못한 대부분 환자들은 10배 용량을 추가적으로 맞고 있고, 5명 정도는 경제적인 사정이 여의치 않아서 보류하고 있는 중이다.

2022년 5월 해피마인드에서 백신 치료를 시작할 때는 아밀로이드 PET 뇌촬영을 육안으로만 판독하여 양성/음성으로만 구분했는데 2023년 12월경부터 삼성서울병원 서상원 교수팀에서 센틸로이드 값을 구하게 해주었다. 센틸로이드 값이란, 뇌 전체 피질에 쌓여있는 아밀로이드 전량을 수치화한 것이다(소뇌와 뇌줄기는 포함되지 않음). 아밀로이드 양성인 사람들의 평균값은 대략 100정도이고, 치료 후에 25이하면 안정권으로 여기고 있다. 2022년 5월에는 센틸로이드 정보가 없어서 얼마동안 치료를 해야하는지에 대한 계획을 세울 수가 없었는데 최근 이 센틸로이드 값을 구해보니 치료 전 센틸로이드 값에 따라 제거되는 시기가 많이 다른 것을 알 수 있었다.

예를 들어, 센틸로이드 값이 100 근처인 사람들은 10배 용량을 10번 정도 하면 음성으로 전환되는데 비하여 치료 전 센틸로이드 값이 200인 사람들은 10배 용량을 10번 정도 하더라도 아직 남아있는 것을 볼 수 있었다. 또한 육안으로 양성과 음성의 경계라고 판독되는 경우 백신 치료를 할지 말지, 한다면 얼마동안 해야 하는지 결정하는 데 있어서 센틸로이드 값이 매우 도움이 된다는 것을 알게 되었다.

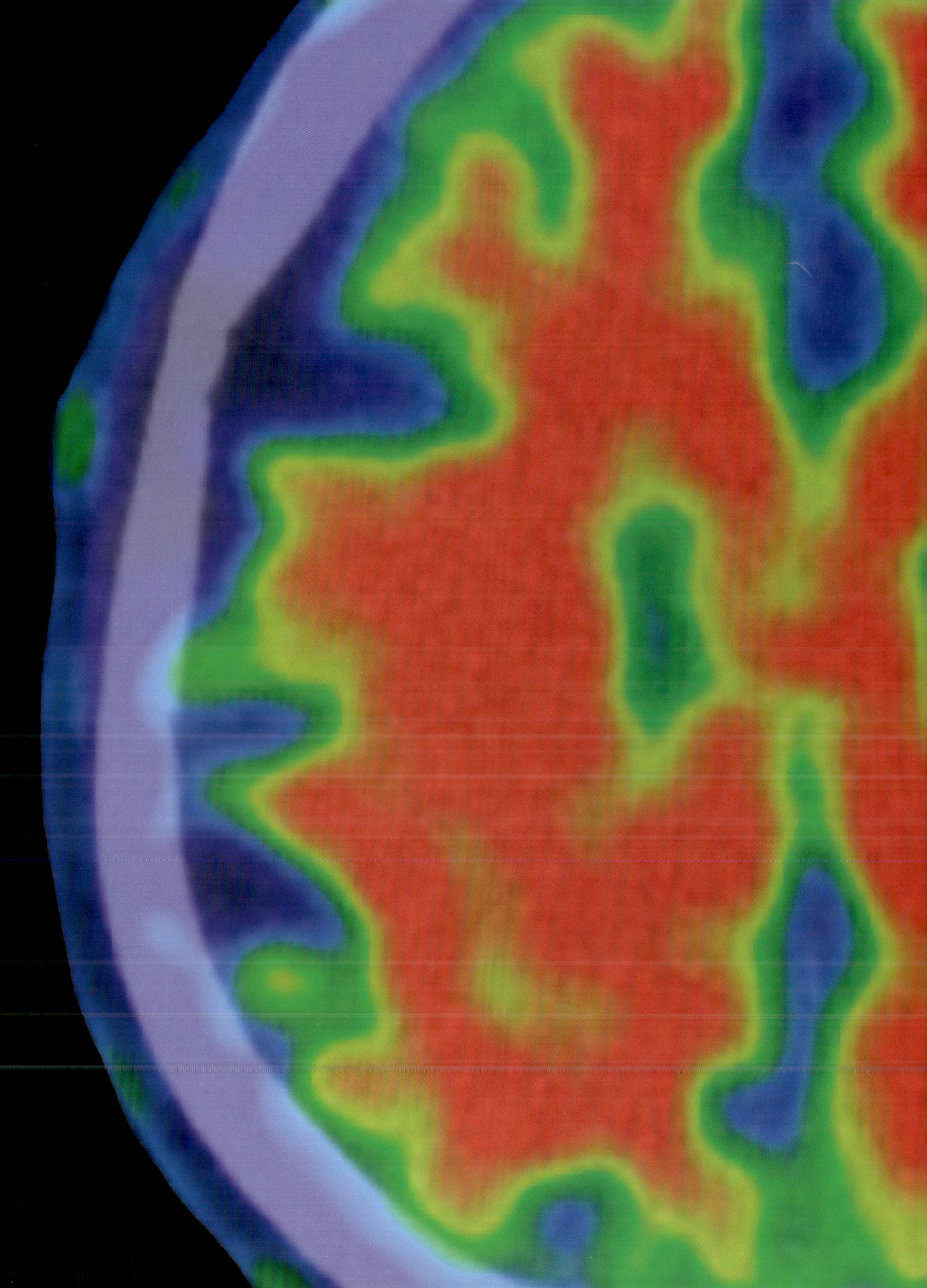

사례 1: 치료 후 음성, 인지기능 유지된 74세 남자
경도인지장애, APOE 유전자 34

1년 10개월 치료 후 음성으로 전환
(Flutemetamol PET)

치료 전 육안 판독: 양성
뷰브레인 센틸로이드 161

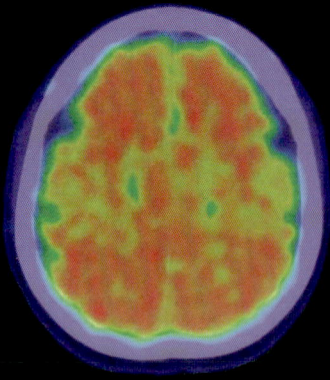

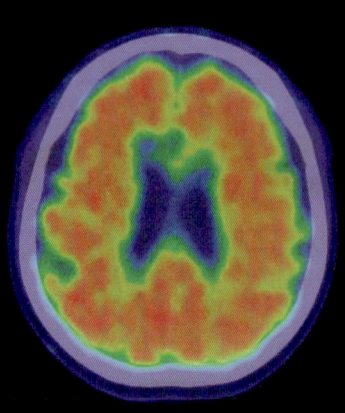

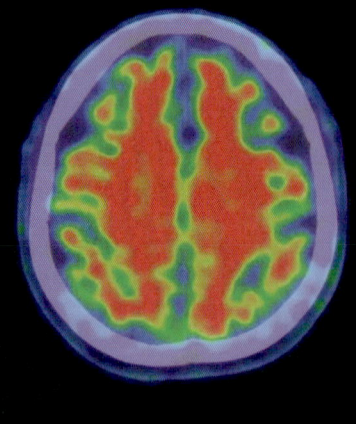

치료 후 육안 판독: 음성
뷰브레인 센틸로이드 14

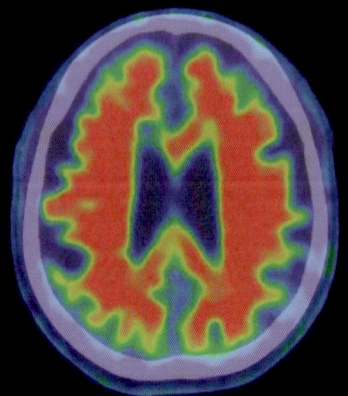

"육안 판독은 치료 정보를 모르는 상태에서
삼성서울병원 핵의학과에서 판독한 결과임"

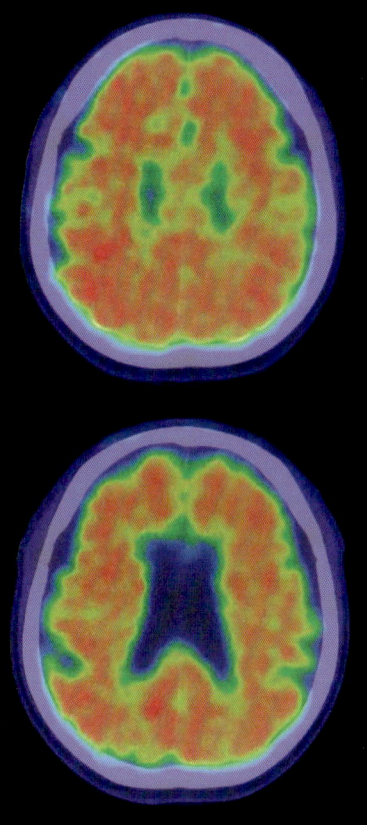
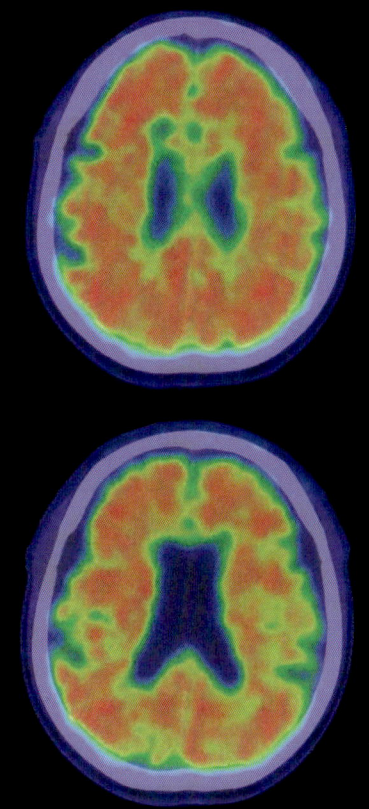
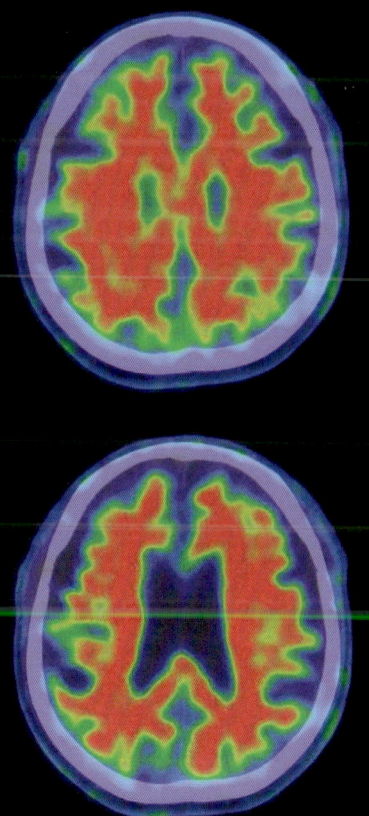
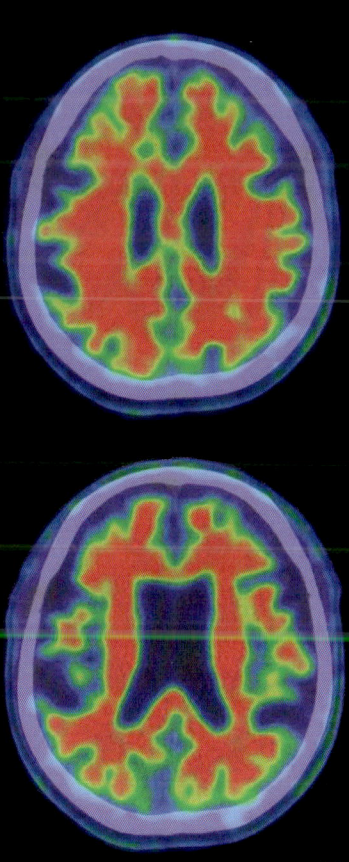

사례 1: 뷰브레인 아밀로이드 뇌지도를 통한,

치료 전 육안 판독 : 양성
뷰브레인 센틸로이드 161

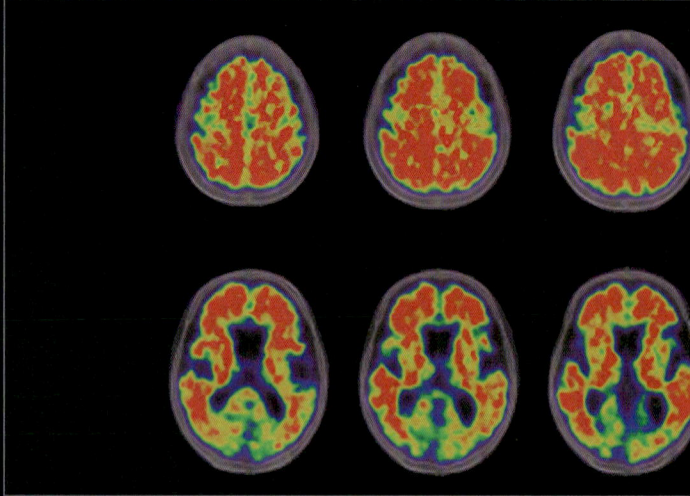

치료 후 육안 판독 : 음성
뷰브레인 센틸로이드 14

투여 전후 차이 :
그림에서 빨간색 부분이 제거된
아밀로이드인데 현저하게 제거된 것을 볼 수
있음

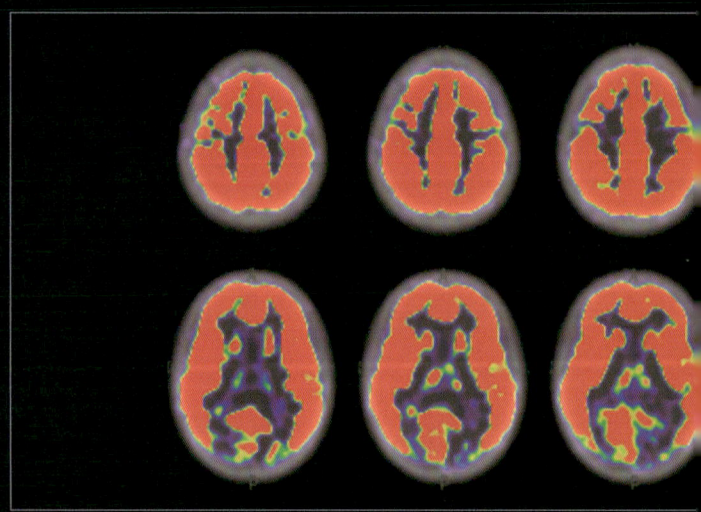

뷰브레인 박성범 연구원/서상원 교수팀 제공

후 제거 된 아밀로이드 도식화

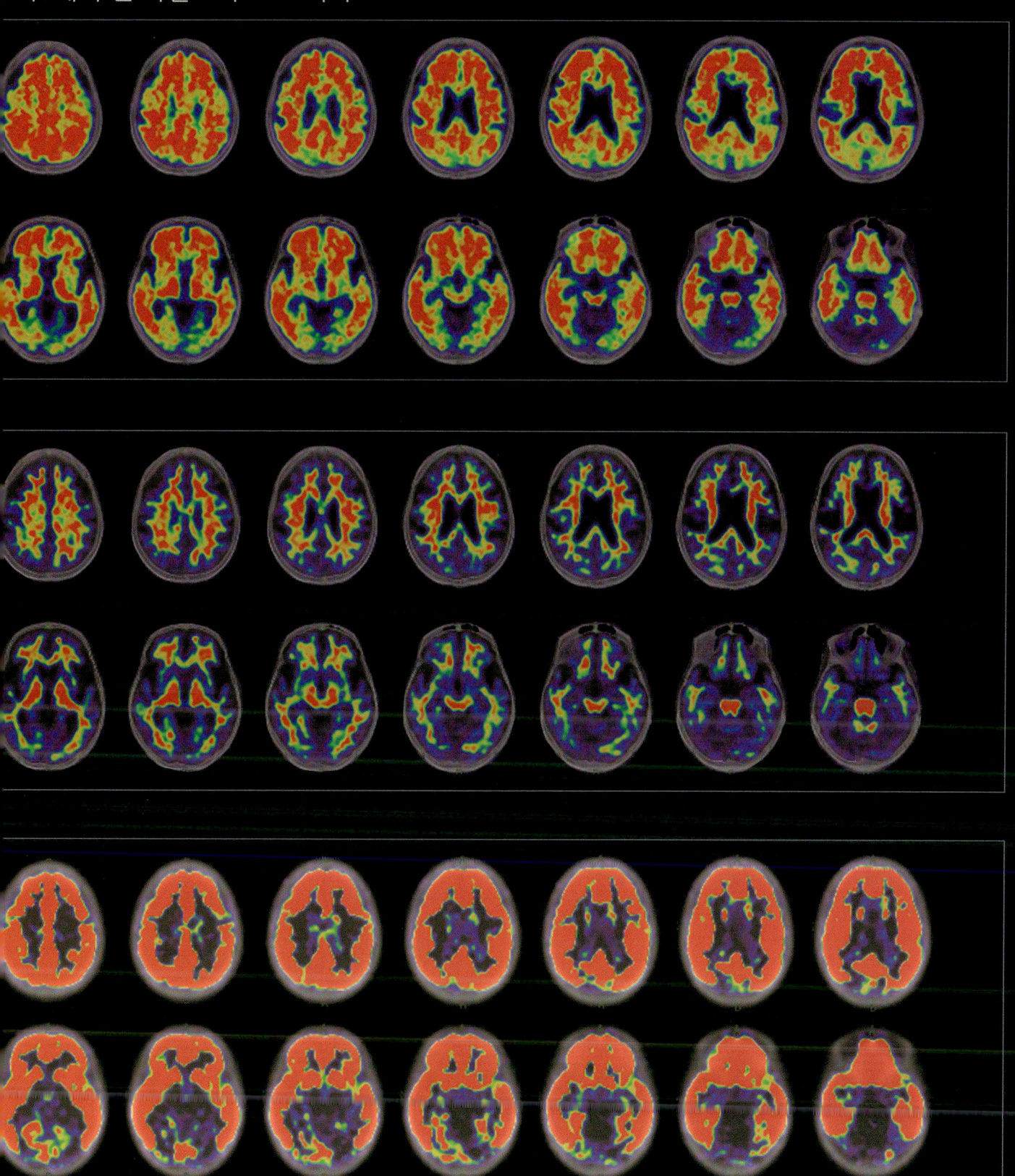

129

사례 1: 치료 후 음성, 인지기능 유지된 74세 남자
경도인지장애, APOE 유전자 34

1년 10개월 치료기간 중, 인지기능 유지됨

신경심리평가 결과 비교표

치료 시작 시점

검사항목	2001-07-25 (SMC)	2012-09-25 (SMC)	2020-12-28 (해피마인드)	2022-03-24 (해피마인드)	2023-04-06 (해피마인드)	2024-04-08 (해피마인드)
Attention						
Digit span: forward / backward	6/4	7/4	6/3	5/4	5/4	8/4
Letter cancellation	Normal	Abnormal	Normal	Normal	Normal	Normal
Language & Related Function						
Spontaneous speech	Fluent	Fluent	Fluent	Fluent	Fluent	Fluent
Comprehension	Normal	Normal	Normal	Normal	Normal	Normal
Repetition	Normal	Normal	Abnormal	Abnormal	Normal	Normal
K-BNT	54/60	52/60	50/60	54/60	56/60	52/60
Reading	Normal	Normal	Normal	Normal	Normal	Normal
Writing	Normal	Normal	Normal	Normal	Normal	Normal
Finger naming	Normal	Normal	Borderline	Normal	Normal	Normal
Rt.-Lt. Orientation	Normal	Normal	Normal	Normal	Normal	Normal
Body part identification	Normal	Normal	Normal	Normal	Normal	Normal
Calculation	Normal	Normal	Normal	Normal	Normal	Normal
Praxis	Normal	Normal	Normal	Normal	Normal	Abnormal
Visuospatial Function						
Interlocking Pentagon	Normal	Normal	Normal	Normal	Normal	Normal
Rey Complex Figure Test copy	32/36	33/36	35/36	33/36	32/36	36/36
Memory						
K-MMSE 시간/장소	5/5	4/5	5/5	5/5	5/5	5/5
K-MMSE 3단어 기억등록/회상	3/2	3/2	3/3	3/2	3/3	3/3
SVLT에서 free recall/지연회상	13(3+4+6)/3	19(4+6+9)/7	13(2+5+6)/5	13(3+3+7)/4	18(4+8+6)/3	18(5+6+7)/4
SVLT Recognition	7(11-4)	11(12-1)	7(10-3)	8(11-3)	5(11-6)	8(12-4)
RCFT 즉각회상/지연회상	15.5/14	18.5/22.5	15.5/16	11.5/15.5	16/17.5	21/18.5
Rey Recognition	6(9-3)	10(11-1)	8(11-3)	6(10-4)	6(10-4)	9(12-3)
Frontal / Executive Function						
Motor impersistence	Normal	Normal	Normal	Normal	Normal	Normal
Contrasting program	Normal	Normal	Normal	Normal	Normal	Normal
Go-no-go test	Normal	Normal	Normal	Normal	Normal	Normal
Fist-Edge-Palm(Rt/Lt)	Normal	Normal	Abnormal	Abnormal/Normal	Normal	Normal
Alternating hand movement	Normal	Abnormal	Abnormal	Normal	Abnormal	Abnormal
Alternating square and triangle	Normal	Normal	Deformed	Normal	Normal	Normal
Luria loop	Normal	Normal	Normal	Normal	Deformed	Normal
동물이름/가게물건	9/8	12/10	11/16	10/14	16/13	12/16
ㄱ/ㅇ/ㅅ	8/11/10	9/12/7	8/9/7	6/8/9	9/6/10	7/8/8
Stroop test 글자/색깔	110/81	112/91	112/83	112/100	112/109	112/105
General Index						
K-MMSE	29	26	29	28	28	30
SNSB-D total score	-	217	187.5	180	195.5	212.5
CDR	0	0	0.5	0.5	0.5	0.5
CDR S/B	0	0.5	1	1	1	0.5
Global Deterioration Scale	-	2	3	3	3	3
Geriatric Depression Scale	5	4	1/15	1/15	0/15	0/15
Barthel index	20	20	20	20/20	20/20	20/20
Seoul Instrumental ADL (현재,잠재)	-	0/45	9/45, 6/45	8/45, 5/45	6/45, 5/45	0

IC: Incomplete test, ND: Non-Done, NA: Not-applicable

서울신경심리검사(SNSB)를 1년마다 시행한 결과 MMSE(30점 만점)는 28점에서 30점으로, SNSB총점(300점 만점)은 180점에서 212.5 점으로 상승된 것을 볼 수 있다. CDR역시 0.5에서 0.5로 변함없고, CDR-SB는 1에서 0.5로 호전된 것을 볼 수 있다.

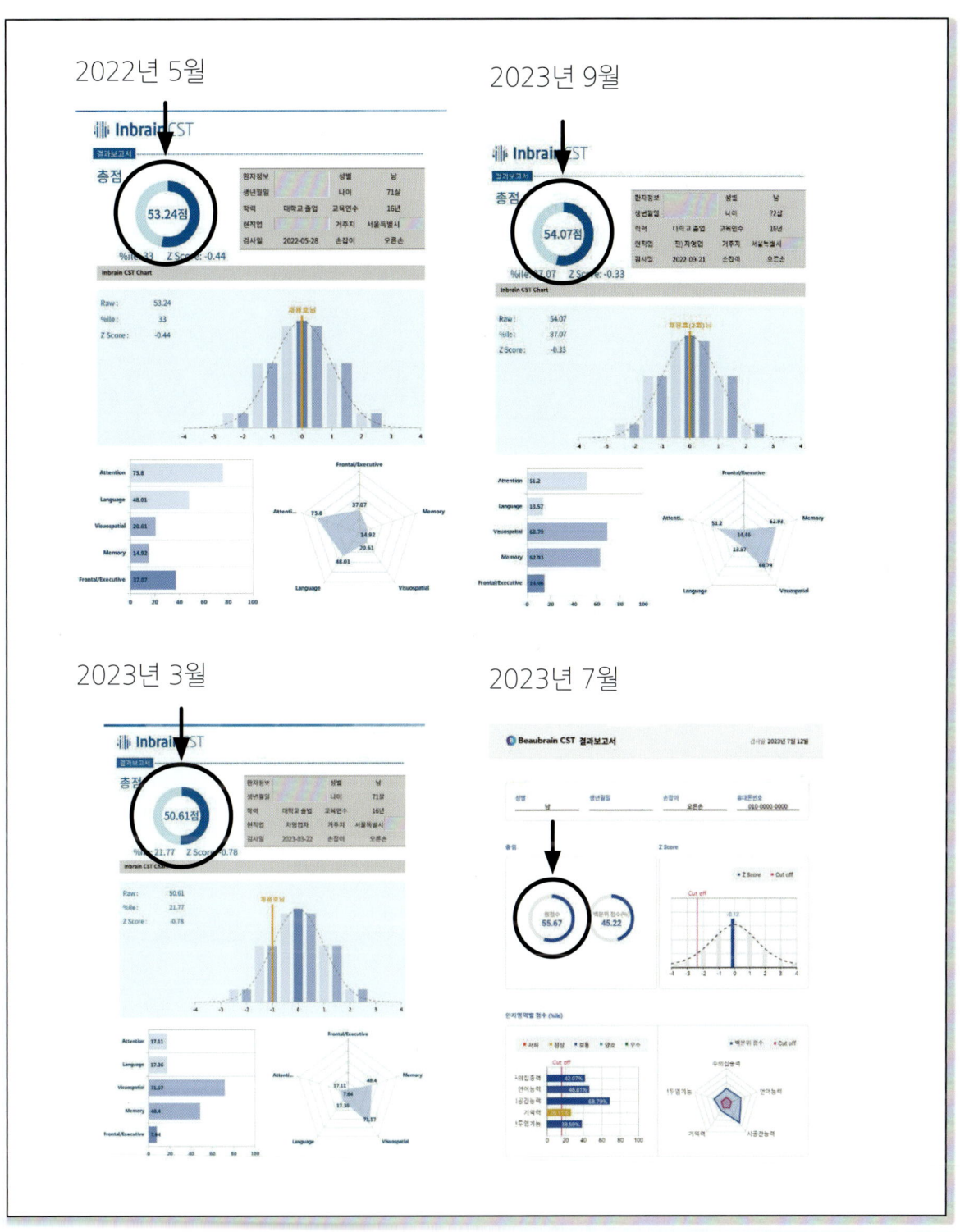

서울 CST(디지털 인지기능 검사, 100점 만점)을 수개월 간격으로 검사한 결과, 53 → 54 → 50 → 55 점으로 유지되는 것을 볼 수 있다. 2024년 1월에 한 번 더 시행하였는데, 55점으로 유지되었다. (참고로 Inbrain CST, Beaubrain CST가 모두 서울 CST로 명칭이 바뀌었음)

사례 2: 치료 후 음성, 인지기능 유지된 70세 남자
경도인지장애, APOE 유전자 33

1년 8개월 치료 후에 음성으로 전환

(Florbetaben PET)

치료 전 육안판독 : 양성 / 뷰브레인 센틸로이드 116

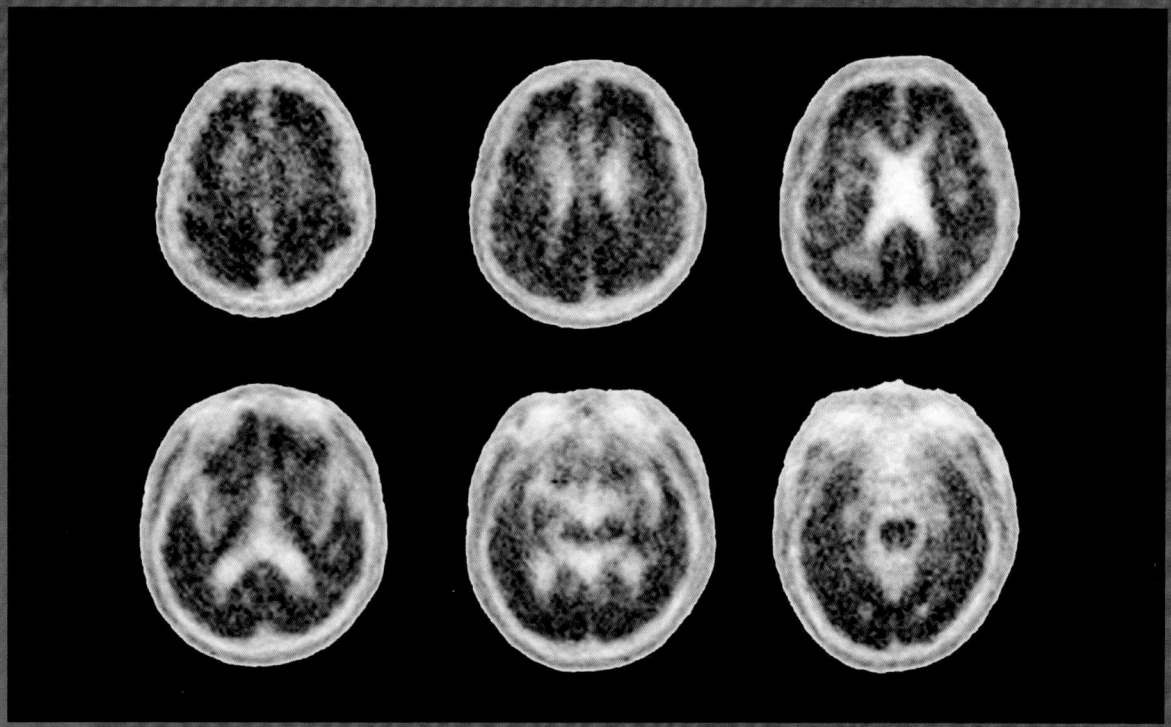

치료 후 육안판독 : 음성 / 뷰브레인 센틸로이드 8.3

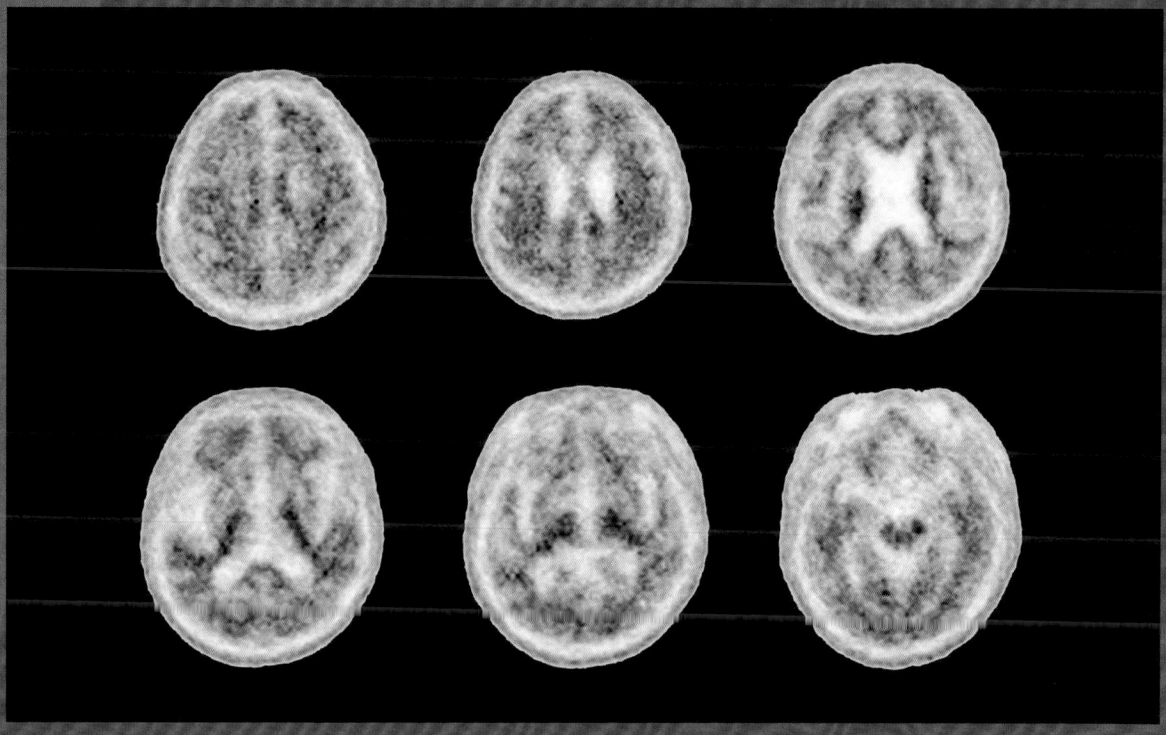

"육안 판독은 치료 정보를 모르는 상태에서 삼성서울병원 핵의학과에서 판독한 결과임"

사례 2. 뷰브레인 아밀로이드 뇌지도를 통한, ㅊ

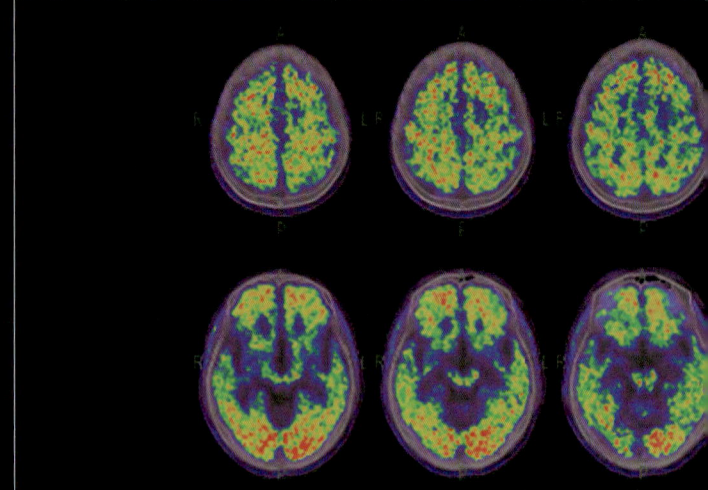

치료 전 육안 판독: 양성
뷰브레인 센틸로이드 116

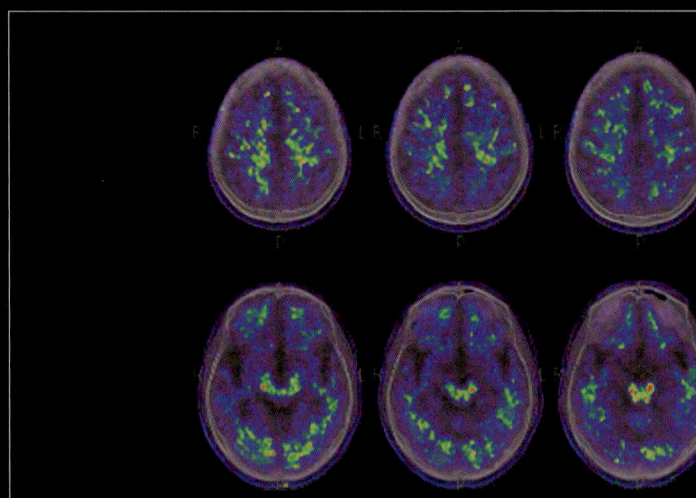

치료 후 육안 판독: 음성
뷰브레인 센틸로이드 8.3

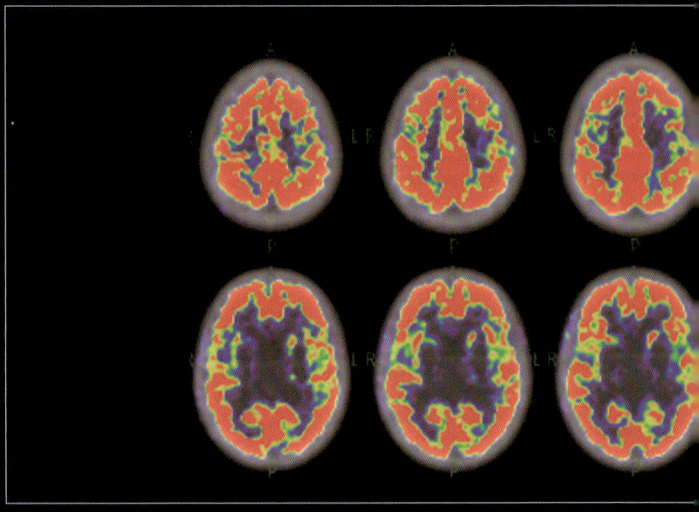

투여 전후 차이:
그림에서 빨간색 부분이 제거된
아밀로이드인데 현저하게 제거된 것을
볼 수 있음

뷰브레인 박성범 연구원/서상원 교수팀 제공

후 제거 된 아밀로이드 도식화

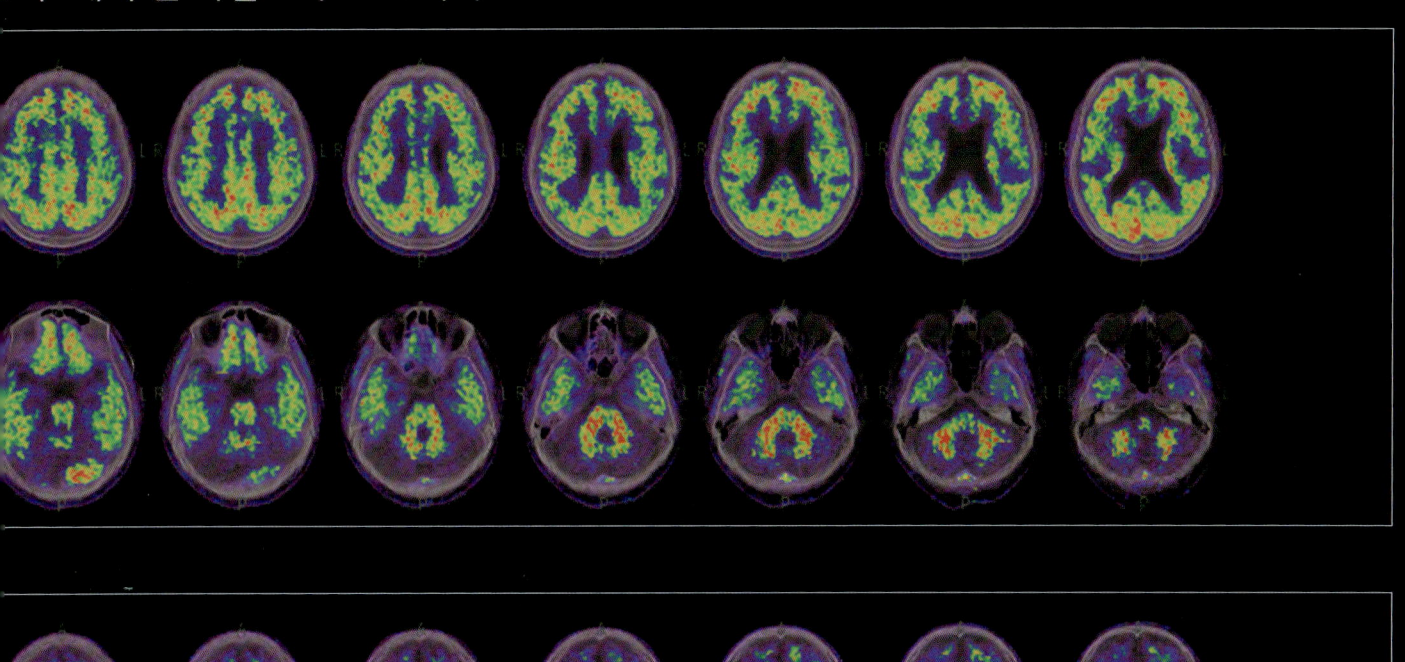

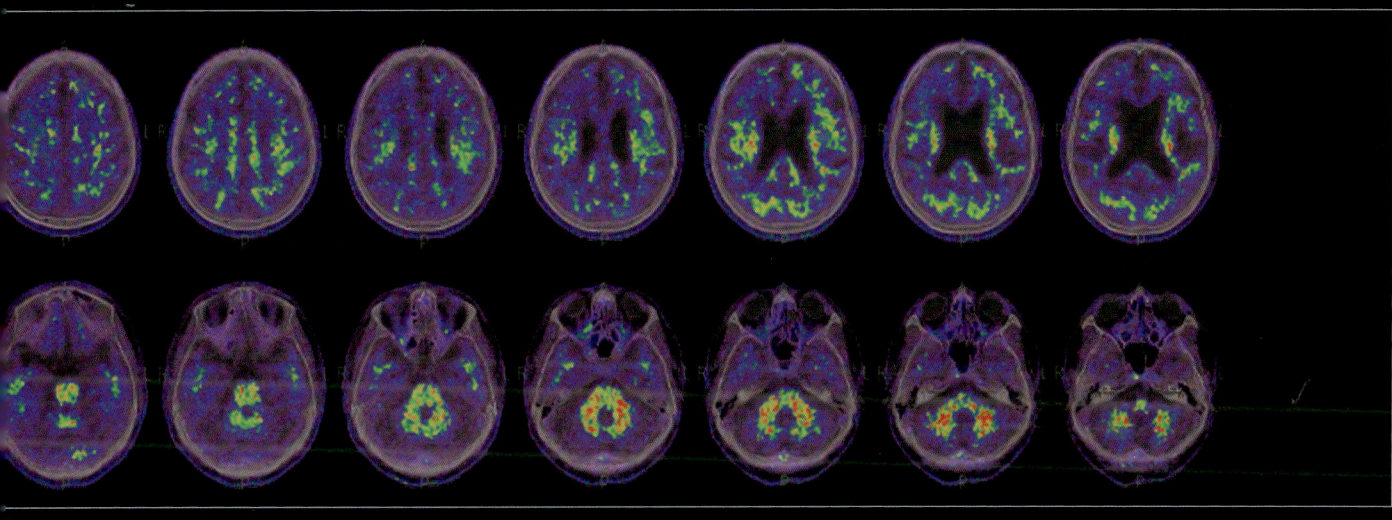

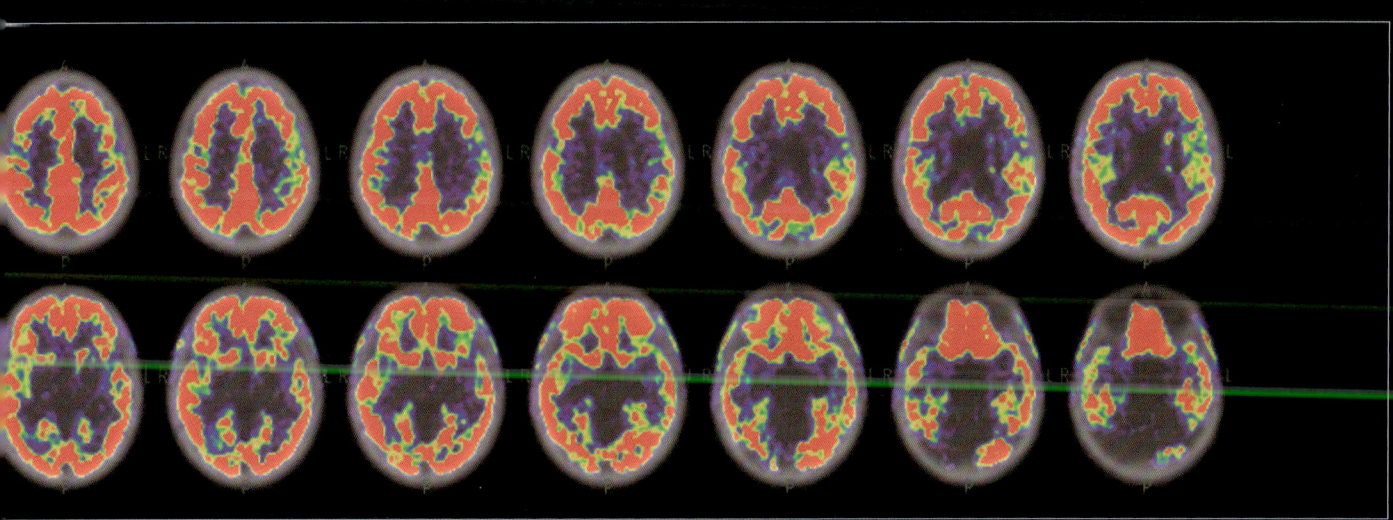

사례 2: 치료 후 음성, 인지기능 유지된 70세 남자
경도인지장애, APOE 유전자 33

1년 8개월 치료기간 중, 인지기능 유지됨

신경심리평가 결과 비교표

치료 시작 시점

검사항목	2017-03-06 (SMC)	2019-03-27 (해피마인드)	2020-04-08 (해피마인드)	2022-04-12 (해피마인드)	2023-05-01 (해피마인드)
Attention					
Digit span: forward / backward	6/4	6/5	8/3	8/5	8/3
Letter cancellation	Normal	Normal	Normal	Normal	Normal
Language & Related Function					
Spontaneous speech	Fluent	Fluent	Fluent	Fluent	Fluent
Comprehension	Normal	Normal	Normal	Normal	Normal
Repetition	Normal	Normal	Normal	Normal	Normal
K-BNT	55/60	53/60	53/60	55/60	55/60
Reading	Normal	Normal	Normal	Normal	Normal
Writing	Normal	Normal	Normal	Normal	Normal
Finger naming	Normal	Normal	Normal	Normal	Normal
Rt.-Lt. Orientation	Normal	Normal	Normal	Normal	Normal
Body part identification	Normal	Normal	Normal	Normal	Normal
Calculation	Normal	Normal	Normal	Normal	Normal
Praxis	Normal	Normal	Normal	Normal	Normal
Visuospatial Function					
Interlocking Pentagon	Normal	Normal	Normal	Normal	Normal
Rey Complex Figure Test copy	34/36	34/36	33/36	32/36	32.5/36
Memory					
K-MMSE 시간/장소	5/5	5/5	5/5	5/5	5/5
K-MMSE 3단어 기억등록/회상	3/2	3/3	3/3	3/2	3/2
SVLT에서 free recall/지연회상	25(6+9+10)/9	22(5+8+9)/8	24(6+8+10)/9	22(6+7+9)/10	21(6+7+8)/4
SVLT Recognition	11(12-1)	9(12-3)	8(11-3)	10(12-2)	5(11-6)
RCFT 즉각회상/지연회상	23/24.5	17/14.5	19.5/17.5	11.5/11.5	16.5/14.5
Rey Recognition	9(11-2)	9(12-3)	8(12-4)	9(11-2)	10(11-1)
Frontal / Executive Function					
Motor impersistence	Normal	Normal	Normal	Normal	Normal
Contrasting program	Normal	Normal	Normal	Normal	Normal
Go-no-go test	Normal	Normal	Normal	Normal	Normal
Fist-Edge-Pam	Normal	Normal	Abnormal	Normal	Normal
Alternating hand movement	Abnormal	Abnormal	Normal	Normal	Normal
Alternating square and triangle	Normal	Normal	Normal	Normal	Normal
Luria loop	Normal	Normal	Normal	Normal	Normal
동물이름/가게물건	18/23	17/18	20/21	22/16	12/12
ㄱ/ㅇ/ㅅ	14/17/11	17/16/10	16/14/9	12/14/11	18/18/16
Stroop test 글자/색깔	112/89	112/112	112/106	112/89	112/112
General Index					
K-MMSE	30	29	29	28	29
SNSB-D total score	241.5	223.5	231	217	210.5
CDR	0.5	0.5	0.5	0.5	0.5
CDR S/B	1	0.5	0.5	0.5	0.5
Global Deterioration Scale	2	2	2	3	3
Geriatric Depression Scale	0/15	0/15	0/15	0/15	0/15
Barthel index	20	20	20	20	20
Seoul Instrumental ADL (현재실행)	2/45	3/45	2/45	3/45	3/45

IC: Incomplete test, ND: Non-Done, NA: Not-applicable

서울신경심리검사(SNSB)를 1년마다 시행한 결과 MMSE(30점 만점)는 28점에서 29점으로, SNSB총점(300점 만점)은 217에서 210.5 점으로 유지된 것을 볼 수 있다. CDR 역시 0.5에서 0.5로, CDR-SB는 0.5에서 0.5로 변함이 없는 것을 볼 수 있다.

2022년 5월

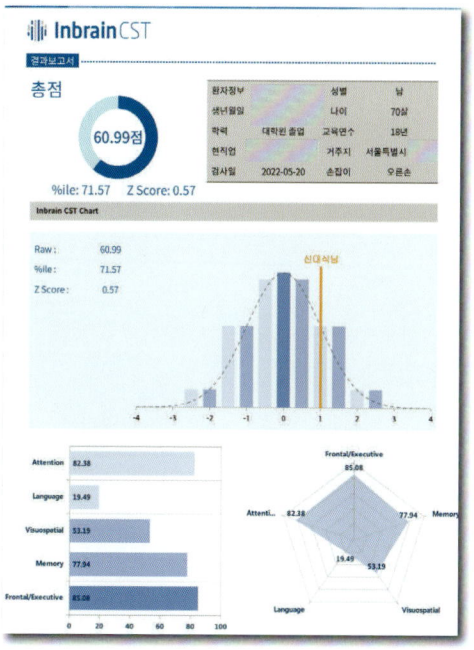

2023년 3월

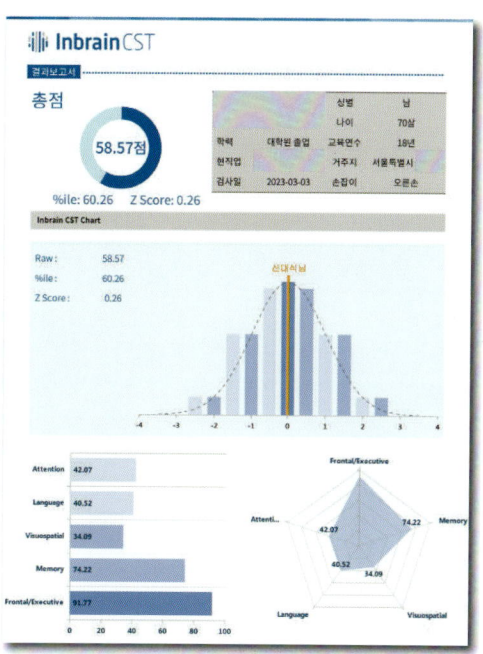

2023년 6월

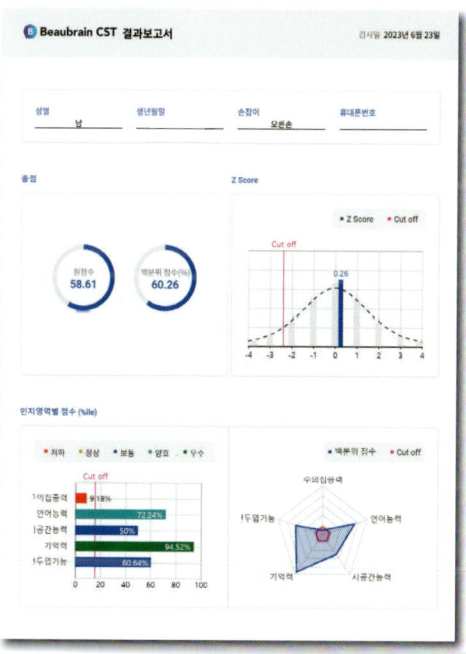

2024년 3월

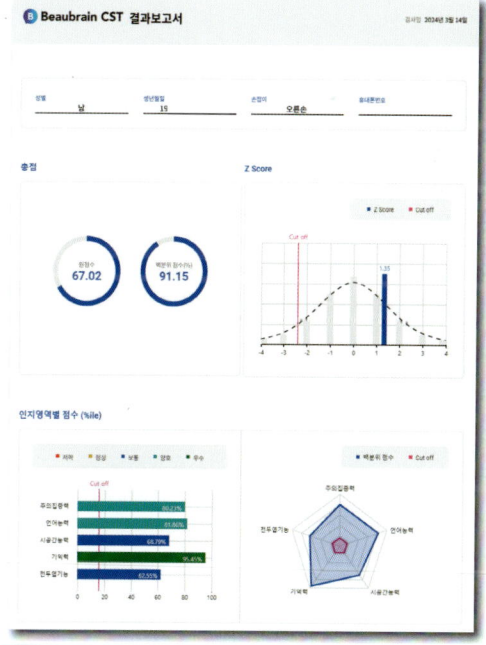

서울 CST(디지털 인지기능 검사, 100점 만점)을 수개월 간격으로 검사한 결과, 60 → 58 → 58 → 67 점으로 호전된 것을 볼 수 있다. (참고로 Inbrain CST, Beaubrain CST가 모두 서울 CST로 명칭이 바뀌었음)

사례 3: 치료 후 아직 양성, 인지기능 유지된 69세 남자
경도인지장애, APOE 유전자 34

1년 치료 후에 아밀로이드 줄었으나 여전히 양성, 즉 사례 1,2 와 달리 잘 제거 되지 않았다. 그러나 이런 환자는 드물었다

(Florbetaben PET)

치료 전 육안판독 : 양성 / 뷰브레인 센틸로이드 201

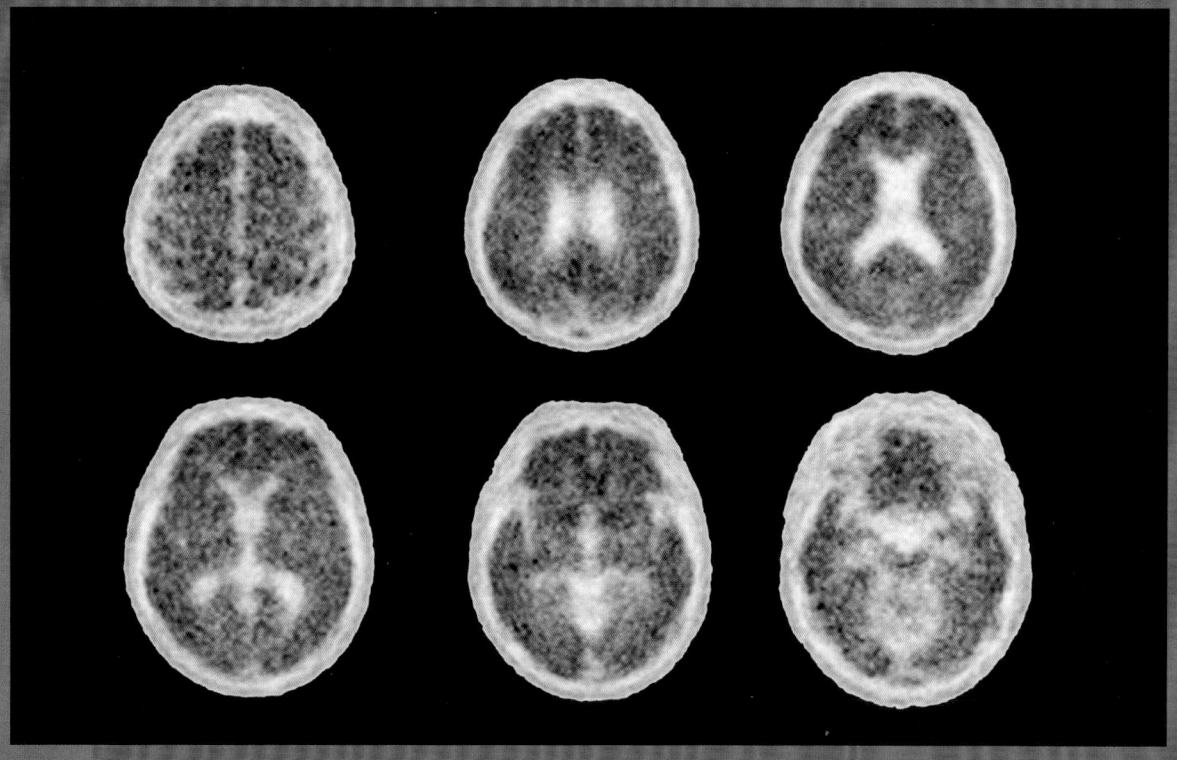

치료 후 육안판독 : 양성 / 뷰브레인 센틸로이드 175

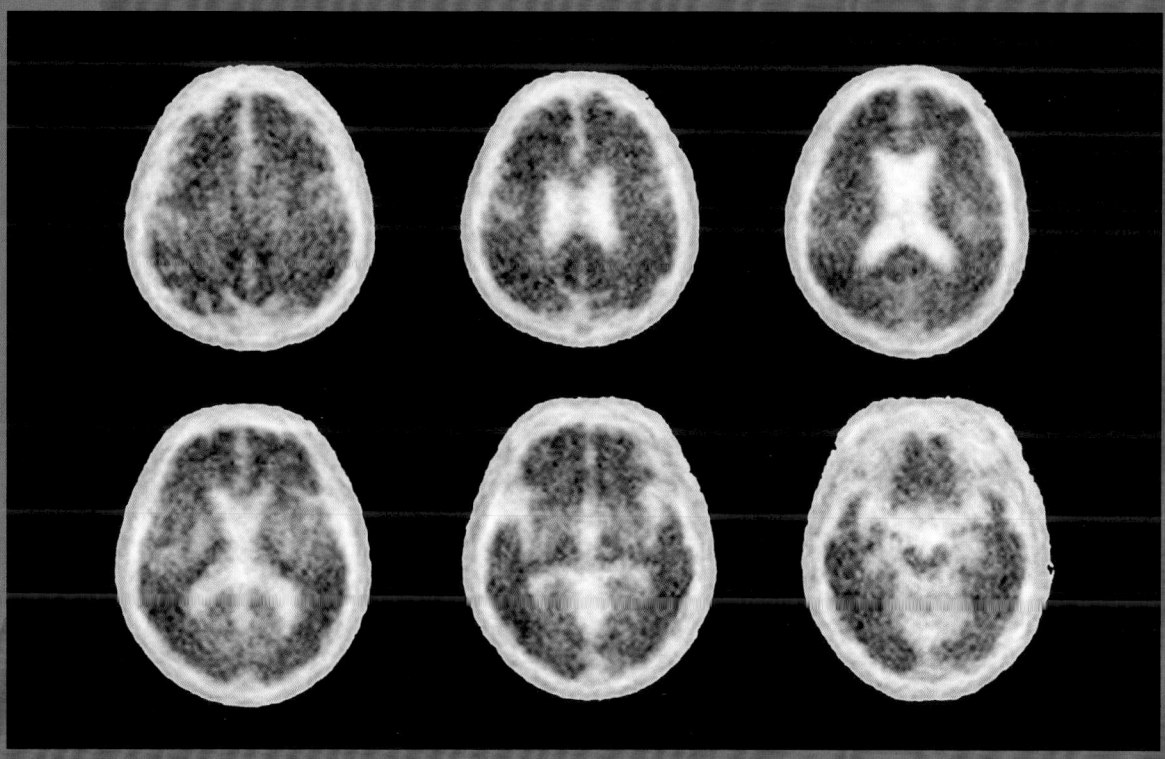

"육안 판독은 치료 정보를 모르는 상태에서 삼성서울병원 핵의학과에서 판독한 결과임"

사례 3. 뷰브레인 아밀로이드 뇌지도를 통한,

치료 전 육안 판독: 양성
뷰브레인 센틸로이드 201

치료 후 육안 판독: 음성
뷰브레인 센틸로이드 175

투여 전후 차이:
그림에서 빨간색 부분이 제거된
아밀로이드인데 별로 제거가
되지 않은 것을 볼 수 있음

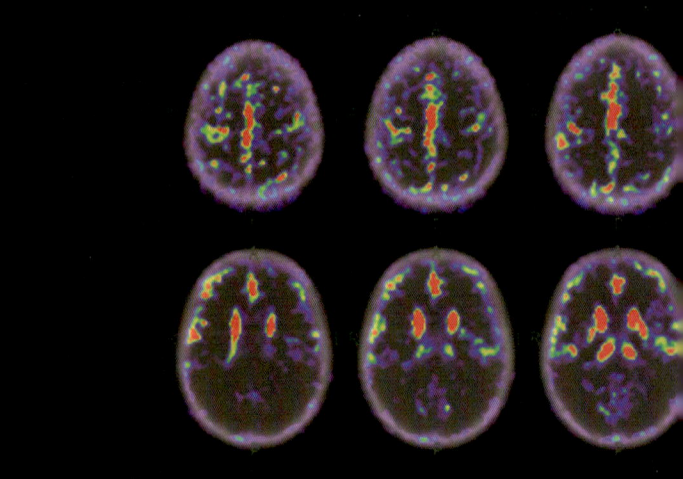

뷰브레인 박성범 연구원/서상원 교수팀 제공

후 제거 된 아밀로이드 도식화

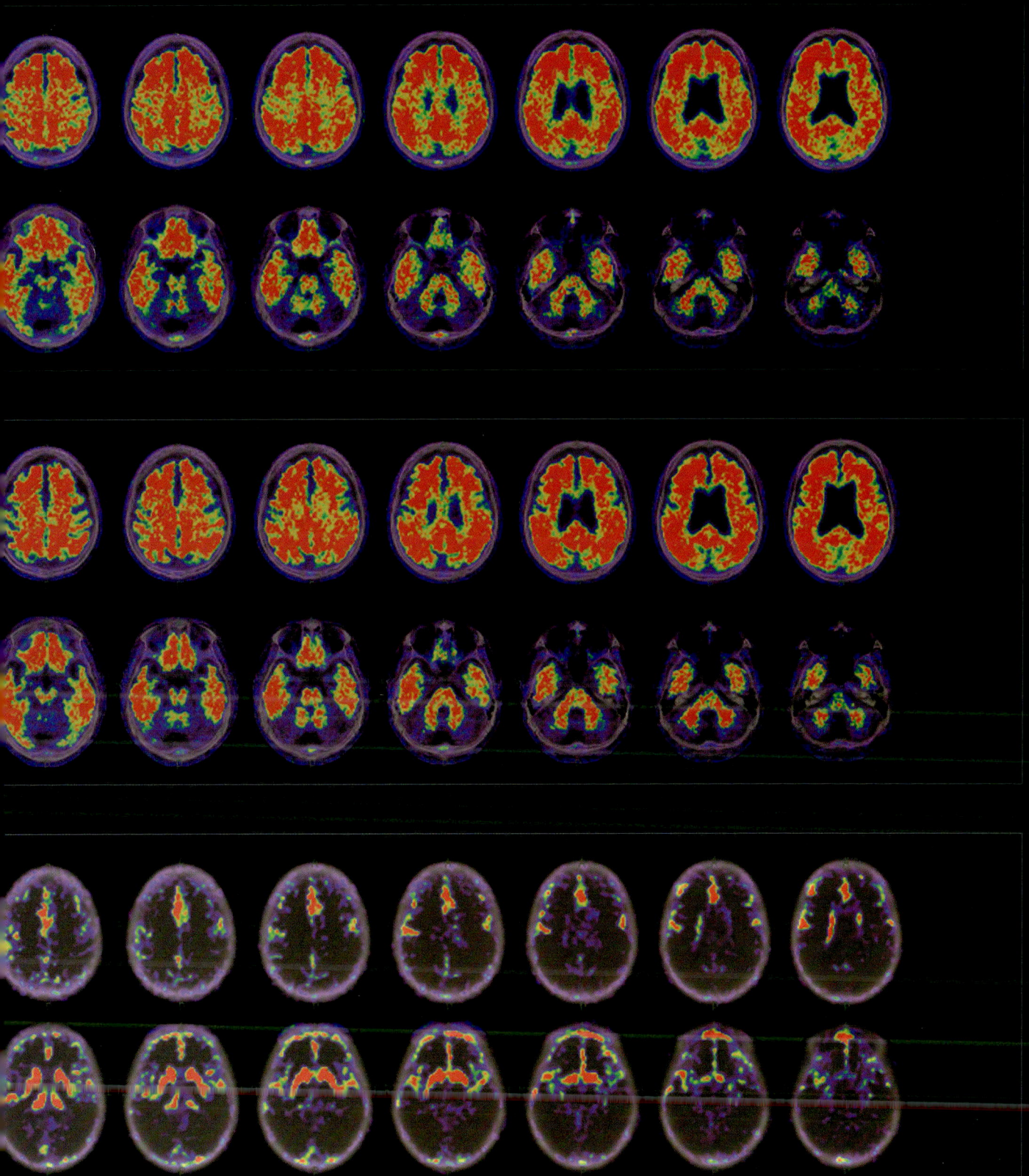

사례 3: 치료 후 아직 양성, 인지기능 유지된 69세 남자
경도인지장애, APOE 유전자 34

1년 반 치료기간 중, 다행히 인지기능 유지됨
(검사에 따라 호전과 악화를 보이나 전체적으로는 유지된 것으로 판단함)

신경심리평가 결과 비교표

치료 시작 시점

검사항목	2015-08-22 (강동경희대)	2017-06-14 (SMC)	2020-03-09 (해피마인드)	2022-04-04 (해피마인드)	2023-04-04 (해피마인드)	2024-05-03 (해피마인드)
Attention						
Digit span: forward / backward	8/5	7/6	9/7	9/5	9/4	8/5
Letter cancellation	ND	Normal	Normal	Normal	Normal	Normal
Language & Related Function						
Spontaneous speech	Fluent	Fluent	Fluent	Fluent	Fluent	Fluent
Comprehension	Normal	Normal	Normal	Normal	Normal	Normal
Repetition	Normal	Normal	Normal	Normal	Normal	Normal
K-BNT	58/60	52/60	50/60	52/60	49/60	47/60
Reading	Normal	Normal	Normal	Normal	Normal	Normal
Writing	Normal	Normal	Normal	Normal	Normal	Normal
Finger naming	ND	Normal	Normal	Normal	Borderline	Normal
Rt.-Lt. Orientation	Normal	Normal	Normal	Normal	Normal	Normal
Body part identification	ND	Normal	Normal	Normal	Normal	Normal
Calculation	Normal	Normal	Normal	Normal	Normal	Normal
Praxis	Normal	Normal	Normal	Normal	Normal	Normal
Visuospatial Function						
Interlocking Pentagon	Normal	Normal	Normal	Normal	Normal	Normal
Rey Complex Figure Test copy	34/36	33/36	34/36	32/36	33/36	36/36
Memory						
K-MMSE 시간/장소	4/5	3/4	1/3	0/4	0/5	0/3
K-MMSE 3단어 기억등록/회상	3/1	3/2	3/1	3/0	3/0	3/0
SVLT에서 free recall/지연회상	16(3+8+7)/2	17(5+6+6)/0	17(5+6+6)/0	10(3+4+3)/0	15(4+5+6)/0	10(4+2+4)/0
SVLT Recognition	7(8-1)	5(6-1)	4(5-1)	1(3-2)	1(1-0)	4(5-1)
RCFT 즉각회상/지연회상	5.5/4.5	4.5/1	2.5/0	4/0	1.5/0	2.5/0
Rey Recognition	7(7-0)	1(6-5)	1(2-1)	-1(0-1)	0(0-0)	0(0-0)
Frontal / Executive Function						
Motor impersistence	ND	Normal	Normal	Normal	Normal	Normal
Contrasting program	Normal	Normal	Normal	Normal	Normal	Normal
Go-no-go test	Normal	Normal	Normal	Normal	Normal	Normal
Fist-Edge-Pam	Normal	Normal	Normal	Normal	Normal	Normal
Alternating hand movement	Normal	Normal	Normal	Normal	Normal	Normal
Alternating square and triangle	ND	Normal	Normal	Normal	Deformed	Normal
Luria loop	ND	Normal	Perseveration	Normal	Normal	Normal
동물이름/가게물건	14/16	17/16	15/13	12/10	11/13	13/11
ㄱ/ㅇ/ㅅ	7/9/8	6/13/8	10/6/17	14/12/17	17/19/17	19/16/13
Stroop test 글자/색깔	112/111	112/93	112/110	112/110	110/109	112/111
General Index						
K-MMSE	27	25	21	21	22	17
SNSB-D total score	156 (일부 미시행)	160.5	161.5	149	152.5	152.5
CDR	0.5	0.5	1	0.5	0.5	0.5
CDR S/B	1.5	2	8	3.5	4	4
Global Deterioration Scale	3	3	5	4	4	4
Geriatric Depression Scale	7/15	5/15	2/15	3/15	5/15	2/15
Barthel index	20	20	20	20	20	20
Seoul Instrumental ADL (현재실행)	ND	1/45	17/45	11/45	12/45	0.67

IC: Incomplete test, ND: Non-Done, NA: Not-applicable

서울신경심리검사(SNSB)를 1년마다 시행한 결과 MMSE(30점 만점)는 21점에서 17점으로 감소되었고, SNSB총점(300점 만점)은 149점에서 152.5점으로 유지된 것을 볼 수 있다. CDR 역시 0.5에서 0.5로 변함없으나, CDR-SB는 3.5에서 4로 경미하게 악화된 것을 볼 수 있다.

2022년 6월

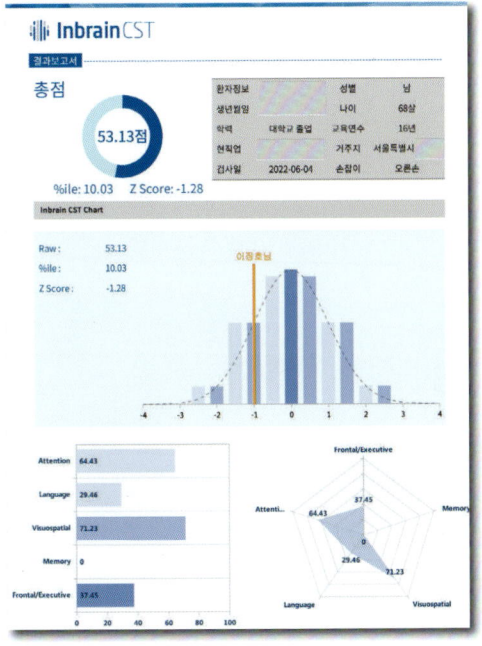

2023년 2월

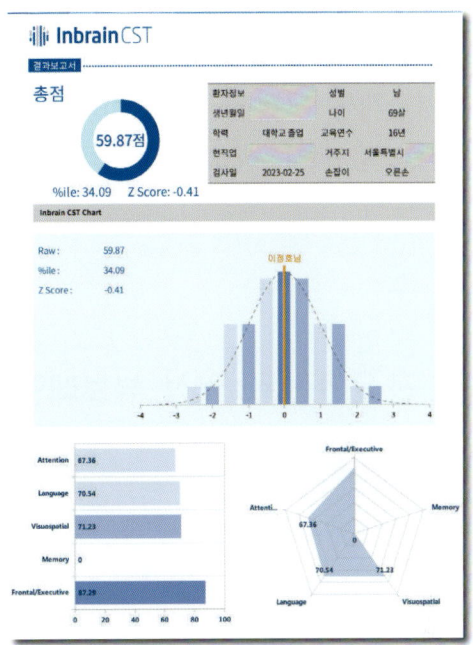

2023년 6월

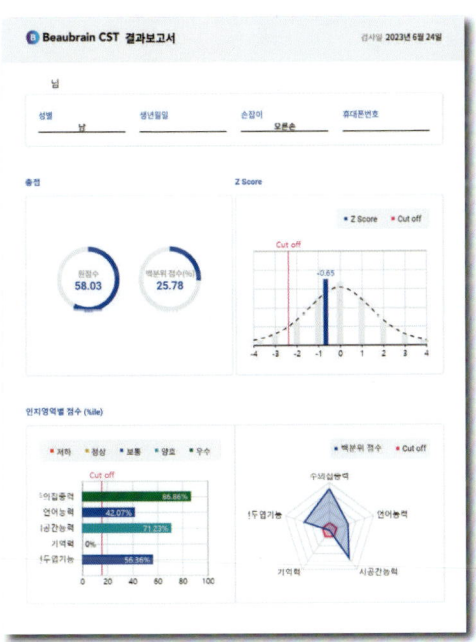

2023년 10월

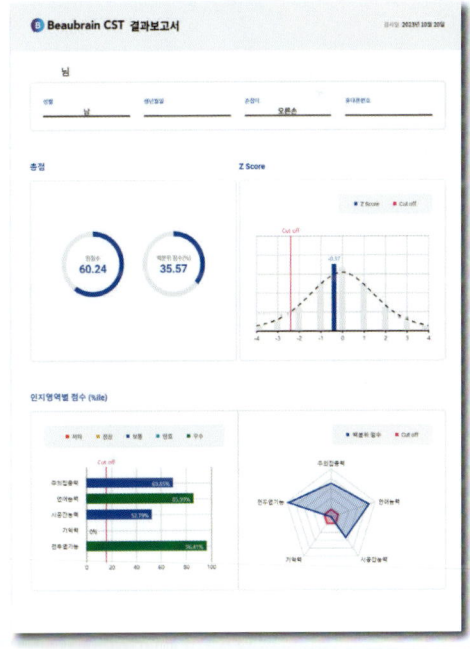

서울 CST(디지털 인지기능 검사, 100점만점)을 수개월 간격으로 검사한 결과, 53 → 59 → 58 → 60 점으로 호전된 것을 볼 수 있다. (참고로 Inbrain CST, Beaubrain CST가 모두 서울 CST로 명칭이 바뀌었음)

사례 4: 치료 후 아직 양성, 인지기능 악화된 58세 여자
치매 초기, APOE 유전자 34

1년 10개월 치료 후 아밀로이드 대폭 줄었으나 여전히 양성.
아마도 투여 전 쌓여 있는 아밀로이드 양이 많았기 때문임.

치료 전 육안판독 : 양성, 뷰브레인 센틸로이드 188

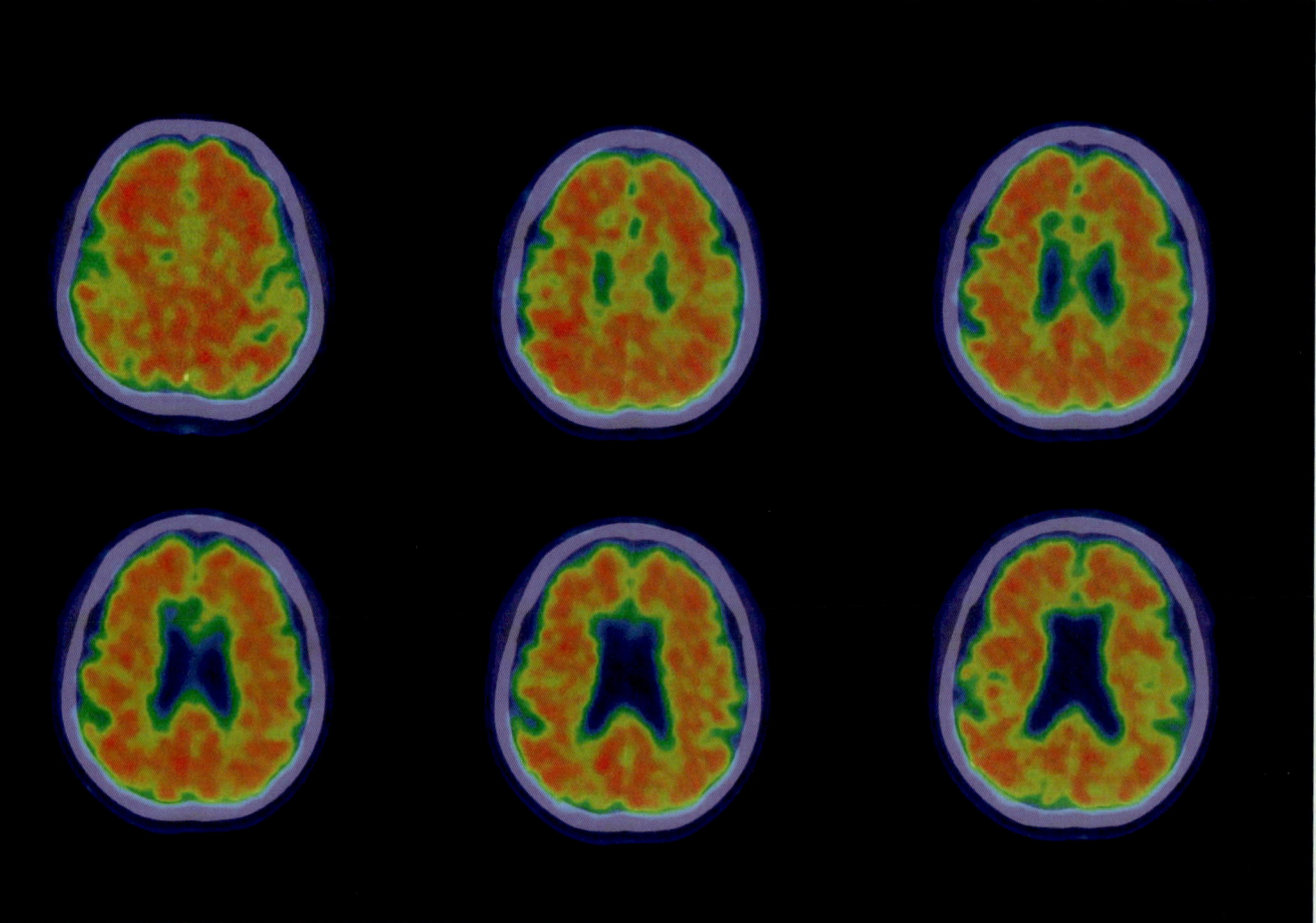

"육안 판독은 치료 정보를 모르는 상태에서 삼성서울병원 핵의학과에서 판독한 결과임"

치료 후 육안판독 : 양성, 뷰브레인 센틸로이드 80

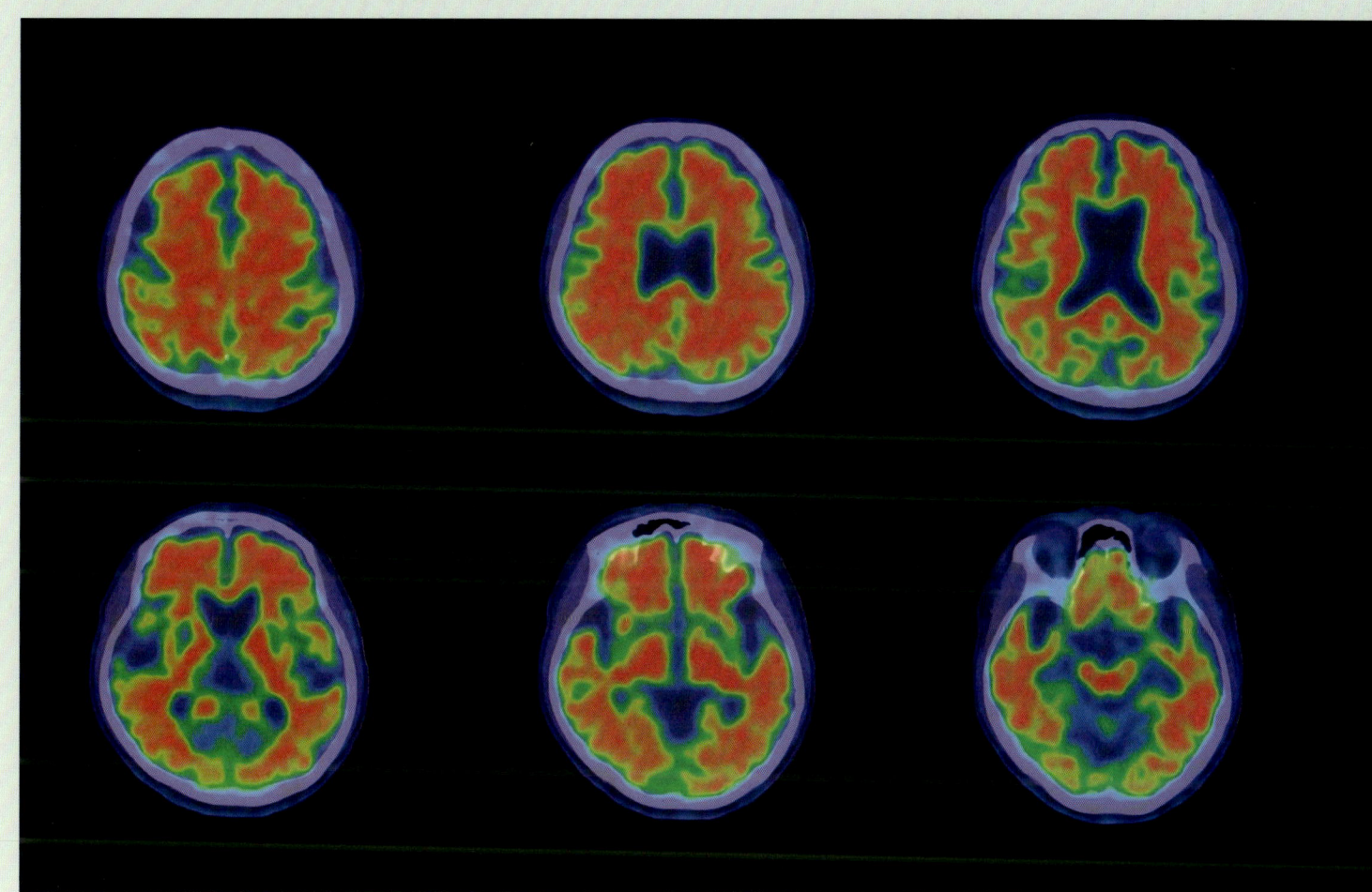

사례 4: 치료 후 아직 양성, 인지기능 악화된 58세 여자
치매 초기, APOE 유전자 34 1년 10개월 치료 하는 도중 인지기능이 악화

신경심리평가 결과 비교표

치료 시작 시점

검사항목	2021-10-28 (SMC)	2022-05-21 (해피마인드)	2023-06-07 (해피마인드)
Attention			
Digit span: forward / backward	6/4	6/5	7/3
Letter cancellation	Normal	Normal	Normal
Language & Related Function			
Spontaneous speech	Fluent	Fluent	Fluent
Comprehension	Normal	Normal	Normal
Repetition	Normal	Normal	Normal
K-BNT	49/60	47/60	30/60
Reading	Normal	Normal	Normal
Writing	Normal	Normal	Normal
Finger naming	Borderline	Normal	Borderline
Rt.-Lt. Orientation	Normal	Normal	Borderline
Body part identification	Normal	Normal	Normal
Calculation	Normal	Abnormal	Abnormal
Praxis	Abnormal	Abnormal	Abnormal
Visuospatial Function			
Interlocking Pentagon	Normal	Normal	Normal
Rey Complex Figure Test copy	31/36	24/36	27/36
Memory			
K-MMSE 시간/장소	2/4	2/4	1/5
K-MMSE 3단어 기억등록/회상	3/0	3/0	3/0
SVLT에서 free recall/지연회상	14(4+5+5)/0	13(4+4+5)/0	13(3+6+4)/0
SVLT Recognition	3(3-0)	2(3-1)	4(8-4)
RCFT 즉각회상/지연회상	4/3	3/4.5	5/0
Rey Recognition	2(4-2)	4(7-3)	2(10-8)
Frontal / Executive Function			
Motor impersistence	Normal	Normal	Normal
Contrasting program	Normal	Normal	Abnormal
Go-no-go test	Abnormal	Abnormal	Abnormal
Fist-Edge-Pam	Normal	Normal	Normal
Alternating hand movement	Normal	Normal	Normal
Alternating square and triangle	Normal	Normal	Normal
Luria loop	Normal	Normal	Perseveration
동물이름/가게물건	16/4	11/7	8/8
ㄱ/ㅇ/ㅅ	11/6/8	13/4/8	9/9/11
Stroop test 글자/색깔	112/24	112/23	112/7
General Index			
K-MMSE	21	20	18
SNSB-D total score	ND	128.5	107
CDR	0.5	0.5	1
CDR S/B	2.5	4	6
Global Deterioration Scale	3	4	5
Geriatric Depression Scale	11/15	11/15	8/63[K-BDI]
Barthel index	20/20	20/20	20/20
Seoul Instrumental ADL (현재실행)	ND	11/45	10/45

IC: Incomplete test, ND: Non-Done, NA: Not-applicable

서울신경심리검사(SNSB)를 1년마다 시행한 결과 MMSE(30점 만점)는 20점에서 18점으로, SNSB총점(300점 만점)은 128.5점에서 107점으로 하락한 것을 볼 수 있다. CDR 역시 0.5에서 1로, CDR-SB는 4에서 6으로 악화된 것을 볼 수 있다.

2022년 5월   2023년 3월

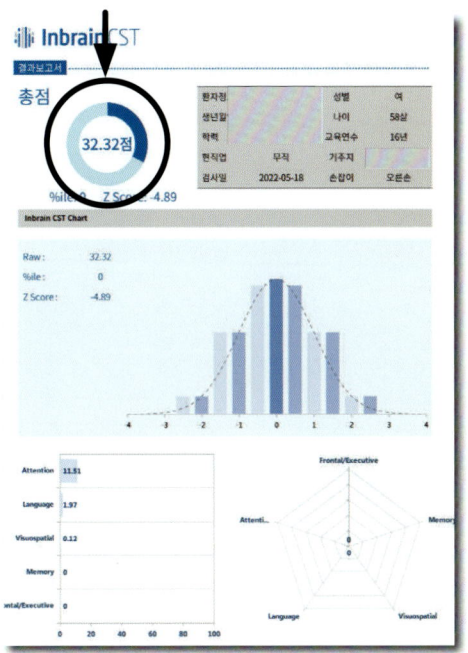   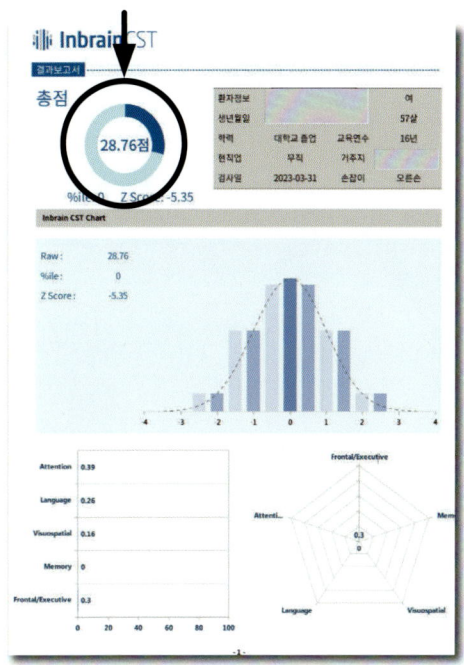

2024년 1월

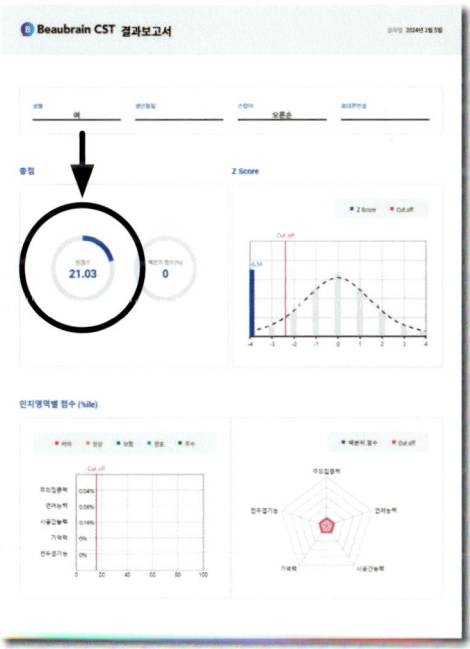

서울 CST(디지털 인지기능 검사, 100점 만점)을 수개월 간격으로 검사한 결과, 32 → 28 → 21 점으로 악화된 것을 볼 수 있다. (참고로 Inbrain CST, Beaubrain CST가 모두 서울 CST로 명칭이 바뀌었음)

사례 5: 치료 후 음성, 인지기능 호전된 69세 여자
인지기능 정상, APOE 유전자 34, 1년 10개월 치료 후 아밀로이드 완전 제거됨

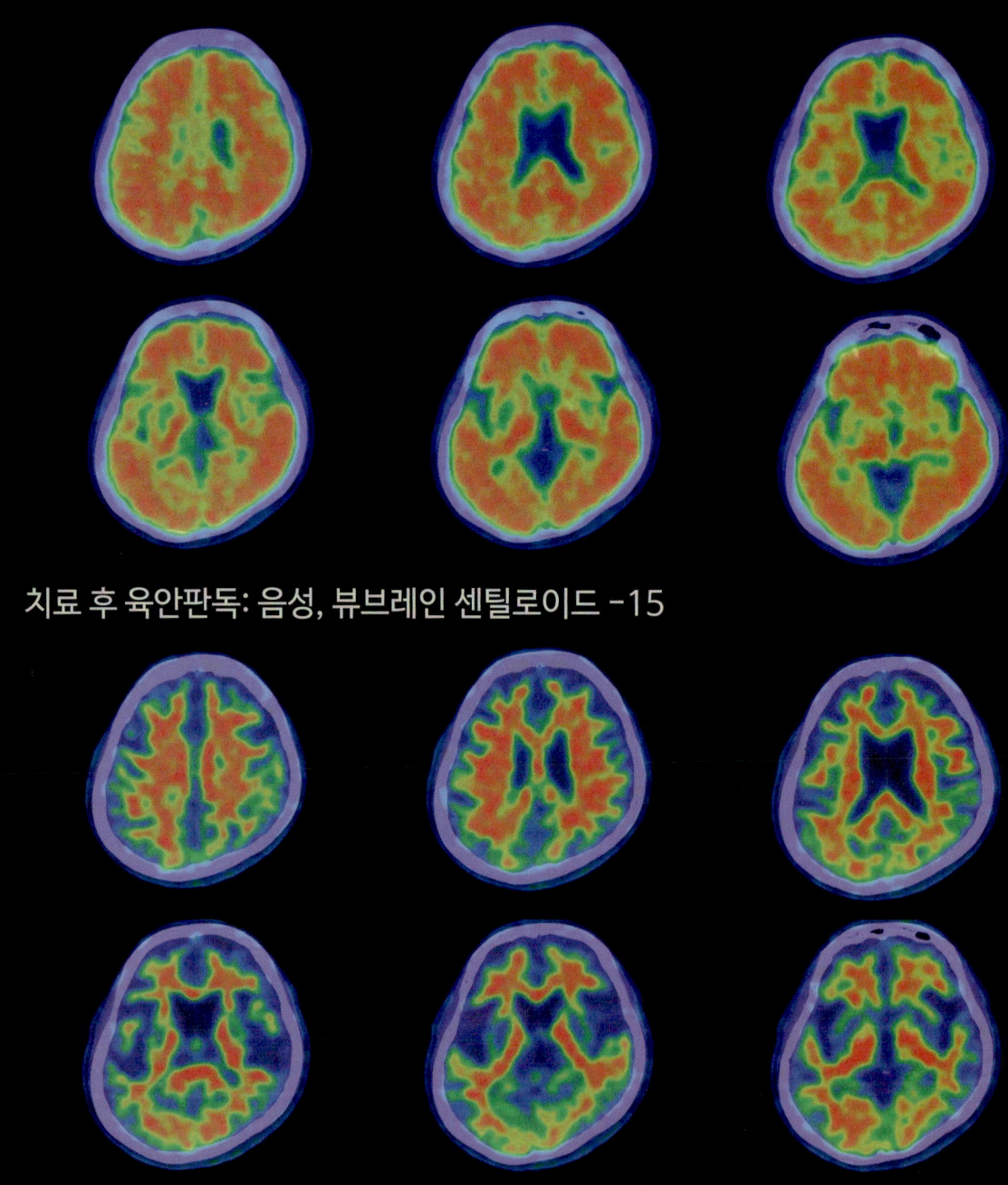

치료 전 육안판독: 양성, 뷰브레인 센틸로이드 90

치료 후 육안판독: 음성, 뷰브레인 센틸로이드 -15

"육안 판독은 치료 정보를 모르는 상태에서 삼성서울병원 핵의학과에서 판독한 결과임"

증상이 전혀 없을 때 미리 발견하여 제거한 가장 이상적인 사례다

이 분의 치료는 저자가 2019년 어느 보험회사의 VIP 고객을 대상으로 한 치매 예방 강의가 계기가 되었다. 이 당시 강의에서, 아밀로이드 PET를 촬영하고 양성이면 아밀로이드를 제거하는 시대가 열린다고 역설한 적이 있다. 이후 삼성 의료원 저자의 클리닉을 방문하여 검사를 하였고, 저자가 정년 퇴임한 후 해피마인드 의원에서 치료를 시작하였다.

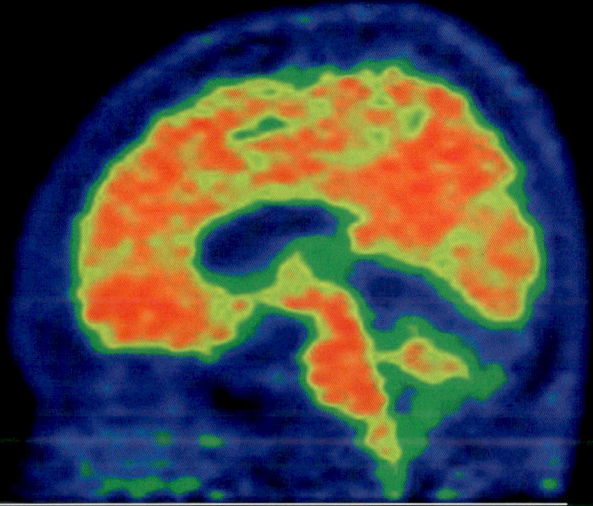

치료 전

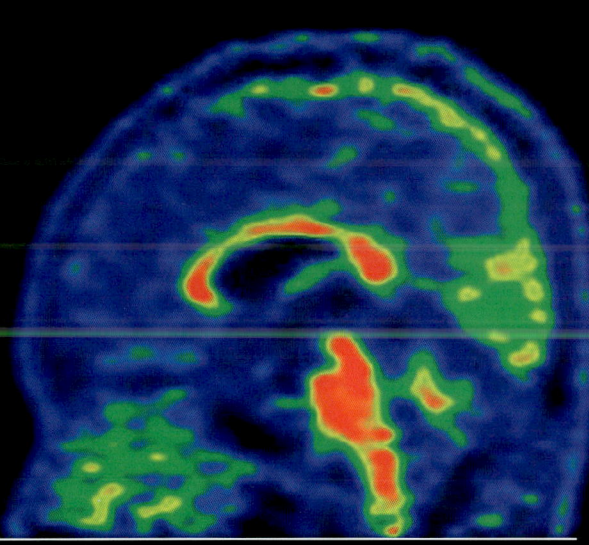

치료 후

사례 5. 뷰브레인 아밀로이드 뇌지도를 통한, 치

치료 전 육안 판독: 양성
뷰브레인 센틸로이드 90

치료 후 육안 판독: 음성
뷰브레인 센틸로이드 -15

투여 전후 차이:
그림에서 빨간색 부분이 제거된
아밀로이드인데 현저하게 제거된 것을 볼 수
있음

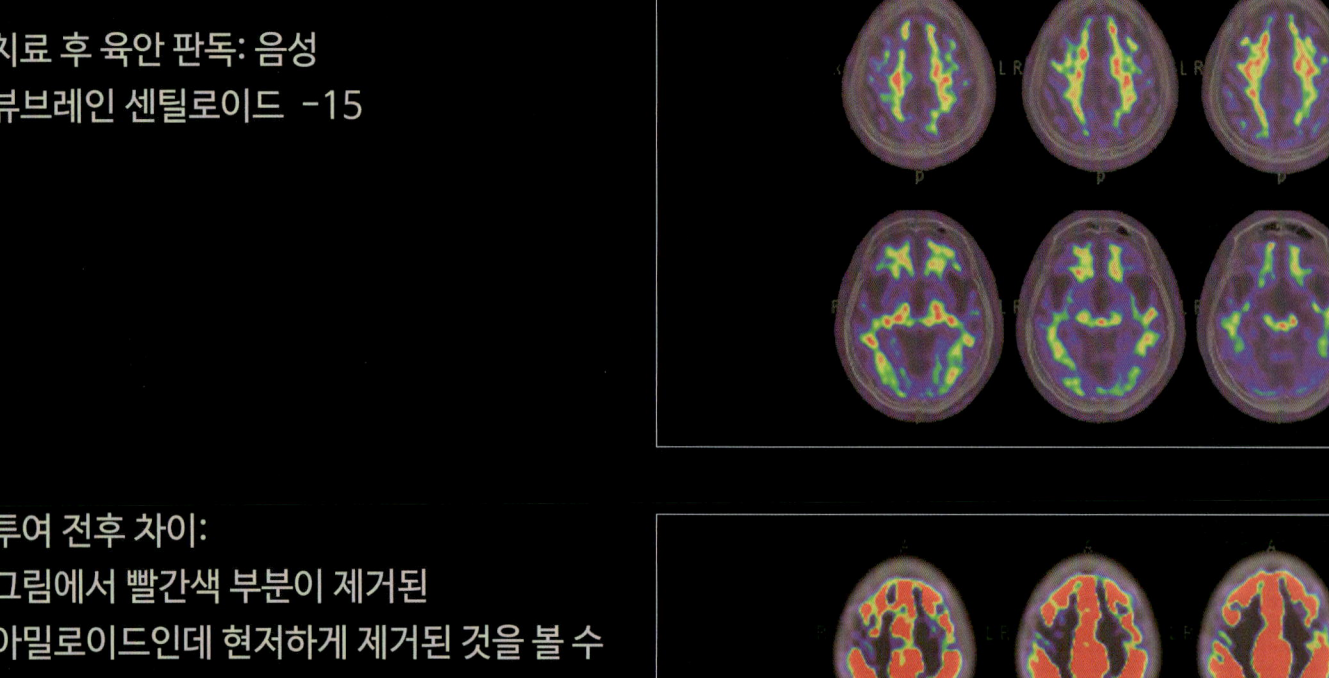

후 제거된 아밀로이드 도식화

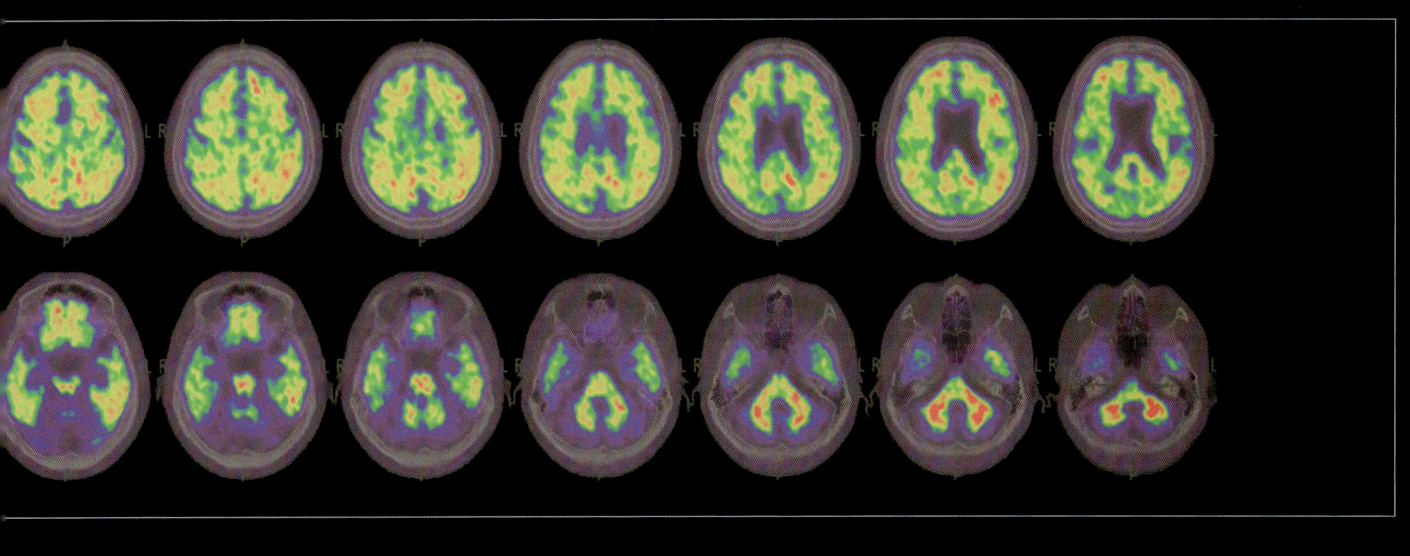

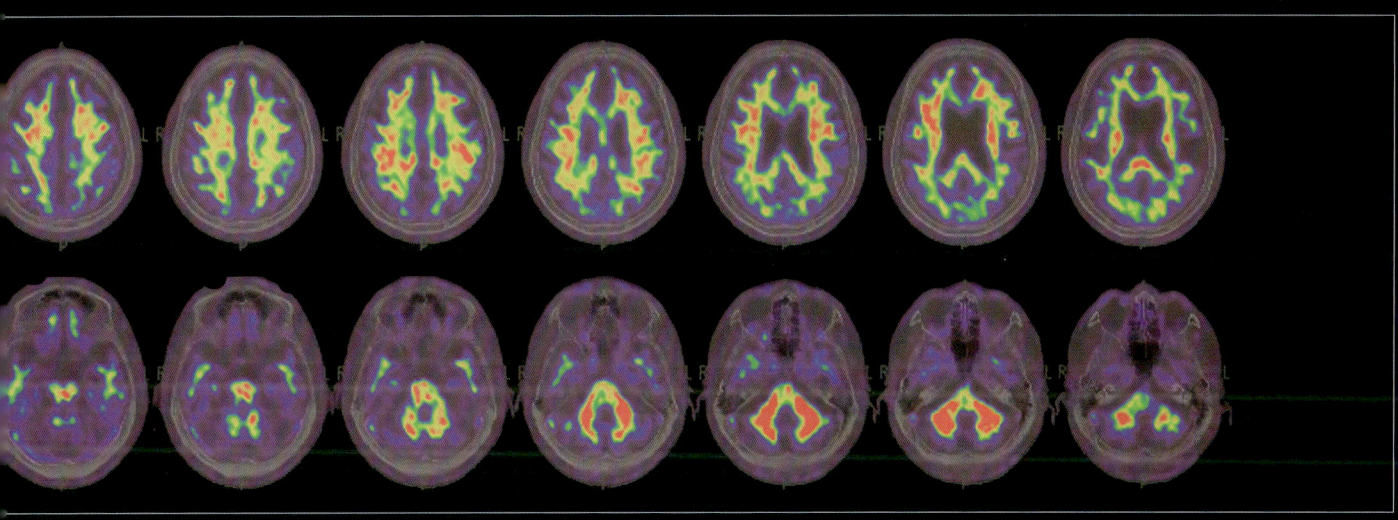

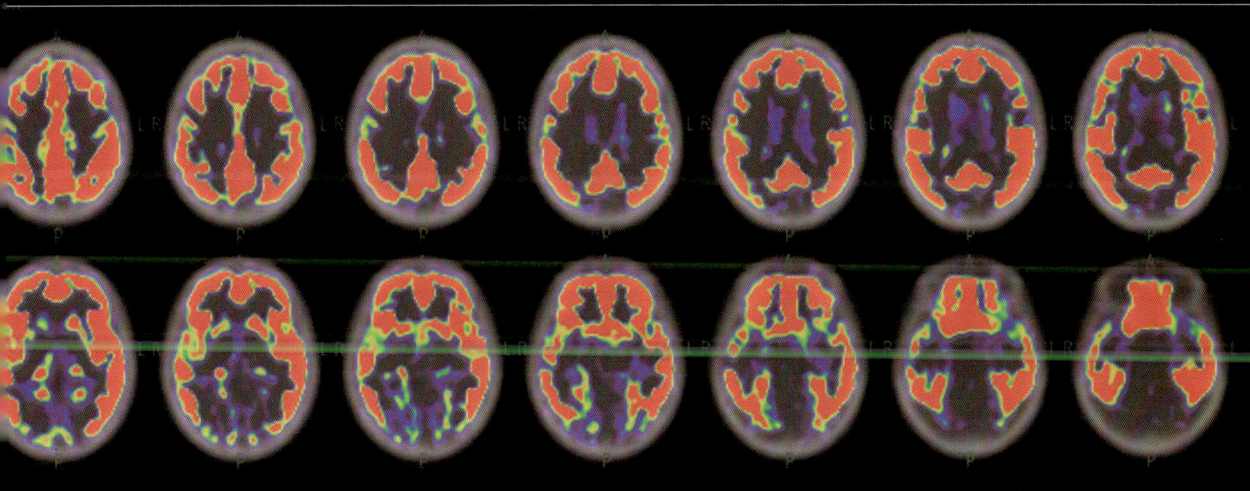

사례 5: 치료 후 음성, 인지기능 호전된 69세 여자
인지기능 정상, APOE 유전자 34

이 분은 인지기능이 원래 정상이었는데 더 좋아졌고, 뇌 속의 아밀로이드도 정상인보다 훨씬 낮다(센틸로이드 값이 0을 넘어서서 마이너스 값임). 이와 같이 음성 전환 후 치료를 중단해도 되는가? 여기에 대한 가이드라인은 아직 없다. 다만 이 정도 아밀로이드가 쌓이기까지 10년 이상이 걸렸고, 이것을 1-2년 만에 제거한 것이니, 간간히 추가접종을 맞으면 될 것으로 여기고 있다. 아밀로이드 PET은 음성이 나오면 보통 5년마다 반복하는데 추후 아밀로이드가 쌓이는 양에 따라 치료하면 될 것 같다.

신경심리평가 결과 비교표

치료 시작시점 ↓

검사항목	2020-04-24 (해피마인드)	2022-04-29 (해피마인드)	2023-07-28 (해피마인드)
Attention			
Digit span: forward / backward	7/5	7/4	7/6
Letter cancellation	Normal	Normal	Normal
Language & Related Function			
Spontaneous speech	Fluent	Fluent	Fluent
Comprehension	Normal	Normal	Normal
Repetition	Normal	Normal	Normal
K-BNT	54/60	56/60	52/60
Reading	Normal	Normal	Normal
Writing	Normal	Normal	Normal
Finger naming	Normal	Normal	Normal
Rt.-Lt. Orientation	Normal	Normal	Normal
Body part identification	Normal	Normal	Normal
Calculation	Normal	Normal	Normal
Praxis	Normal	Normal	Normal
Visuospatial Function			
Interlocking Pentagon	Normal	Normal	Normal
Rey Complex Figure Test copy	35/36	36/36	34/36
Memory			
K-MMSE 시간/장소	5/5	5/5	5/5
K-MMSE 3단어 기억등록/회상	3/2	3/3	3/3
SVLT에서 free recall/지연회상	27(8+9+10)/11	26(4+10+12)/9	31(9+11+11)/1
SVLT Recognition	11(12-1)	10(12-2)	12(12-0)
RCFT 즉각회상/지연회상	18/15.5	9.5/14	21.5/19
Rey Recognition	8(10-2)	9(10-1)	11(12-1)
Frontal / Executive Function			
Motor impersistence	Normal	Normal	Normal
Contrasting program	Normal	Normal	Normal
Go-no-go test	Borderline	Normal	Normal
Fist-Edge-Pam	Normal	Normal	Normal
Alternating hand movement	Normal	Normal	Normal
Alternating square and triangle	Normal	Deformed	Normal
Luria loop	Normal	Normal	Normal
동물이름/가게물건	15/26	14/23	16/24
ㄱ/ㅇ/ㅅ	12/4/10	12/15/17	18/11/19
Stroop test 글자/색깔	111/84	112/102	112/101
General Index			
K-MMSE	29	30	30
SNSB-D total score	227.5	217.5	251.5
CDR	0.5	0.5	0.5
CDR S/B	0.5	0.5	0.5
Global Deterioration Scale	2	2	2
Geriatric Depression Scale	2/15	0/15	0/15
Barthel index	20	20	20
Seoul Instrumental ADL (현재실행)	1/45	1/45	1/45

IC: Incomplete test, ND: Non-Done, NA: Not-applicable

서울신경심리검사(SNSB)를 1년마다 시행한 결과 MMSE(30점만점)는 30점에서 30점으로 변함없고, SNSB총점(300점만점)은 217점에서 251점으로 확실하게 호전된 것을 볼 수 있다. CDR은 0.5에서 0.5로, CDR-SB도 0.5에서 0.5로 변함이 없었다.

2022년 6월

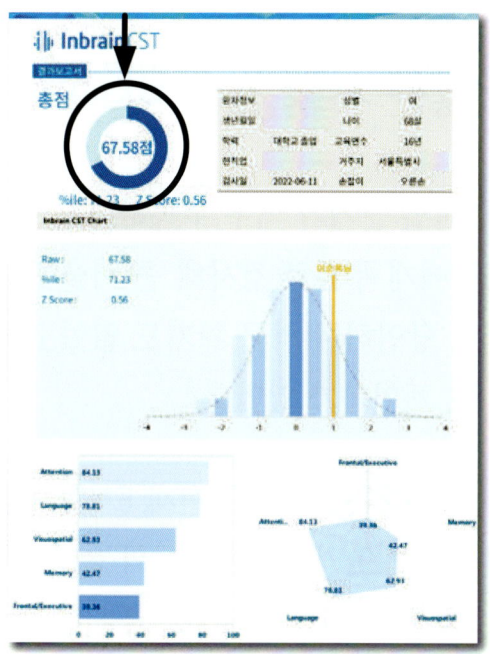

2022년 10월

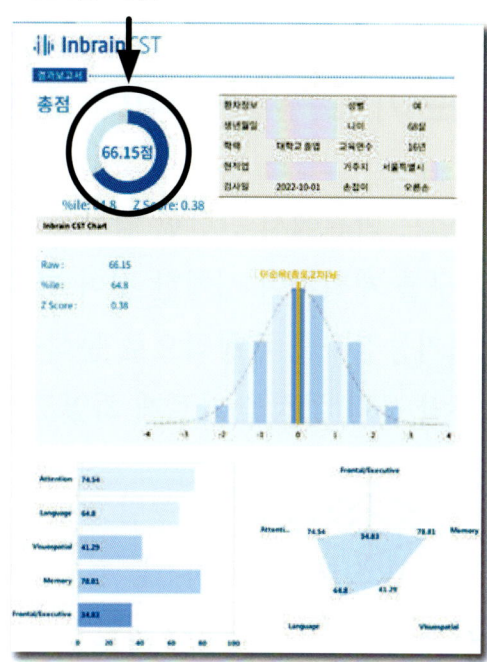

2023년 4월

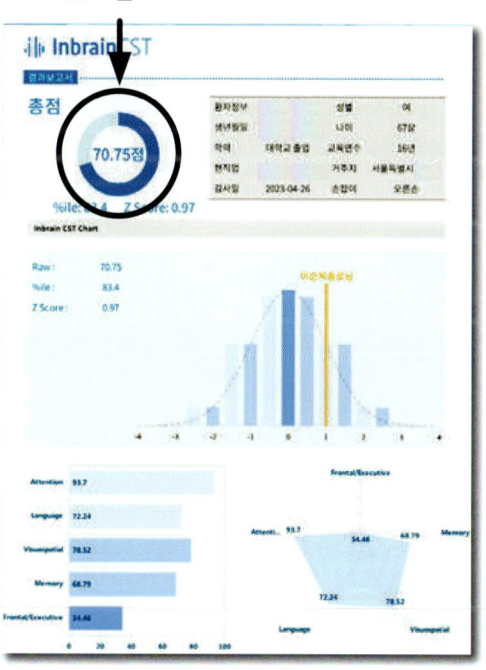

2023년 12월

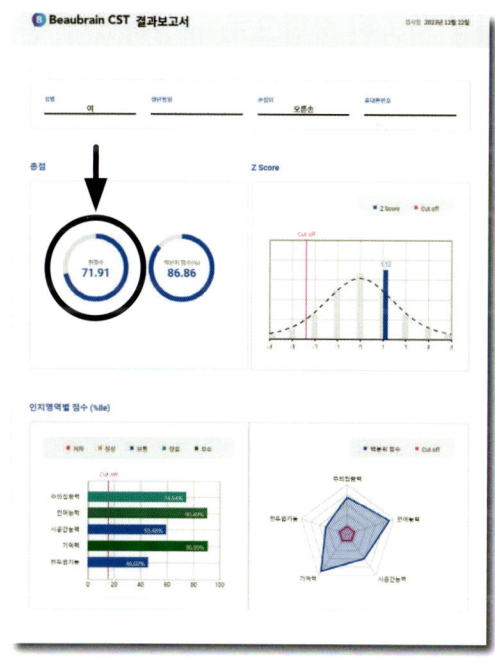

서울 CST(디지털 인지기능 검사, 100점 만점)을 수개월 간격으로 검사한 결과, 67 → 66 → 70 → 71 점으로 호전된 것을 볼 수 있다. (참고로 Inbrain CST, Beaubrain CST가 모두 서울 CST로 명칭이 바뀌었음)

해피마인드 의원에서 아두카누맙 치료를 받은 사람과 같은 기간 중 아밀로이드는 양성이나 치료하지 않은 사람 간의 비교

해피마인드 의원에서 판단한 임상적 효과는 과학적인 근거가 매우 부족하다. 임상연구를 계획하여 시행한 것이 아니라, 환자들에게 무료로 검사해 준 서울 CST라는 인지기능검사를 후향적으로 분석한 것 뿐이다. 당연히 위약군 환자도 없었고 환자마다 투약 용량 설정을 다르게 하였고 치료 기간도 개인차가 있었다.

해피마인드 의원에서 아두카누맙 치료를 받는 환자 중, 2024년 5월 31일 현재, 6개월 이상 백신 치료를 받고 동시에 인지기능 검사를 추적한 사람이 총 91명이었다. 이들의 효과를 분석한 결과 46%(42명)가 유지가 되었고, 23%(21명)는 호전되었다. 즉, 유지와 호전을 합하면 69%(63명)이었다. 이에 반해 악화된 환자는 31%(28명)이었다. 여기서 호전은 서울 CST 점수가 5점 이상 향상된 사람, 유지는 -5점~+5점 사이인 사람, 악화된 사람은 서울 CST 점수가 5점 이상 저하된 사람으로 규정하였다. 본 분석은 해피마인드 의원의 임상정보를 모르는 제 3자가 분석하였다. 참고로 *CDR-SB 0.5 점의 변화는 서울 CST 약 3점의 변화에 해당하였다.

* CDR-SB (치매임상척도 종합 점수)

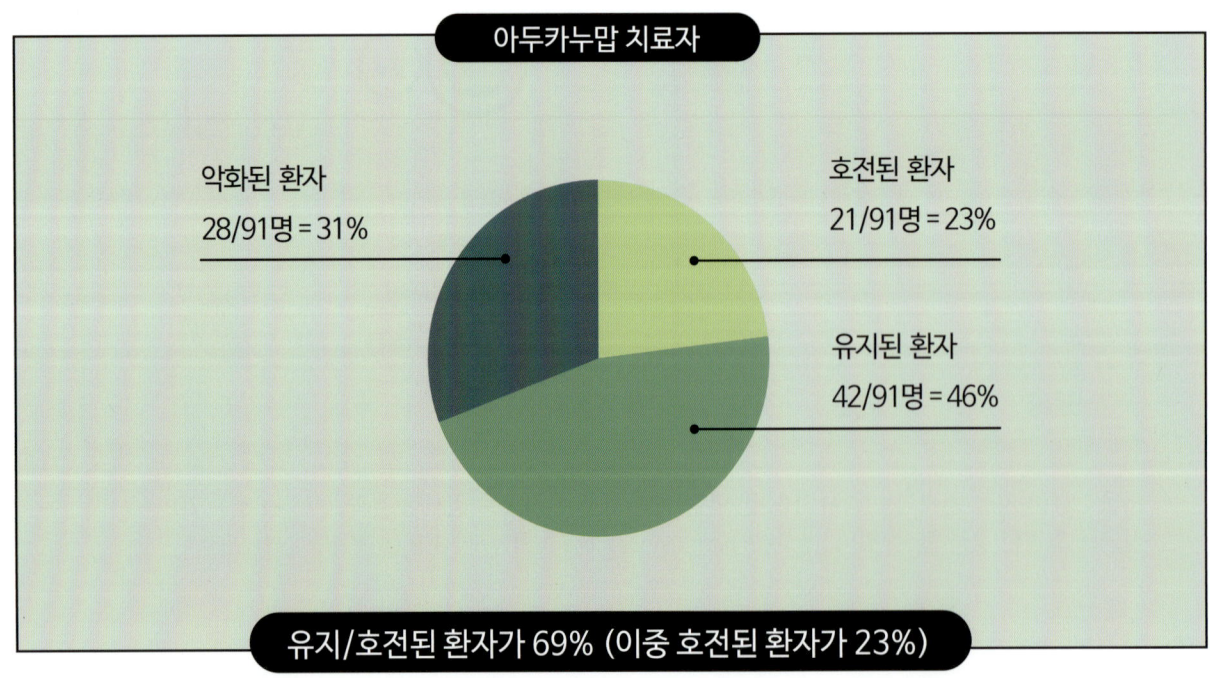

한편, 같은 기간에 해피마인드 의원에 다니는 환자 중 아밀로이드는 양성이지만 백신 치료를 받지 못한 32명도 분석해보았다. 백신 치료를 받지 못한 이유는 부작용을 우려하는 사람이 가장 많았고, 경제적인 이유가 그 다음으로 많았다. 또한 과거에 뇌출혈이 있었던 사람, 심장부정맥으로 항응고제를 복용하는 이유도 있었다.

백신 치료군과 동일한 방법으로 첫 서울 CST 검사를 받은 시점에서 6개월 이상 시간이 지난 후의 서울 CST 점수를 비교한 결과 호전이 16%(5명), 유지가 37%(12명)으로 유지와 호전을 합하면 53%(17명)이었다. 악화된 사람은 47%(15명)이었다.

이와 같이 치료군과 비치료군 간의 차이가 있어 보이나 앞서 언급한대로 이는 임상 연구가 아니었기 때문에 지나친 해석은 금물이다.

* 해피마인드 의원에서 정상, 경도인지장애, 치매 환자 분들을 대상으로 서울 CST 데이터를 수집하였는데 이는 보건복지부 공용기관 생명윤리위원회의 승인을 받고 진행한 것임

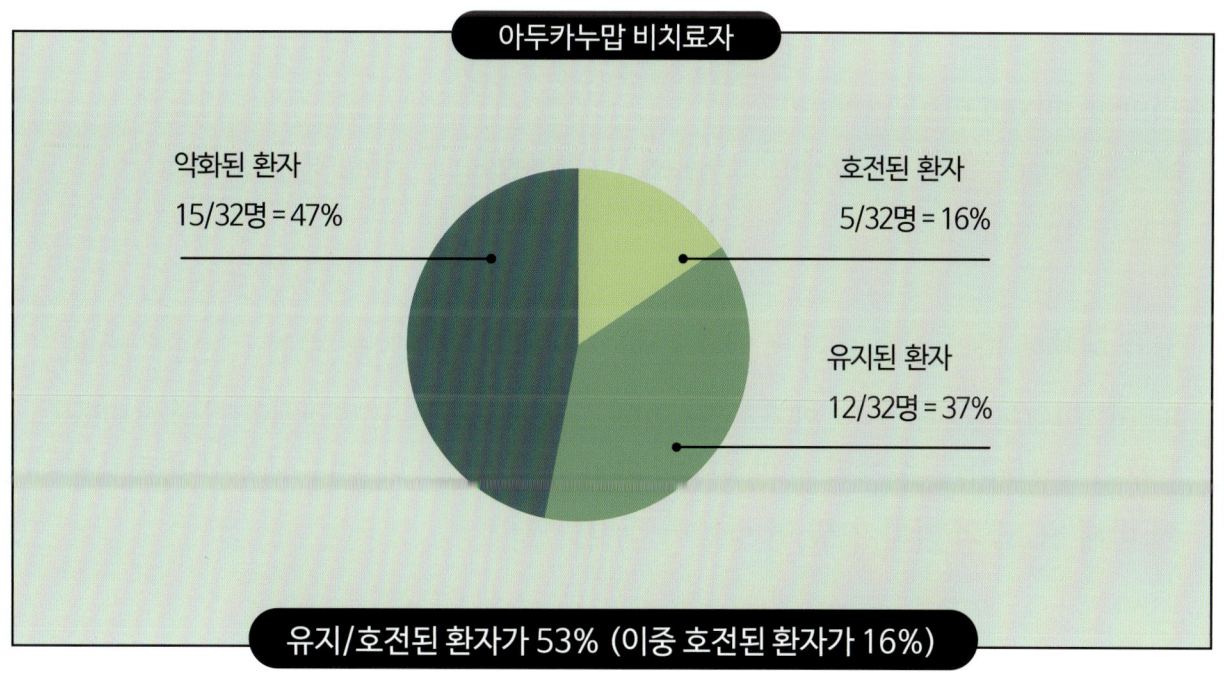

해피마인드 의원에서
아두카누맙 치료를 받은 사람과 아밀로이드는 양성이나 치료하지 않은 사람 간의 비교

해피마인드 의원에서 아두카누맙 치료를 받는 환자 중, 2024년 5월 31일 현재, 인지기능 검사(서울 CST=SCST)를 2번 이상 받은 경도인지장애 환자들은 67명이었다. 한편, 동 기간 동안 아밀로이드는 양성이나 여러가지 이유 때문에 백신치료를 하지 않은 환자 중 경도인지장애이면서 인지기능검사(SCST)를 2번 이상 받은 사람이 22명이었다. 이 두 그룹의 환자들의 SCST 점수를 157쪽 그래프처럼 y축 (세로축)에 두고, 검사 시기를 x축 (가로축)으로 둔 다음, 아래와 같은 통계 분석을 실시하였다. 참고로 시작점에서의 SCST 점수는 두군 간 차이가 없었다.

치료군 N=67
대조군 N=22
(baseline SCST 점수차이 없음)

Linear mixed effect model
SCST score ~ age + education + sex + e4 carrier + time + treatment + time * treatment

치료 여부에 따라 서울 CST의 점수 변화가 차이가 있는지를 확인 (time * treatment interaction term) 하였으며 Time * treatment interaction 이 Estimate 1.921, P=0.0618로 통계적 유의성에는 미치지 못하였으나, 치료군에서 비치료군에 비해 SCST의 악화가 덜 한 경향이 뚜렷하였다

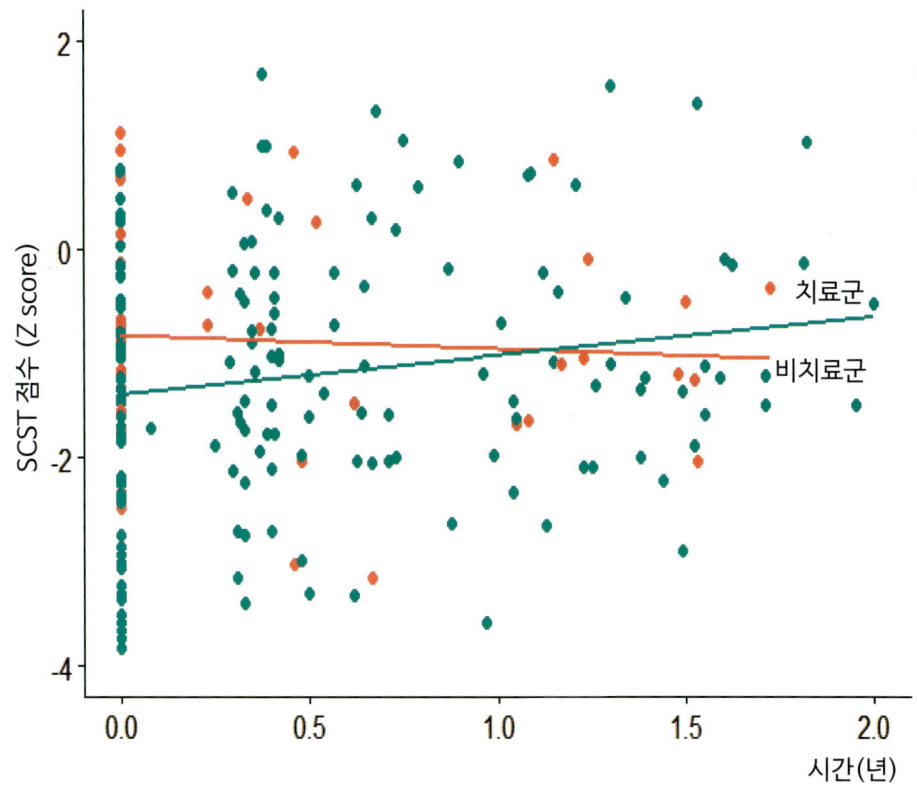

치료군과 비치료군의 서울 CST 점수를 차트에 표시 한 후 통계처리한 결과 치료군에서 시간에 따라 서울 CST의 점수 저하가 더 느린 경향성을 확인할 수 있었다.

154-157쪽에 제시한 분석은 객관성을 유지하기 위해 분석자가 임상 정보를 모르는 상태에서 분석을 했으나, 수집한 데이터에 다음과 같은 문제가 있다.

1. 앞서 언급한 것처럼 임상연구를 한 것이 아니고, 정상, 경도인지장애, 치매 환자들의 SCST데이터 수집의 일환으로 모여진 데이터를 후향적으로 분석한 것이고, 모집수가 충분치 않을 뿐만 아니라 추적기간도 충분히 길지 않다.
2. 점수가 호전된 환자가 있다고 하였는데, 반드시 알츠하이머병이 호전된 것을 의미하지는 않는다. 같은 검사를 반복한 연습효과도 있다. 따라서, 향후 2-3년 정도 장기간 추적한 결과가 필요하다.
3. 백신 치료를 하는 분들은 비치료자에 비해 아무래도 더 열심이다. 즉 운동, 식사, 인지훈련 같은 관리, 그 중에서도 인지훈련을 열심히 하는 사람들이 포함되어 있다. 더구나 아밀로이드를 제거하는 도중이나 제거 후에 인지훈련을 하면 호전 효과가 더 클 것 같다.

제7부
치매예방을 위한 생활습관

[진] 땀나게 운동하고
[인] 정사정 없이 담배 끊고
[사] 회 활동
[대] 뇌 활동
[천] 박하게 술 마시지 말고
[명] 을 연장하는 식사를 할 것

盡人事待天命

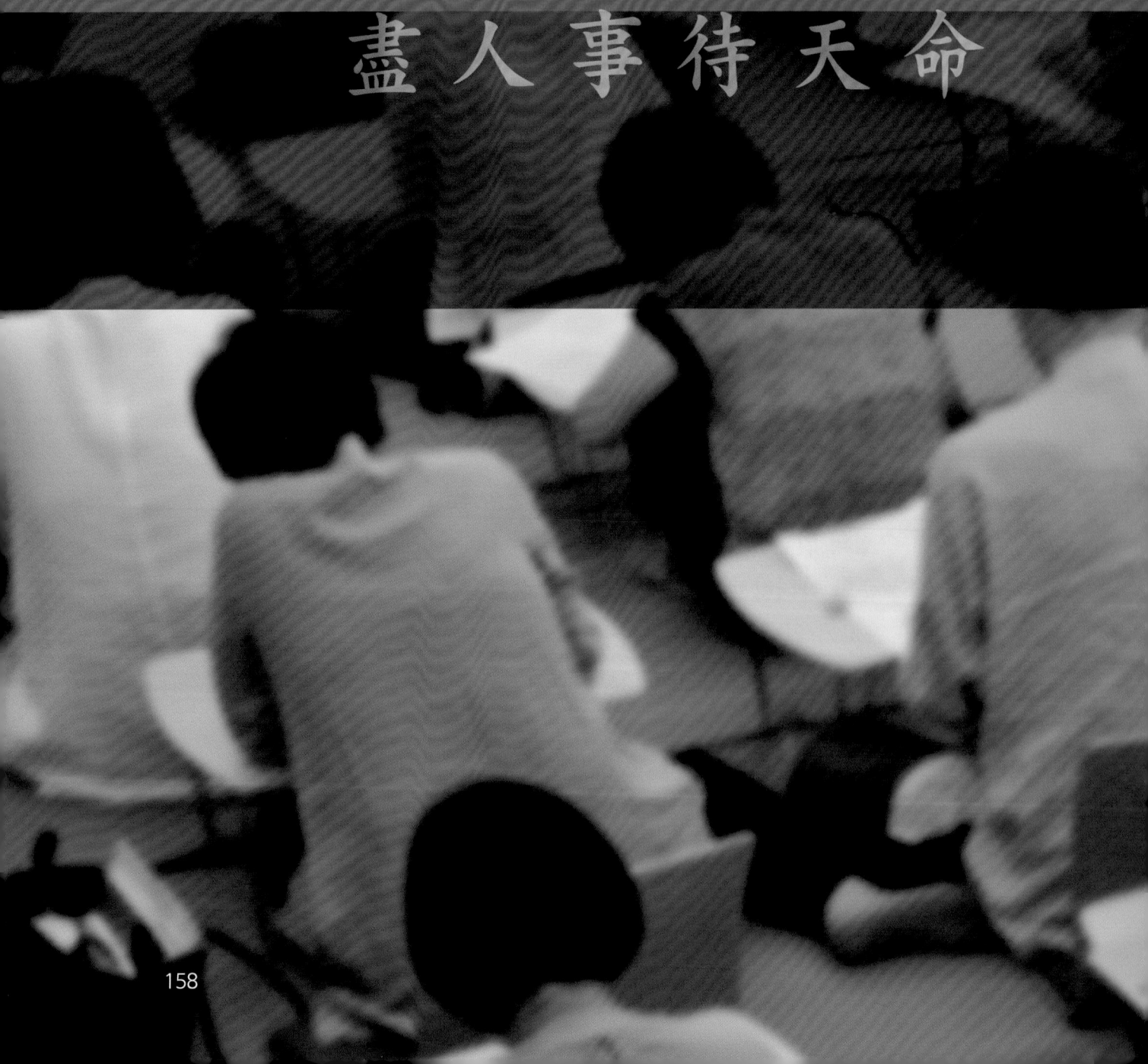

"3고GO 고高혈압, 고高혈당, 고高지혈증 조절하자"

치매예방을 위한 인지건강 수칙

[인]정 사정 없이 담배 끊고
[천]박하게 술 마시지 말고

적어도 술, 담배로 뇌세포를 괴롭히지 말자

담배는 백해무익인 것으로 증명이 되었고, 술은 적당히 마시면 오히려 좋다는 말도 있지만 적당히만 마시는 사람을 본 적이 거의 없다. 만약 오늘 술 한잔이라도 안 마시면 뭔가 허전하고 섭섭하고 자꾸 생각이 난다면 이미 알코올 중독이다. 특히 혼자 술을 마신다면 더 그렇다. 비만인데 술을 마시고 있다면 체중 조절은 물 건너 갔다. 당뇨가 있는데 술을 마신다면 혈당 조절을 포기한거나 마찬가지다.

사업상, 생존하기 위해 술을 마실 수 밖에 없다고 하는데, 술, 담배 안하고 성공하는 CEO를 무수히 목격하였다. 한번 술로 맺어진 친구는 술을 먹지 않으면 어색하기 때문에 다시 술을 마시게 된다. 서로 술을 먹여가며 같이 망가지고 그 다음날 머리가 아프고 몸이 힘들고, 가족들로부터 싫은 소리를 듣고 회사에 출근하여 간밤의 무용담을 공유하면서 친해지는 것 같으나 당신이 질병에 걸리거나 사업에 실패하여 돈이 없어지고 힘이 없어지면 그 친구들은 스스로 자취를 감춘다는 걸 알아야 한다. 친구와의 의리 때문에 술, 담배를 계속하는 사람이 있는데, 자신을 배반하는 것만큼 무서운 배반은 없다.

술을 먹지 않으면 맹숭맹숭해서 서로에게 마음속 깊은 말을 못한다고 하는데, 술 취해서 횡설수설하는 모습을 보면 대부분이 소위 오버하는 헛소리 뿐이다. 직장에서 맨정신으로 '술 먹고 해야하는 좀 심각한 얘기인데, 맨정신으로 얘기 해봅시다' 라고 서두를 꺼내고, 맨정신으로 얘기를 하다보면 오히려 감정에 휘말리지 않고, 정확한 판단으로 마음속 깊은 곳까지 건드리는 대화를 할 수 있게 된다.

그럼 술, 담배를 꼭 하지 말아야 하나? 우리는 각자의 몸을 예로 들어 '홍길동'이라고 부르는 개인이라고 생각하는데, 사실은 수많은 세포로 이루어진 단체이고 편의상 그 단체에 '홍길동' 이라는 이름이 붙여진 것 뿐이다. 한 가지 분명한 것은 우리 몸 세포들은 술과 담배가 필요하지 않다. 우리 몸을 우리 자녀나 손자, 손녀를 키우는 유치원에 비유를 한다면 술과 담배는 우리 아이들을 해치는 독이다. 우리가 술, 담배를 하지 말아야 하는 이유는 유치원 교실에 담배 연기를 채우면 안되고, 유치원 급식에 술을 넣으면 안되는 이유와 동일하다.

술, 담배없이 무슨 재미로 사는가? 소소한 곳에서 재미를 찾아야 한다.
응급실을 한바퀴 돌아보면 뇌졸중으로 반신 불수가 되어 대소변을 받아내는 사람이 있는데, 나는 두 다리로 걸을 수 있음을 즐겨야 한다. 뇌졸중에 걸려서 삼킴장애가 생기면 먹지 못하고 콧줄을 끼고 살아야 하는데, 나는 자유롭게 삼킬 수 있음을 즐겨야 한다. 천식이나 만성 폐쇄성 질환을 가진 환자들이 숨 한번을 쉴 때 너무 힘들어 하는 모습을 보면서, 내가 편하게 숨쉬는 이 순간을 즐겨야 한다. 통증이 너무 심해서 자살하고 싶다고 얘기하면서 통증 없는 하루만이라도 부여 받았으면 좋겠다는 환자들을 보면서, 이 통증 없는 날을 즐겨야 한다.

우리 몸세포들은 당신이 생각하는 것보다 천만배, 억만배 이상으로 눈물겹도록 분주하게 일을 하면서 서로 엄청난 교신을 하고 있다. 내가 아침에 일어나서 기지개를 펴고 운동을 시작하려고 하면 전신 세포들은 순식간에 "야 우리 주인이 운동을 시작한대"라고 서로 교신하며 준비를 한다. 술이 몸에 들어오면, "우리 주인이 술 취해서 쓰러지면 안되잖아" 라고 전신세포들이 교신을 하면서 간 세포들은 분주하게 술을 분해하고, 신경 세포와 근육 세포는 몸이 쓰러지지 않게 유지하려고 안간힘을 다 한다.

이제 당신의 세포들과 대화를 해야 한다.
"세포들아 고맙다, 미안하다, 도와다오, 잘 해 보자"

[진] 땀나게 운동하고
[명]을 연장하는 식사를 할 것

운동과 식사로 충분한 산소와 영양분을 뇌세포에 공급해야

잔디밭을 멀리서 바라보았을 때 파릇파릇해 보이는데 가까이 가서 들춰보면 노랗고 시들시들한 잔디들이 안에 묻혀 있는 것을 본 적이 있을 것이다. 뇌관리를 하지 않으면 뇌 속에 동일한 일이 일어난다. 실제로 36쪽에 소개한 바와 같이 미세동맥들이 막히면 MRI에서 흰 점들이 나타나는데, 이는 뇌세포 일부가 죽어 있는 곳이다. 미세동맥들이 막혔다는 말은 곧 막히려는 미세혈관도 많다는 것을 의미하고, 산소와 영양분을 뇌세포에 충분히 공급하지 못하므로 모든 뇌세포가 싱싱한 상태가 아니라는 의미다.

모든 뇌세포를 싱싱하게 만들기 위해서는

1. 유산소 운동을 통해서 뇌세포에 충분한 혈류를 공급해 주어야 한다. 유산소 운동이란 걷기, 달리기, 자전거 타기, 수영, 하이킹 등을 말하는데, 적어도 하루 30분, 일주일에 5회를 하되 그 중 일부 구간에서는 약간 숨차게 하는 것이 좋다. 예를 들어 천천히 걷다가 빨리 걷거나 허리 무릎이 괜찮으면 살살 뛰는 것을 권장한다. 또는 낮은 산의 둘레길을 걸으면 오르락 내리락 하이킹을 하게 되는데 이런 형태가 가장 바람직하다.

2. 유산소 운동 뿐만 아니라 스트레칭, 요가, 체조, 필라테스 같은 것을 해서 유연성을 유지해야 한다. 특히 나이가 들면 허리와 무릎이 아파진다. 이를 예방하기 위해서 평소에 무릎 및 허리 강화운동을 해야 한다.

3. 불필요한 음식을 피한다. 떡, 단 빵, 과자, 사탕, 아이스크림, 케이크, 초콜릿, 단 음료수, 믹스커피에 들어 있는 설탕 등은 영양분이 없을 뿐 아니라 비만을 초래한다. 저체중인 사람의 경우 단 것을 먹으면 식욕이 떨어져서 정작 중요한 음식을 못 먹게 된다.

4. 꼭 필요한 음식은 채소, 과일, 견과류, 올리브 오일, 현미밥, 잡곡밥, 김치, 두부, 계란, 낫또, 소고기, 닭고기, 생선 등이다. 소고기, 닭고기, 생선 경우 요일별로 돌아가면서 소량씩 꾸준히 섭취하는 것이 좋다. 소고기 장조림을 짜지 않게 만들어 놓고 소량씩 섭취하는 것도 좋은 방법이다.

5. 채소는 영양소가 많기 때문에 필수다. 더구나 식이섬유가 있기 때문에 변비 예방에 매우 좋다. 특히 식이섬유는 소위 좋은 장내 세균의 먹이가 되기 때문에 잡균 대신 좋은 세균이 자리잡는 데 많은 도움을 준다. 잔디밭을 가꾸지 않으면 잡초가 자라는 것처럼 좋은 세균의 먹거리인 식이섬유를 제공하지 않으면 장내에 잡균이 자라게 된다. 유산균을 먹으면 더 좋다. 추천하는 채소는 로메인, 상추, 케일, 샐러리, 오이, 당근, 비트, 방울토마토, 파프리카 등인데 이들은 한번 구입하면 1주일 먹을 수 있다. 색깔을 다양하게 섞고, 잎채소 뿐만 아니라 뿌리 채소도 섭취하는 것이 좋다. 따라서, 연근 또는 우엉 조림을 짜지 않게 만들어 곁들여도 좋다.

생야채를 먹으면 속이 아프다는 사람, 차가워서 싫다는 사람, 또는 콩팥이 안 좋아서 생야채를 못 먹는 사람들이 있는데, 이런 경우 데치거나 삶기에 좋은 채소를 권유한다. 데치거나 삶기에 좋은 채소에는 양배추, 호박, 당근, 양파, 비트, 파프리카, 토마토, 브로컬리, 시금치 등이 있다.

하루에 한끼는 주로 샐러드 위주로 먹는다. 위에 언급한 채소 다량과 한 두가지의 과일(주로 제철 과일)을 소량 섞어서 먹으면 과일이 드레싱 역할을 한다. 따라서, 과일은 후식으로 먹지 말고 채소와 섞어서 먹는다. 샐러드는 믹서기로 갈지 말고 30분 정도 천천히 씹어서 먹는다. 채소의 맛을 느끼면서 오래 씹으면 거의 물처럼 되는데 그 때 삼킨다. 믹서기로 갈아 마시면 30분 동안 먹을 샐러드를 1분 만에 먹는 것과 마찬가지라서 비만과 당뇨가 있는 사람에게 매우 불리하다.

6. 식사 직후 양치질을 해서 다음 식사 때까지 입이 깨끗해야 한다. 식사 사이에는 물, 커피/ 차 (설탕/우유 없이) 외에는 아무것도 먹지 않으면, 치아 건강에도 좋을 수 밖에 없다. 더 중요한 것은 다음 식사 전에 약간 배고파지는데 이 때 우리 몸의 오토파지(autophagy)가 활성화된다. 세포 내에서는 단백질 같은 물질이 생성, 분해, 재흡수가 반복된다. 이런 과정에서 생긴 부스러기/찌꺼기들을 재활용하는 것을 오토파지라고 한다. 공복 상태없이 계속 먹기만 하면 세포 내 찌꺼기들이 계속 쌓이면서 세포의 노화, 사멸이 촉진된다. 그러므로 배고픔을 즐겨야 한다. 배고플 때 물 한 잔과 종합비타민 하나를 먹어 보는 것도 좋은 방법이다. 이럴 때 오토파지가 활성화되면서 세포 내 노폐물이 제거된다. 배고플 때 20분 기다리면 배고픔이 없어지는 경험을 하게 되고, 배고픔을 즐기다 보면 시간이 갈수록 위가 줄어들면서 덜 먹어도 된다. 저녁을 일찍 먹고 다음날 아침까지 12시간 정도 공복하는 것이 좋다는 이유도 바로 오토파지에 있다.

이상 언급한 바와 같이 1) 3끼 식사를 제대로 하고, 다양한 음식을 천천히 씹어 먹고, 2) 단 것/간식/군것질을 하지 않고, 3) 운동을 꾸준히 하면 뇌세포에 산소와 영양분이 충분히 공급되면서 뇌세포가 싱싱해진다. 또한 군살이 천천히 빠지게 되는데, 살이 빠지면 어지럽고 힘이 빠지고 쓰러진다는 생각은 잘못된 생각이다. 또 살이 빠지면 친구들이 얼굴이 상했다며 "천년 만년 살거야? 먹고 싶은 것 다 먹고 살아" 이렇게 얘기하는데 그들은 샘이 나서 그런 것이니 유혹에 넘어가면 안된다. 마음에 억울함, 화병, 우울/불안이 있으면 허전한 마음을 채우기 위해서 폭식을 하게 되므로 마음 정리를 하면서 필요시 정신건강의학과 상담을 하기 바란다.

비만의 부작용

- 몸에 살이 찌는 것처럼 혈관벽에 살이 찐다. 비만은 고지혈증을 일으키고 혈관벽에 기름이 끼므로 혈관이 좁아지고 혈관벽이 딱딱해진다. 혈관벽이 딱딱해지면 심장은 같은 양의 피를 세포에 공급하기 위해 더 많은 일을 해야 하고 고혈압으로 이어진다.

- 심장 근육에 혈액을 공급하는 관상동맥 역시 혈관벽이 두꺼워지고 기름이 끼면서 관상동맥 질환인 심근경색증과 협심증이 발생한다.

- 지방세포가 비대해지면 지방세포들은 인슐린의 기능을 억제하는 물질을 만들어 내기 때문에 인슐린의 작용이 떨어져서 당뇨가 발생한다.

- 비만은 고혈압, 당뇨, 고지혈증을 낳고 결국 뇌혈관도 좁아지기 때문에 뇌졸중이 잘 생긴다.

- 그 밖에 수면 무호흡증, 지방간, 변비, 우울증, 암 등이 생긴다.

- 또한 체중이 초과하면 그만큼 무거운 물건을 지고 있는 것과 마찬가지이다. 예를 들어 표준체중보다 10kg 더 나가는 사람은 2리터 짜리 물통 5개를 가지고 다니는 것과 마찬가지이다. 이 물건을 항상 들고 다니므로 결국 무릎 연골이 견뎌내지 못하고 무릎 통증이 생기고 허리 통증으로 이어지게 된다. 통증 때문에 운동을 더 안하게 되어 근육이 약해지고, 골다공증이 생기는 악순환이 생긴다.

- 비만은 다른 말로 지방세포의 크기가 필요 이상으로 커지고 많아지는 것인데, 이는 마치 어떤 회사의 사장이 필요 이상의 사원을 많이 거느리는 것과 같다. 따라서, 몸에 부도가 나는 것이다.

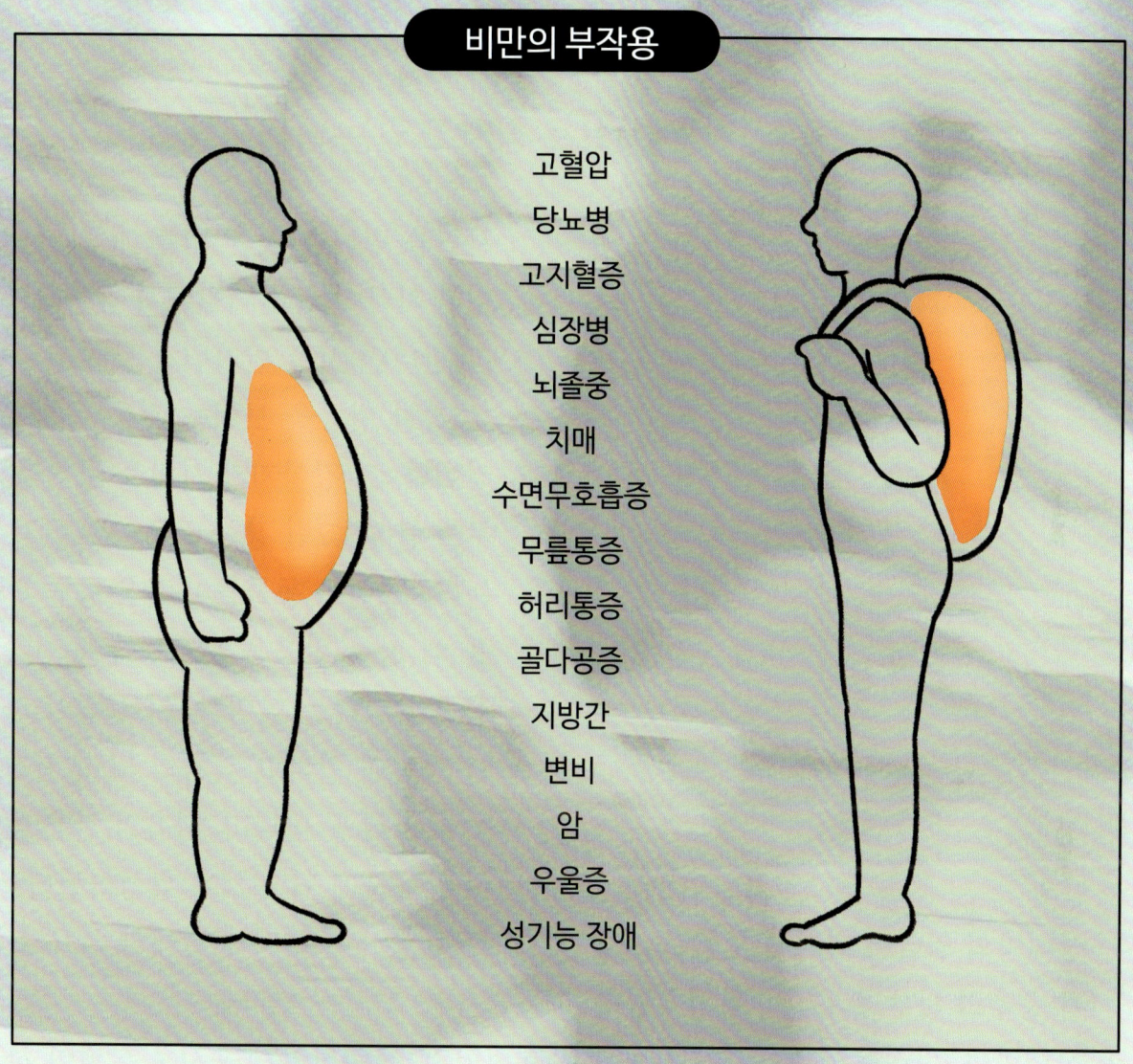

[사]회 활동
[대]뇌 활동

사회활동과 대뇌활동(인지훈련)으로 잠자고 있는 뇌세포를 깨워야...

사회 활동(사람 만나기)

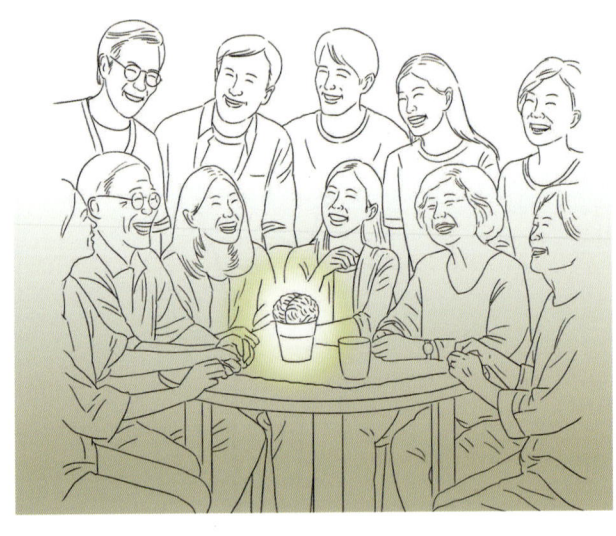

사람을 만나는 것은 뇌를 자극하는 강력한 자극이다. 산책길에서 강아지들끼리 만나면 서로 반가워하든 싸우든 서로 강한 반응을 보이는 것을 목격했을 것이다. 그 강아지가 사람을 보거나 나무를 볼 때 그런 강한 반응을 보이지 않는다. 그 말은 동물들이 같은 종을 만났을 때 강한 반응을 보이도록 유전자에 심어 놓았다는 말이다. 이와 같이 사람과 사람이 만나면 각자의 뇌에 저절로 불이 켜질 뿐 아니라, 다음과 같은 여러 이유 때문에 뇌 전체가 활성화된다.

1) 상대방의 얼굴이 과거에 보았던 사람인지, 아닌지를 분주하게 분별해야 하므로 시각 중추와 하부 측두엽이 활성화된다.
2) 상대방의 얼굴 표정과 태도가 나에게 우호적인지, 적대적인지 수시로 살펴야 하기 때문에 편도체를 포함한 감정센터가 활성화된다.
3) 상대방이 하는 말을 이해하고 그것에 대한 반응을 말로 표현하므로 좌측 뇌의 알아듣기 센터인 베르니케 영역과 말 표현 센터인 브로카 영역, 그리고 이를 연결하는 신경통로가 활성화된다.
4) 상대방에 대한 배려, 예절을 갖추어야 하므로 이를 담당하는 전두엽이 활성화된다.
5) 집에 가서 오늘 만난 사람이 한 말, 그 사람이 앉았던 좌석의 위치를 생각한다면 기억센터가 활성화되는 것은 두말할 나위 없다.

이와 같이 사회 활동은 뇌세포에 불이 켜지게 한다. 여기서 한 가지, 누구를 만날 것이냐가 중요한데, 이 점에 대해서는 나이가 드신 분들은 젊은 사람들과 입장이 다르다고 생각한다. 젊은 사람들은 다양한 계층의 사람을 만나서 사업을 하거나 다양한 인간관계를 통해 산전수전을 다 겪어야 하지만, 나이가 드신 분들은 긍정적인 에너지를 주는 사람을 주로 만날 필요가 있다. 왜냐하면 남은 날들이 많지 않기 때문이다.

나이가 들면 정리를 하는 것이 중요하다. 냉장고 정리, 그릇 정리, 서랍 정리부터 시작하여 장롱을 열어서 과거 5년 동안 입지 않은 옷을 재활용통에 넣는다거나, 재산정리, 상속정리, 어떻게 죽을까, 병이 나면 어떻게 할까에 대한 마음정리 등이다. 이런 정리를 하면 신기하게도 기운이 나고, 집안이 단순해지면서 같은 물건은 같은 장소에 두기를 실천하게 되므로 기억력도 좋아지는 경험을 하게 될 것이다. 이런 정리 중의 하나가 사람 정리다. 항상 누군가를 헐뜯고, 뒷담화를 하고, 거품을 물고 정치인들을 욕한다던가, 편을 가르는 친구를 만나기 보다는 격려/위안/감동을 주는 친구를 만나는 것이 중요하다. 지혜가 있는 친구, 마음이 한없이 넓은 친구, 남의 꿈과 목표 내지는 "꼭 하고 싶은 일이 뭐야?"라고 물어봐 주는 친구를 만나면 더더욱 좋다. 아무리 가족이라도 계속 부딪치는 사람이 있다면 마지막으로 만나서 나의 입장을 침착하게 얘기하거나, 굳이 만나지 않더라도 "그동안 감사했습니다. 내가 이런 점은 잘못했어요. 용서하세요. 혹시 다음 생에 다시 만난다면 좋은 인연으로 만납시다." 이렇게 가족마저도 정리해야 하는 이유는 남은 날이 그리 많지 않기 때문이다.

배우자가 그토록 밉다면 역시 곰곰이 생각해 볼 필요가 있다. 양다리를 걸치지 말고, 살던가 말던가를 결단 내려야 한다. 저자가 대회해 본 많은 노인들이 배우자를 원수처럼 미워하면서도 막상 헤어질 용기는 없는 사람이 대부분이었다. 즉 양다리를 걸치고 우유부단한 본인 때문에 생긴 갈등인데, 배우자 핑계를 대면서 불행해하는 사람이 대부분이었다. 적어도 다음과 같이 마음 정리를 해보기 바란다. 수십년 동안 같이 살면서 배우자를 바꾸려고 노력했으나 허송세월했던 것을, 더구나 자기가 자기를 바꾸지 못하면서 남을 바꾸려고만 했던 것을 지금이라도 깨닫고, 더이상 남을 바꾸려는 노력을 포기하는 것이다. 이와 같이 정리를 해야 하는 이유는 나의 뇌를 위해서이고, 젊은 사람들과 달리 이제 즐길 날이 많이 남아 있지 않기 때문이다.

대뇌활동(인지훈련)은 아무리 강조해도 지나치지 않아

환자분들께 공부를 하시는지 여쭤 보면 대부분 특별히 하는 게 없다고 대답한다. 가끔 독서를 한다, 성경이나 불경을 필사한다 그런 대답을 하기도 한다. 그러나 가장 정통적인 방법은 6개의 인지영역에 대한 훈련을 골고루하여 뇌 전체를 활성화하는 것이다. 6개의 인지영역이란 집중력, 언어능력, 계산능력, 시공간능력, 기억력, 전두엽기능이다. 이중 언어와 계산은 좌측 뇌를, 시공간능력은 우측 뇌와 뒤쪽 뇌를, 전두엽 과제는 앞쪽 뇌가 활성화시킨다. 이는 마치 우리가 운동을 할 때 여러 상체, 하체, 허리, 무릎에 관한 근력을 골고루 강화시키는 것과 유사하다. 자, 그럼 문제를 풀어 보자.

다음과 같이 기호마다 숫자가 배정되어있고, 아래 계산을 풀어보자

1	2	3	4	5	6	7	8	9
A	♡	D	♣	E	■	G	◇	M

예시) M◇ + ♣A =   /   M◇는 98, ♣A는 41이므로 답은 139이다.
이제 아래문제를 암산으로 풀어야 한다.
1. ♣E + ■◇ - ♡D =   2. MM - DD + AA + E =
3. GEE - D♡ + AA + E =   4. AEM - ♡♣ + GG + DD =
이 과제는 계산력을 주로 강화하지만 집중력과 작업기억 등도 강화를 한다.

이번에는 다음과 같이 초성단어 문제를 풀어 보자

ㄴㅁ으로 시작하는 단어를 10개 만들어 보세요. 예) 나무

이 과제는 주로 언어능력을 강화시키지만 사실은 좌측 뇌 전체를 활성화한다. 왜냐하면 좌측 전두엽에 들어있는 서치엔진이 좌측 측두엽에 저장되어 있는 명사들을 분주하게 찾기 때문이다.

스마트폰으로 매일 숙제가 배달되는 인지훈련, 〈PASCAL〉

뇌를 변화시키는 가장 효과적인 방법은 조금씩 매일 하는 것이다. 따라서, 쉬운 공부를 하루 10분씩이라도, 매일 하는 것이 좋다. 그러나 60대 이상 분들에게 공부를 하시라고 하면 공부가 좋은 것은 알지만 실천하기 힘든 모양이다. 이는 마치 운동이 좋다는 것은 알지만, 내버려 두면 안하는 사람들이 많은 것과 마찬가지다. 그래서 만들어진 것이 파스칼(PASCAL)이라는 인지훈련 프로그램이다. 매일 숙제가 나가고 담임 선생님이 있기 때문에 약간의 등 떠밀림이 있다.

PASCAL 인지훈련은 다음과 같은 특징이 있다.

1. 자정에 각자의 스마트폰으로 하루 30분 분량(조정 가능)의 숙제가 도착한다. 그러면 24시간이 지난 그 날 자정 전까지 숙제를 온라인으로 제출해야 한다. 자정 전까지는 시간에 구애 받지 않기 때문에 한꺼번에 풀어도 되고, 풀다가 잠시 다른 일을 하다가 풀어도 된다. 또한, 스마트폰으로 숙제를 풀기 때문에 장소에도 구애를 받지 않는다. 그래서 화장실에서 해도 되고, 지하철에서도 해도 되고, 심지어 등산하여 산꼭대기에서 해도 된다.

2. 6개의 인지영역 (집중력, 언어능력, 계산능력, 시공간능력, 기억력, 전두엽기능)을 활성화 할 수 있는 다양한 훈련들이 있다. 그리고 모든 훈련은 4단계의 난도 (기초/초급/중급/고급)가 있다.

3. 인지코치가 관리해준다. 나에게 가장 약한 인지기능은 무엇인지, 많은 훈련이 필요한 인지영역은 무엇인지 개인이 판단하기는 어렵다. 따라서, 전문가인 인지코치가 매일 나에게 맞춤형 숙제를 출제해준다. 그리고, 주 1회 전화를 걸어 못 풀었던 문제 푸는 법도 알려주고 문제 난이도도 조절해준다. 숙제를 제출하지 않으면 인지코치가 전화를 드리기도 한다. 비유하자면, 나에게 온라인 과외 선생님 또는 담임 선생님이 생기는 것이다.

4. 이 PASCAL 인지훈련은 제대로 된 임상 연구를 통해 참가자의 인지기능을 향상시키는 효과가 있다고 밝혀져, 국제학술지에 발표되었다 (Jang H, Alzheimer's and dementia 2021).

5. 아밀로이드 배신 치료를 받으면서 아밀로이드가 제거되는 상태에서 인지훈련을 받으면 더 효과가 좋을 것 같은데, 그런 목적으로 아주 적합하다.

6. 단점은, 스마트폰을 다룰 수 있어야 하고 적어도 문자나 카톡 정도는 가능해야 한다.

숙면이 치매 예방에 도움이 된다는 연구가 있다. 잠을 잘 자려면…

1. 커피를 모두 디카페인 커피로 바꾼다.
커피는 치매 예방에 도움이 된다고 알려져 있는데, 디카페인 커피도 동일한 효과가 있다고 한다. 카페인이 치매 예방효과를 일으키는 것이 아니라 커피를 로스팅하는 과정에서 생기는 물질이 치매 예방에 관여한다고 알려져 있다. 따라서, 불면증이 있는 분들에게는 디카페인 커피를 권한다. 카페인에 예민하신 분들은 아무리 아침 일찍 커피를 마신다 하더라도, 수면에 영향을 준다는 것을 명심해야 한다.

2. 불면증에 시달리는 사람은 낮잠을 자면 안된다. 낮에 자주 졸거나, 낮잠을 20분 이상 자면 밤잠을 설치게 된다. 따라서, 전날 잠을 설쳤다 하더라도 낮잠을 자는 대신 왕성한 활동을 통하여 낮잠을 피해야 한다.

3. 낮에 햇볕을 보면서 걸으면 숙면에 도움이 된다. 직사광선을 쪼이지 않더라도 야외에 있는 시간이 하루 1시간 이상이면 도움이 된다.

4. 운동을 오후 늦게 하거나, 잠자기 전에 하면 혈중 에피네프린이 상승하면서 숙면을 못하게 된다. 따라서, 운동을 오전 중에 하거나 오후 일찍 하면 숙면하는 데 도움이 된다.

5. 저녁 식사를 일찍 마치고 빈 속으로 잠자리에 들면 더 깊은 잠을 자게 된다. 식사를 많이 하면 밤에 위나 장이 불편하게 되고, 장에 가스가 차는 등 불편감이 숙면을 방해한다. 또한 'sugar high'라고 하여 탄수화물이나 단 것을 잠자기 전에 많이 섭취하면 뇌의 대사가 올라가면서 깊은 잠을 못 자게 된다. 너무 배고파서 잠이 안 올 것 같은 생각이 들더라도 잠을 청하면 아침에 일어났을 때 배고프지 않음을 경험하게 될 것이다.

6. 물을 낮에는 많이 마시되, 저녁 7시 이후에는 마시지 않아야 화장실을 덜 가게 되고, 숙면으로 이어진다.

7. 술을 마시면 잠에 도움이 되는 것 같으나, 술을 마시면 새벽에 일찍 깨게 되고 지속적으로 술을 마시면 결국 잠의 질이 떨어진다고 알려져있다.

8. 저녁이 되면 조명을 최대한 낮추어야 한다. 깜깜해서 화장실에 가다가 넘어지는 일만 없다면 암막을 사용하여 밖의 불빛이 들어오지 않도록 하여야 한다. 휴대폰도 야간 모드로 바꾸거나 화면 밝기를 대폭 낮춘다.

9. 잠을 자려고 노력하지 말아야 한다. 오히려 잠을 자는 시간을 아껴서 인생을 즐기려는 태도를 가져야 한다. 수면 시간은 개인차가 있다. 무조건 7~8시간을 자야 한다는 생각은 잘못된 생각이다. 잠을 못 자면 죽는다는 생각, 잠을 못 자면 건강을 해친다는 생각, 잠을 못 자면 다음날 생활에 지장이 있다는 생각은 패닉상태를 유발하기 때문에 더욱더 잠을 못 자게 된다. "언젠가 잠이 오겠지… 오늘 못 자면 내일, 아니면 모레 언젠가 잠을 자겠지…" 라고 대범하게 생각해야 한다.

10. 스틸녹스라는 수면제가 있는데, 습관성이 강하여 끊기 힘들고 생각보다 부작용이 많다. 밤에 몽유병 환자처럼 잠옷으로 밖에 나가서 돌아다니거나, 김칫독을 여기에서 저기로 옮기기도 하고, 장롱을 다 뒤집어 놓고, 인터넷 쇼핑을 하고, 한밤중에 남들에게 전화를 하는 등 이상한 행동을 해 놓고도 정작 본인은 모르는 경우가 많다. 따라서, 수면제는 함부로 처방 받지 말고, 정신건강의학과 상담을 받는 것이 좋다. 항상 신상 상태로 사는 사람은 마음이 전쟁상태이기 때문에 잠이 올 리가 없다. 그러므로 불안 신경증을 먼저 치료해야 한다.

이 책을 보시는 분들께 다시 한 번 강조합니다

저는 현재 만 67세 입니다.

저는 평생 거의 매일 운동을 빠지지 않고 했고, 외국 학회를 가더라도 호텔 방에서 윗몸 일으키기, 팔굽혀 펴기, 스트레칭을 하였고, 영하 20도 클리블랜드 클리닉 견학을 갔을 때도 30분씩 조깅을 하였습니다. 최근 10년 전부터는 조깅과 하이킹을 꾸준히 해오던 제가 무릎을 90세까지 보존하고자 무릎 이상이 없음에도 불구하고 유산소 운동을 수영으로 전환하였습니다.

그런데 한가지 문제점이 있었습니다.

제가 약 15년 전에 치매 위험 유전자 검사(APOE 유전자)를 해보니 34 타입으로 나왔습니다. 당시 1주일 정도 고민을 한 것 같습니다. 그러나 34 타입이면 단 것을 피하고 약간 숨차게 운동을 하는 것이 좋다는 학계의 의견을 받아들여 그런 활동을 해왔습니다. 그럼에도 불구하고 항상 65세 정도 지나면 불가항력적으로 치매에 걸릴 수 있다는 생각 때문에 65세 지나면 건강검진도 하지 않겠다고 생각했습니다. 그러다가 약 5년 전부터 아밀로이드 백신 치료가 효과가 있을 것이라는 희망을 가지게 되었고 그래서 이제는 암, 심장병 예방을 위해 매년 건강검진도 하고 아밀로이드 PET을 5년마다 하고 있고(아직은 음성이라 백신치료 필요없음), 뇌 MRI 촬영도 3년 정도마다 하고 있습니다.

저의 유전자가 34임에도 불구하고 치매에 걸리지 않고 적어도 80세 정도까지 왕성하게 일을 할 수 있다면 많은 분들이 희망을 가질 수 있을 것이라고 생각하여 이 책을 썼습니다. 현재 저는 클리닉이 없는 날 아침 4시 40분에 일어나서 5시부터 20분 동안 전화영어를 하고, 헬스클럽에 가서 약 40분 정도 수영 또는 근력운동을 합니다. 그런 다음 근처 카페에 가서 치매예방차 시작한 일본어 공부와 PASCAL 인지훈련(169쪽 소개)을 합니다. 그 공부를 할 때 엄청나게 기분이 좋습니다. 도서관만 가는 사람, 체육관에만 가는 사람, 도서관과 체육관에 가는 사람 중에 3번째 사람이 치매 예방을 가장 잘 할 수 있습니다. 이제 이 책을 보시는 분들이 60대 은퇴 이후 치매 예방 검사에 투자를 하고, 운동과 공부를 하면서 삶을 즐기신다면 90세까지 왕성하게 활동을 할 수 있을 거라 생각됩니다.

10년 넘게 바라본 나덕렬 교수님의 모습

'이게 과연 가능할까? 어느 병원에서도 시도 해본 적 없고, 누구한테도 들어본 적이 없는 건데…' 나교수님의 계획을 들으면 아직도 십중팔구 이런 생각이 듭니다.

2년 전 교수님께서 아밀로이드 백신치료를 하신다고 병원 식구들에게 공표하셨을 때도 마찬가지였습니다. '왜 위험을 무릅쓰고 사서 고생하시지' 라는 생각도 들었지요. 퇴직하시고 좋아하시는 운동하시고 공부하시고 종종 사모님(해피마인드 의원 원장님)과 여행 다니시면 되는데 말이죠. 수많은 반대(?)에도 불구하고 결국 백신치료가 진행되었고, 초창기 교수님께서 직접 환자분께 주사바늘을 꽂는 모습이 떠오릅니다.

그 후 1년 반이 지나고 백신치료자 가족모임이 있었는데, 그간의 치료 과정과 경과 발표, 향후 계획을 들으면서 저는 숨이 턱 막히더군요. '이게 그냥 주사만 놓는게 아니었구나. 삼성서울병원에 계실 때 치열했던 줄기세포 치료 연구 경험과 그 때 몸소 익혔던 연구진 운영 노하우, 외부 협력기관 및 관련 병원과의 원활한 소통 컨트롤, 응급환자 비상상황 대비, 삼성서울병원 응급실과의 연계, 매달 찍어서 관찰하는 MRI 진단… 등'

일전에 사석에서 식사를 하면서 교수님의 어린 시절을 여쭤본 적이 있었습니다.
"감나무에 홍시가 익을 즈음이면 더 일찍 일어났어요. 제일 먼저 달콤함을 맛보고 싶었기 때문이지요." "어릴 때 항상 무언가에 대한 동경이 있었어요. 우리 마을 저쪽에는 어떤 세상이 펼쳐져 있을까 하고요." 그의 곁에서 느껴지는 건, 정해진 미래보다는 내가 꿈꾸고 만들어가는 미래가 늘 머리 위로 빛처럼 쏟아지고 있다는 것. 그 꿈을 담아내는 그릇이 작아지느냐 유지되느냐, 아니면 더 커지냐는 운동을 통한 끝없는 자기 관리와 배움에 대한 기쁨의 유지로 가능한게 아닐까 싶습니다.

바쁜 와중에 틈틈이 공부한 일본어 실력을 테스트하러 일본여행을 떠나시는 교수님의 모습을 보면, 어릴 적 마을어귀 언덕에 서서 저쪽 바을을 바라보며 새로운 세상을 동경하던, 꿈꾸는 소년의 모습이 떠오릅니다. 아마 이번 여행길 배낭에 사모님께서 싸주신 예쁜 홍시 하나 있을런지도 모르지요.
미래에 희망이 있음을 증명하시는 모습에 존경과 애정을 담아…

- 박종신 올림 -

이해 상충 서약

저자는 해피마인드 의원 공동원장, 뷰브레인 CMO로 근무하고 있음.

본 책에 소개한 Amylo 솔루션(아밀로이드 축적량을 센틸로이드 수치로 제공하는 솔루션), 디지털 인지기능 검사인 서울 SCT(SCST), PASCAL 인지훈련은 뷰브레인에서 상용화 중이거나 상용화를 한 제품들이지만, 사실에 입각하여 기술하였음.

이 외에 제약회사, 의료기기회사 등과는 어떠한 이해 상충관계(금전거래, 자문, 임직원, 연구비 지원, 연구기기 지원, 마케팅 지원 등)가 없음을 서약합니다.

아밀로이드 백신치료
치매예방 90% 가능해지다

초판 1쇄 발행 : 2024년 7월 1일
초판 2쇄 발행 : 2024년 10월 1일

지은이 : 나 덕 렬
펴낸이 : 나 희 지
디자인 자문 : 이 용 현
디자인 / 일러스트 : 박 종 신 (dream@dreampainter.co.kr)
펴낸 곳 : 도서출판 뇌미인
출판등록 : 2022년 6월 7일
주소 : 서울특별시 강남구 학동로 309, 3층 301(논현동)
전화 : 031- 592- 2353 / 팩스 : 050- 4191- 5259
전자우편 : brainbeauty365@gmail.com
ISBN : ISBN 979-11-979753-2-5

값 33,000원

* 이 책의 전부 또는 일부 내용을 재사용하려면 사전에 저작권자와 도서출판 뇌미인의 동의를 받으셔야 합니다.